BEITRÄGE ZUR ERNÄHRUNGSWISSENSCHAFT

BEITRÄGE ZUR ERNÄHRUNGSWISSENSCHAFT

Herausgegeben von

W. DIEMAIR	J. KUPRIANOFF	K. LANG	C. H. MELLINGHOFF
Frankfurt a. M.	Karlsruhe	Mainz	Wuppertal

Band 5

DIE VITAMINE

IN DER DIÄT- UND KÜCHENPRAXIS

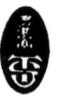

DARMSTADT 1961

DR. DIETRICH STEINKOPFF VERLAG

DIE VITAMINE IN DER DIÄT- UND KÜCHENPRAXIS

Von

PROF. DR. F. HEEPE

Oberarzt der Medizinischen Klinik und Poliklinik der Universität Münster/Westf.

Mit einem Geleitwort von

PROF. DR. W. H. HAUSS

Direktor der Medizinischen Klinik und Poliklinik der Universität Münster/Westf.

Mit 80 Tabellen im Text und 185 Rezeptbeispielen
für vitaminreiche Zusatzgerichte

DARMSTADT 1961

DR. DIETRICH STEINKOPFF VERLAG

ISBN 978-3-642-93657-9   ISBN 978-3-642-93656-2 (eBook)
DOI 10.1007/978-3-642-93656-2

Alle Rechte vorbehalten

Kein Teil dieses Buches darf in irgendeiner Form (durch Photokopie, Mikrofilm oder ein anderes Verfahren) ohne schriftliche Genehmigung des Verlags reproduziert werden.

Copyright 1961 by Dr. Dietrich Steinkopff Verlag, Darmstadt
Softcover reprint of the hardcover 1st edition 1961

Einband: Großbuchbinderei Heinr. Koch, Tübingen

Zweck und Ziel der Sammlung

Angesichts der wachsenden Bedeutung der Ernährungswissenschaft als Grenzgebiet zwischen Medizin, Physiologie, physiologischer Chemie, Chemie und chemischer Technologie entstand das Bedürfnis nach einem wirklich *wissenschaftlichen Publikationsforum* für die Arbeitsergebnisse dieses Forschungszweiges. Es gilt, die Erkenntnisse und Erfahrungen *aller* unmittelbar und mittelbar beteiligten Teildisziplinen zu sammeln.

Um dafür einen gemeinsamen Rahmen zu bieten, wurde die Sammlung „Beiträge zur Ernährungswissenschaft" geschaffen. Der Plan für diese Sammlung besteht schon seit längerer Zeit, konnte aber zunächst infolge der unübersichtlichen Nachkriegsverhältnisse nicht verwirklicht werden. Sowohl knapp gefaßte, richtungsweisende Forschungsberichte und Monographien über spezielle Probleme als auch zusammenfassende Darstellungen eines geschlossenen größeren Gebietes sollen im Rahmen der Sammlung erscheinen. Die Existenz eines solchen Publikationsforums soll auch anregend auf die literarische Behandlung wissenschaftlicher Ernährungsprobleme wirken.

Die Sammlung umfaßt also Beiträge aus *allen Zweigen der Ernährungswissenschaft,* von der *Physiologie* und *Klinik* (einschließlich Diätetik, Säuglings- und Krankenernährung), *Chemie* (insbesondere in ihren Zweigen Agrikulturchemie, Lebensmittelchemie, physiologische Chemie), *chemischen Technologie, Landwirtschaftswissenschaft* (besonders angewandte Boden-, Dünger- und Fütterungslehre, Züchtung) bis zur *Veterinärmedizin* und zu den *Ingenieurwissenschaften* (Haltbarmachung durch Gefrieren, Sterilisieren; Trocknen und Verpacken) sowie schließlich bis zu Problemen der Verpflegungs- und Küchenorganisation. Die Darstellung soll jeweils knapp, verständlich und anregend sein, ohne den Boden der Wissenschaftlichkeit zu verlassen.

Dem Charakter der Sammlung gemäß wird erstrebt, nach und nach das gesamte Gebiet der Ernährungswissenschaft den neuesten wissenschaftlichen Erkenntnissen entsprechend darzustellen.

Frühjahr 1957   HERAUSGEBER UND VERLAG

Geleitwort

Nachdem die ärztliche Kunst nunmehr in der Lage ist, viele akute Lebensbedrohungen, z. B. die der meisten Infektionskrankheiten, abzuwenden, rücken für die medizinische Wissenschaft diejenigen krankmachenden und krankheitsverhindernden Faktoren in den Vordergrund, die schleichend, dafür aber stetig jahre- oder jahrzehntelang auf den Menschen einwirken. Solche Faktoren sind vor allem in unseren Lebensgewohnheiten zu suchen, und erstrangige Bedeutung unter ihnen haben sicherlich die Essenssitten.

Die biologischen und die chemischen Forschungen haben in den letzten Jahrzehnten ein großes gesichertes Wissen über die Funktionen der Vitamine im intermediären Stoffwechsel erbracht. Trotzdem besteht die Tatsache der Vitaminarmut in der Kost weiter Volkskreise, insbesondere in der Gemeinschaftskost und in der Krankenkost. Sie ist seit langer Zeit immer wieder angeprangert worden, ohne daß sich an diesem Zustand etwas geändert hätte. Einer der Gründe dafür mag darin liegen, daß das Wissen über die Bedeutung der Vitamine in der wissenschaftlichen Literatur recht verstreut mitgeteilt ist, daß es vor allem bisher an einem gründlichen Leitfaden für die Praxis fehlt. Die Lücke hat Prof. HEEPE nunmehr ausgefüllt. Für diese Aufgabe war er nach einer langjährigen chemischen, pädiatrischen und internistischen Ausbildung besonders geeignet.

Er gibt einen wohldurchdachten Auszug aus dem theoretischen Wissen von den Vitaminen. Dann wird vor allem ausführlich dargetan, wie für die verschiedenen Zwecke der Kostbereitung, für Haushalt, für Gemeinschaftskost, für Krankenhauskost praktisch zweckmäßig verfahren werden kann. Dabei werden für die Unterbringung der Vitamine in der Kost neue Wege aufgezeigt, die er seit Jahren als Leiter der Diätküche an der Medizinischen Universitäts-Klinik in Münster praktisch erprobt hat.

Ich wünsche dem Buch im Interesse der Verbesserung unserer Ernährung eine weite Verbreitung.

Münster, im Herbst 1960   W. H. HAUSS

Vorwort

Sowohl in der Diätetik als auch in der allgemeinen Großküchenverpflegung gehört eine planmäßige Lenkung der Vitaminzufuhr zu den unerläßlichen Voraussetzungen für die Herstellung einer biologisch vollwertigen Kost. In der Praxis der Diätbehandlung und des Küchenbetriebes kommt die Vitaminkalkulation jedoch, wie die Erfahrung augenfällig lehrt, meist noch zu kurz; hierauf beruht es, daß Krankenkost und Gemeinschaftsverpflegung fast überall mit einem mehr oder weniger großen Vitamindefizit behaftet sind. Die Ursache dieses im Hinblick auf seine Häufigkeit und seine gesundheitlichen Auswirkungen besorgniserregenden Übelstandes liegt weniger im Mangel an finanziellen Mitteln als einfach darin, daß die verantwortlichen Verpflegungsleiter, die Diätassistentinnen und die Köche ebenso wie viele diätverordnende Ärzte mit den praktischen Problemen der Vitaminversorgung nicht genügend vertraut sind. Es ist deshalb die Zielsetzung des vorliegenden Buches, allen denen, die bei der Diätberatung in der ärztlichen Sprechstunde, im Krankenhaus oder in der Küche den Vitamingehalt einer Kost zu kalkulieren haben, die hierfür erforderlichen theoretischen Grundlagen und praktischen Anleitungen in knapper und übersichtlicher Form an die Hand zu geben. Es soll aufgezeigt werden, unter welchen Umständen mit einem Vitaminmangel beim Verpflegungsteilnehmer zu rechnen ist und auf welche Weise einem solchen mit einfachen, in jeder Küche anwendbaren Mitteln begegnet werden kann. Die Vorschläge zur Verbesserung der Vitaminversorgung beziehen sich dabei sowohl auf die Haushaltskost und die allgemeine Großküchenverpflegung als auch auf die verschiedenen Formen der Krankenkost, einschließlich der Kost für den alternden Menschen, für werdende und stillende Mütter und für Kinder. Zur besseren Veranschaulichung der Technik der Vitaminanreicherung erschien es zweckmäßig – zumal ein Teil der dafür erforderlichen Zubereitungen bisher nicht küchenüblich ist –, eine größere Auswahl bewährter Rezepte aufzunehmen. Die Ausführungen wurden bewußt auf das zum Verständnis der Materie erforderliche Maß, der behandelte Stoff auf das für die praktische Kostgestaltung Wesentliche beschränkt. Keineswegs konnte es der Zweck der Darstellung sein, das gesamte derzeitige Wissen über die Physiologie und Pathologie der Vitamine erschöpfend zu referieren; dieserhalb kann auf eine Reihe ausgezeichneter Übersichten aus berufenerer Feder verwiesen werden. Als Leitfaden für die Praxis wendet sich das Buch an die Krankenhausärzte und praktizierenden Ärzte aller Fachrichtungen, die eine Diättherapie betreiben, an die Diätassistentinnen und nicht zuletzt an die für die Gestaltung der Kost verantwortlichen Küchen- und Verpflegungsleiter in Groß- und Gemeinschaftsküchen aller Art. Zur Vereinfachung der Diätberatung erscheint als praktische Anleitung für die Hausfrau eine Kurzfassung des Buches mit allen Rezeptbeispielen im gleichen Verlag unter dem Titel „Vitaminfibel für Kranke und Gesunde".

Der Beginn dieser Arbeit geht zurück auf eine Anregung meines Lehrers Prof. Dr. A. Rühl †, dessen ich hier in Dankbarkeit gedenke. Zahlreichen Fachgenossen habe ich zu danken, die mich in Spezialfragen beraten und durch kritische Einwendungen das Zustandekommen der Arbeit sehr wesentlich gefördert haben. Größten Dank schulde ich dem Altmeister der Vitaminforschung in Deutschland, Herrn Prof. Dr. W. Stepp, dessen grundlegende Arbeiten auch für uns wegweisend wurden und dem ich eine Reihe wertvoller persönlicher Mitteilungen verdanke. Den Herausgebern der Sammlung „Beiträge zur Ernährungswissenschaft", Herrn Prof. Dr. Dr. K. Lang, Herrn Prof. Dr. C. H. Mellinghoff, Herrn Prof. Dr. Dr. W. Diemair und Herrn Prof. Dr. J. Kuprianoff bin ich für viele wichtige Hinweise und Verbesserungsvorschläge bei der Lektüre des Manuskripts, meinem hochverehrten Lehrer der Pädiatrie, Herrn Prof. Dr. Dr. h. c. H. Kleinschmidt, für die kritische Durchsicht des Abschnitts über die Kinderkost zu großem Dank verpflichtet. Ganz besonders zu danken habe ich schließlich meinem Chef, Herrn Prof. Dr. W. H. Hauss, Direktor der Medizinischen Klinik und Poliklinik der Universität Münster, für sein großes Interesse und die vielfältige Unterstützung, die er dieser Arbeit hat zuteil werden lassen.

Die Rezeptsammlung ist das Werk der leitenden Clemens-Schwester der Diätlehrküche der Medizinischen Universitäts-Klinik Münster und ihrer Diätassistentinnen. Ihre langjährige aufopferungsvolle Mitarbeit hat die vorliegende Arbeit erst möglich gemacht.

Dem Verlag Dr. Dietrich Steinkopff möchte ich Dank sagen für die so angenehme Zusammenarbeit.

Münster, im Herbst 1960   F. Heepe

Inhaltsverzeichnis

Zweck und Ziel der Sammlung V
Geleitwort VII
Vorwort IX

I. Einleitung 1

II. Die vom menschlichen Körper benötigten Vitamine 6
   1. Die wünschenswerte Höhe der Vitaminzufuhr 6

   Die wasserlöslichen Vitamine 9
     2. Vitamin B_1 (Thiamin, Aneurin) 9
     3. Vitamin B_2 (Laktoflavin, Riboflavin) 11
     4. Nikotinsäure, Nikotinsäureamid 13
     5. Vitamin B_6 16
     6. Pantothensäure 17
     7. Biotin 19
     8. Folsäure 20
     9. Vitamin B_{12} 21
     10. Inosit 22
     11. Vitamin C (Askorbinsäure) 23

   Die fettlöslichen Vitamine 27
     12. Vitamin A 27
     13. Vitamin D 30
     14. Vitamin E 32
     15. Vitamin K 34
     16. Liponsäure (Thioktsäure) 35

   Anhang
     Essentielle Fettsäuren 35

III. Die gesundheitlichen Auswirkungen des Vitaminmangels 37

1. Absolute Vitaminmangelzustände (Avitaminosen) 38
2. Relative Vitaminmangelzustände (Hypovitaminosen) 38

IV. Die allgemeine Entstehungsweise der Vitaminmangelzustände 41

1. Primärer, exogener, alimentärer Vitaminmangel (Exokarenz) 41
2. Störungen der enteralen Vitaminausnutzung (Enterokarenz) 42
3. Störungen der bakteriellen Vitaminsynthese im Darm 43
4. Störungen der intermediären Vitaminverwertung (Endokarenz) . . . 44
5. Erhöhter intermediärer Vitaminverbrauch 44
6. Komplexe Entstehungsweise von Vitaminmangelzuständen 45

V. Die Ursachen eines mangelhaften Vitamingehalts der Nahrung 46

1. Allgemeine Verfeinerung und unzweckmäßige Auswahl der Kost . . 46
   a) B-Vitamine 48
   b) Vitamin C 52
   c) Fettlösliche Vitamine 55
2. Diätbedingte Beschränkungen der Vitaminzufuhr 55
3. Vitaminverluste in der Küche 58
   a) Vitaminverluste durch Hitze 59
   b) Vitaminverluste durch den Luftsauerstoff 63
   c) Vitaminverluste durch Wasser 64
   d) Vitaminverluste durch Fremdstoffe 65
   e) Die besonderen Verhältnisse in der Großküche 66

VI. Zur Frage der Häufigkeit von Vitaminmangelzuständen 67

1. Die Vitaminversorgung der Durchschnittsbevölkerung 68
2. Vitaminmangel beim Großküchenverpflegten 69
3. Vitaminmangel beim Kranken 71

VII. Die Notwendigkeit einer Verbesserung des Vitamingehalts von Krankenkost und Großküchenverpflegung 73

VIII. Praktische Möglichkeiten zur Verbesserung des Vitamingehalts der Kost ... 76

1. Zweckmäßigere Nahrungsmittelauswahl ... 76
2. Bessere Vitaminerhaltung in der Küche ... 76
3. Vitaminanreicherung der Kost ... 81

IX. Die Vorteile der Vitaminzufuhr im natürlichen Verband ... 82

1. Stabilisierung der Vitamine durch begleitende Schutzstoffe ... 83
2. Additive Wirkungsverstärkung durch die Anwesenheit mehrerer Vitamine ... 84
3. Wechselbeziehungen der Vitamine zu sonstigen natürlichen Begleitstoffen ... 85
4. Zur Frage des Vorkommens noch unbekannter Vitamine ... 86

X. Die Ausgangsprodukte für die Kostanreicherung mit natürlichen Vitaminträgern ... 86

1. Rohobst, Rohgemüse ... 87
2. Rohsäfte ... 93
3. Keimlingshaltige Getreideerzeugnisse ... 98
   a) Weizenkeime ... 99
   b) Weizenkleie ... 101
   c) Weizenvollkornschrot ... 101
4. Hefe ... 103
   a) Trockenhefen ... 109
   b) Halbflüssige Brauereihefe ... 110
   c) Bäckereipreßhefe ... 111
5. Die kombinierte Zufuhr von Weizenkeimen und Hefe ... 112

Anhang

6. Träger essentieller Fettsäuren ... 114
7. Die Milch ... 116

XI. Die Unterbringung der pflanzlichen Vitaminträger in der Kost ... 119

1. Herkömmliche Gerichte ... 119
2. Spezielle Zusatzgerichte ... 122
   a) Milchmischgetränke ... 122
   b) Fruchtsuppen ... 126

c) Bierhefesuppen 126
d) Pikante Suppen 127
e) Schrotbreie, Schrotaufläufe 128
f) Frischkornbreie (Getreiderohbreie) 130
g) Quarkspeisen, Quarkaufstriche 134
h) Gemüserohsalate, Gemüserohsaftgetränke 134

3. Psychologisches zur Verwendung vitaminreicher Zusatzgerichte . . . 135

XII. Die Vitaminanreicherung der Krankenkost 137

1. Magenschonkost 137
2. Darmschonkost 141
3. Pankreasschonkost 143
4. Leber- und Gallenblasenschonkost 144
5. Obstipationskost 146
6. Fieberkost 147
7. Aufbaukost, Mastkost 149
8. Diabeteskost 150
9. Entfettungskost 152
10. Kochsalzarme Kost 153
11. Purinarme Kost 155
12. Kaliumarme Kost 156
13. Prä- und postoperative Diät 156

Anhang

14. Alterskost, Arterioskleroseschutzkost 157
15. Kost für werdende und stillende Mütter 158
16. Kinderkost 159
    a) Säuglinge 160
    b) Kleinkinder und Schulkinder 163

XIII. Die Vitaminanreicherung der allgemeinen Großküchenverpflegung 165

XIV. Die Vitaminanreicherung der Haushaltskost 167

XV. Die Wirtschaftlichkeit der Kostanreicherung mit natürlichen Vitaminträgern 167

XVI. Rezeptteil 173

1. *Milchmischgetränke* 174
   a) Beschränkt fetthaltige, zuckerreiche Getränke 176
   b) Hochkalorische, fett- und zuckerreiche Getränke 178
   c) Fettreiche, zuckerarme Getränke 180
   d) Fett- und milchzuckerreiche Getränke 182
   e) Beschränkt fetthaltige, ungezuckerte Getränke 183
   f) Fettarme, ungezuckerte Getränke 184
   g) Fett- und eiweißarme, zuckerreiche Getränke 186
   h) Fett- und kalorienarme Getränke 187
   i) Kochsalzarme Getränke 188

2. *Fruchtsuppen* 189
   a) Beschränkt fetthaltige Fruchtsuppen 189
   b) Fettreiche Fruchtsuppen 190

3. *Bierhefesuppen* 191
   a) Alkoholfreie Bierhefesuppen 191
   b) Alkoholhaltige Bierhefesuppen (Biersuppen) 192

4. *Pikante Suppen* 193

5. *Schrotbreie und -aufläufe* 194
   a) Schrotbreie und -aufläufe ohne Kalorienbeschränkung 194
   b) Kalorienarme Aufläufe 196

6. *Frischkornbreie (Getreiderohbreie)* 197
   a) Frischkornbreie ohne Kalorienbeschränkung 198
   b) Kalorienarme Frischkornbreie 199

7. *Quarkspeisen, Quarkaufstriche* 199
   a) Fettarme, gezuckerte Quarkspeisen 200
   b) Fettreiche, gezuckerte Quarkspeisen 200
   c) Fettarme, ungezuckerte Quarkspeisen 201
   d) Pikante Quarkzubereitungen 201

8. *Gemüserohsalate* 202
   a) Gemüserohsalate ohne Kalorienbeschränkung 202
   b) Kalorienarme Gemüserohsalate 204

9. *Gemüserohsaftgetränke* 204

Schrifttum 206

Sachregister 213

I. Einleitung

Es ist eine unbestreitbare Tatsache, daß von allen auf den menschlichen Organismus einwirkenden Umweltfaktoren der *Ernährung eine außerordentliche Bedeutung für die Erhaltung von Gesundheit und Leistungskraft* zukommt. Jeder Fehler in der Zufuhr der Stoffe, die zur Aufrechterhaltung des normalen Stoffwechselablaufs notwendig sind, kann mit der Zeit zu Störungen der Zellfunktion führen; diese können sich in einer Verminderung der körperlichen und geistigen Leistungsfähigkeit, in erhöhter Krankheitsanfälligkeit, in Störungen der normalen Entwicklungsvorgänge und schließlich im Manifestwerden wohlumschriebener Ernährungskrankeiten äußern. Der Entstehung zahlreicher Krankheiten und Krankheitskomplikationen wird durch eine unzureichende Ernährung Vorschub geleistet. Viele krankhafte Störungen lassen sich andererseits allein durch eine Richtigstellung der Ernährung beseitigen.

Eine Kost kann bekanntlich nur dann als vollwertig bezeichnet werden, wenn sie den Energiebedarf des Organismus deckt und alle notwendigen Nährstoffe in der richtigen Menge, im richtigen Verhältnis und in gut ausnutzbarer Form enthält. Unter den insgesamt etwa 50 lebensnotwendigen Stoffen, welche dem Menschen regelmäßig mit der Nahrung zugeführt werden müssen, spielt die Gruppe der *Vitamine* eine besondere Rolle. Sie werden zwar nur in sehr geringen, bei der Nahrungsaufnahme nicht wahrnehmbaren Mengen benötigt; dennoch gibt es keinen Vorgang im intermediären Stoffwechsel, bei dessen Ablauf Vitamine nicht in irgendeiner Weise beteiligt sind. Eine ausreichende Vitaminversorgung ist für die Aufrechterhaltung der Lebensvorgänge deshalb von der gleichen Wichtigkeit wie etwa die Versorgung mit Eiweiß und Kalorienträgern.

Es gibt Ernährungsfehler, die als solche nicht grob in Erscheinung zu treten brauchen und doch schon die Leistungsfähigkeit und Widerstandskraft des Körpers erheblich zu beeinträchtigen vermögen. Hierzu gehören viele Zustände eines *Vitaminmangels*. Die durch diesen bedingten Störungen bleiben meist lange Zeit verborgen (relativer Vitaminmangel = Hypovitaminose, S. 38) und treten erst verhältnismäßig spät deutlicher hervor; dennoch kann auch ein nur mäßiger Vitaminmangel schon zu nachhaltigen Gesundheitsschäden führen, ohne daß die Zeichen einer voll ausgeprägten Avitaminose aufzutreten brauchen (S. 38, 39). Es ist deshalb nicht allein damit getan, manifeste Avitaminosen zu verhüten, d. h. extreme Vitaminmangelzustände, die hierzulande ohnehin selten sind; durch eine entsprechende Kostgestaltung sind vielmehr auch alle Arten von relativem Vitaminmangel (Hypovitaminosen) zu vermeiden.

Während sich eine unzureichende Eiweiß- oder Kalorienzufuhr mit der Nahrung leicht feststellen läßt und auch von dem davon Betroffenen in der Regel ohne weiteres bemerkt wird, sind Mängel in der Vitaminversorgung nur durch eine eingehende Kostanalyse zu entdecken und bleiben infolgedessen dem Verpflegungsteilnehmer selbst meist über lange Zeit verborgen. Das natürliche Hunger- und Durstgefühl reguliert bekanntlich nur die Versorgung mit Hauptnährstoffen (Eiweiß, Fett, Kohlenhydraten) und Wasser, bis zu einem gewissen Grad auch diejenige mit Mineralien und mit Schlackenstoffen. *Für die Vitaminaufnahme verfügt der Mensch über kein dem Hungergefühl vergleichbares Empfindungsvermögen;* er ist deshalb auf eine „Selbstregulation", eine „automatische Sicherung" der Zufuhr der benötigten Vitaminmenge angewiesen. Diese ist in der Regel gewährleistet, solange man sich bei Innehaltung einer gemischten Kost überwiegend von solchen Produkten ernährt, in denen die ursprüngliche Kombination von Hauptnährstoffen und Vitaminen weitgehend erhalten geblieben ist, wie sie im natürlichen Gesamtkomplex der meisten pflanzlichen Nahrungsmittel vorliegt. Mit dem zunehmenden Verzehr industriell verfeinerter oder durch eine unzweckmäßige Kochtechnik entwerteter, d. h. ihres Vitamingehalts mehr oder weniger beraubter Nahrungsmittel wird diese „automatische Sicherung" der Natur immer mehr außer Funktion gesetzt. Die häufig vertretene Auffassung, daß der Körper das verlange, was er brauche, ist irrig. Es ist vielfach bewiesen und bestätigt sich immer wieder, daß auch bei völlig freier Nahrungswahl der Instinkt des Menschen keine Gewähr dafür bietet, daß genügend Vitamine aufgenommen werden (W. Stepp). Aus dieser Sachlage ergibt sich, daß zur Sicherstellung einer ausreichenden Vitaminversorgung an die Stelle der weitgehend verlorengegangenen natürlichen „Selbstregulation" eine *planmäßige Lenkung der Vitaminzufuhr* zu treten hat.

Mit der fortschreitenden Entwicklung der industriellen Lebensmittelverarbeitung und der allgemein zunehmenden *Verfeinerung der Eßgewohnheiten* tritt der Anteil der unvorbehandelten, im natürlichen Zustand belassenen pflanzlichen Produkte in der Ernährung der Bevölkerung immer mehr zurück. Damit kommt es zwangsläufig zu einem *Rückgang der Vitaminzufuhr*. In der Tat zeigen in größerem Umfange durchgeführte Analysen der Volksernährung in verschiedenen europäischen Ländern, in denen solche Erhebungen angestellt wurden, daß Mängel in der Vitaminversorgung viel häufiger sind als Mängel in der Versorgung mit den Hauptnährstoffen. Die Verbrauchsanalyse repräsentativer Bevölkerungsgruppen ergibt in fast allen Industrieländern eine ähnliche Situation (H. Krauss):

1. Genügende, meist sogar überreichliche Kalorienzufuhr.
2. Belastendes Überangebot an Fett, insbesondere an tierischen Fetten.
3. Vielfach ein Eiweißüberangebot.
4. Ein mehr oder weniger großes Defizit an einzelnen Vitaminen, insbesondere an Teilen des B-Vitaminkomplexes und an Vitamin C.

„In Mitteleuropa ist in Friedenszeiten für die Mehrzahl der Menschen das Ernährungsproblem weder ein Problem der Kalorien noch ein solches der Proteine; es ist ein Problem der Vitaminversorgung. – Die Behauptung, daß in Mitteleuropa unter normalen Verhältnissen kein Vitaminmangel auftreten und sich geltend machen kann, ist falsch" (W. Stepp). So ist in vielen Län-

Einleitung 3

dern Mittel- und Westeuropas die durchschnittliche *Haushaltskost,* wie von Klinikern und Ernährungsphysiologen seit Jahrzehnten betont wird, unterwertig hinsichtlich ihres Gehalts an *B-Vitaminen.* Die Ursache hierfür liegt vor allem in dem hohen Anteil „leerer" Kalorien, d. h. vitaminarmer Brennwertträger (Feinmehl, Weißbrot, Feingebäck, feine Teigwaren, Zucker, Zuckerwaren usw.), an der Nahrung (S. 46 f.). Der dadurch bedingte Mangel betrifft vornehmlich das Vitamin B_1 (S. 49 f.). In Deutschland wies vor fast 25 Jahren bereits STEPP darauf hin, daß die Versorgung mit B-Vitaminen bei weiten Teilen der Bevölkerung eine ungenügende ist; seine Feststellung wurde in der Folgezeit vielerseits bestätigt, ohne daß es seither jedoch möglich gewesen wäre, diesen Zustand zu ändern. In zahlreichen außerdeutschen Ländern, in denen die Verhältnisse ähnlich lagen, ist man indes mittels gesetzlicher Maßnahmen zur allgemeinen Vitaminierung des Brotmehls geschritten. Was die Versorgung der haushaltsverpflegten Bevölkerung mit *Vitamin C* anbetrifft, so liegt auch diese infolge des im Durchschnitt zu geringen Verzehrs von Obst, Grobgemüsen und pflanzlicher Rohkost während eines großen Teils des Jahres nicht auf der wünschenswerten Höhe (S. 52). Die *fettlöslichen Vitamine* werden dagegen, mit Ausnahme vielleicht des Vitamin E, im allgemeinen ausreichend zugeführt (S. 55, 69).

Im Gegensatz zu den Hauptnährstoffen sind die Vitamine recht labile Substanzen und daher gegen schädigende Einwirkungen bei der *küchentechnischen Verarbeitung* in weit höherem Maße empfindlich als Eiweiße, Fette und Kohlenhydrate. Viele mit der Vorbereitung der Nahrung für den menschlichen Genuß untrennbar verbundene Einflüsse sind zwangsläufig mit mehr oder weniger großen *Vitaminverlusten* verbunden. Der Verpflegungsteilnehmer erhält deshalb in den von ihm verzehrten Speisen nicht die Vitaminmenge, die sich aus den für die Kost verwendeten Rohprodukten errechnen läßt; die Verluste durch Lagerung und Abfall, durch die eigentliche küchenmäßige Vor- und Zubereitung sowie durch Aufbewahren, Warmhalten und Aufwärmen der fertigen Speisen sind in Abzug zu bringen (S. 58 f.). In der Großküche ist dieser Vitaminverlust, bedingt durch deren betriebliche Eigenart, in der Regel sehr viel höher als in der Haushaltsküche (S. 66 f.). Zu den bis zu einem gewissen Grade unvermeidlichen Einbußen an Vitaminen kommen hier in besonderem Maße die oft viel schwerwiegenderen vermeidbaren Verluste infolge technischer Rückständigkeit, Mangel an geschultem Personal, unzulänglicher Organisation des Küchenbetriebes u. ä. Zu welch hohen Gesamtverlusten die bei der großküchenmäßigen Zubereitung so entstehenden Vitamineinbußen sich summieren können, ist von C. DIENST, A. SCHEUNERT u. a. sehr eindringlich aufgezeigt worden.

Muß schon bei der haushaltsverpflegten Durchschnittsbevölkerung auf Grund des hohen Konsums an vitaminarmen Brennwertträgern mit einem verbreiteten Defizit an wasserlöslichen Vitaminen gerechnet werden, so ist bei dem auf eine *Gemeinschaftsverpflegung* angewiesenen Bevölkerungsteil die Vitaminversorgung infolge der höheren Großküchenverluste eine noch ungünstigere. Obwohl von maßgeblicher Seite seit langem auf diesen Mißstand hingewiesen und eine Vielzahl von Reformvorschlägen für eine bessere Vitaminerhaltung in der Großküche gemacht worden ist, blieb bisher, wie der Augenschein lehrt, doch praktisch alles beim alten. So kommt der wohl beste Sachkenner auf diesem Gebiet, C. DIENST, noch 1954 zu der Feststellung: „Leider ist es in der Regel so, daß in der Massenspeisestätte die gesundheitlichen Belange längst nicht in dem Maße gewahrt werden, wie es auf Grund der Kenntnis der modernen Ernährungslehre heute verlangt werden muß. Als langjähriger Teilnehmer an der ärztlichen Krankenverpflegung habe ich immer mehr die Überzeugung gewonnen, daß die heutige Krankenhauskost auf die Dauer den Gesunden eher krank als den Kranken gesund machen kann." Die diesbezügliche Situation ist bei allen Arten von Großküchenverpflegung grundsätzlich die gleiche. Ein hoher Vitaminverlust bei der Speisenzubereitung wirkt sich in der Großküche naturgemäß folgenschwerer aus als in der Haushaltsküche, da der Kreis der Betroffenen hier jeweils ein viel größerer ist. Die Großküche besitzt zudem meist keine so große Abwechslungsmöglichkeit in der Speisenauswahl wie die Haushaltsküche; Mängel im Vitamingehalt gleichen sich deshalb weniger leicht aus. Welche bedeutsame Rolle die Großküche in der Volksernährung heute spielt, ergibt sich aus der Zahl ihrer Verpflegungsteilnehmer: Annähernd 1 Million Menschen sind im Gebiet der Bundesrepublik Teilnehmer einer vollen Gemeinschaftsverpflegung; weitere 10–12 Millionen nehmen regelmäßig werktäglich eine Hauptmahlzeit außerhalb der Familie in Kantinen, Gaststätten u. ä. ein.

Die Nachteile einer allgemein schon unter dem Optimum liegenden Vitaminversorgung kommen verstärkt zur Geltung, wenn infolge diätbedingter Kosteinschränkungen das exogene Vitaminangebot weiter verringert wird. Viele Formen der *Krankenkost,* insbesondere die verschiedenen Arten der Schonkost bei Erkrankungen der Verdauungsorgane, enthalten bei der meist üblichen Zubereitungsweise die Vitamine des B-Komplexes und Vitamin C in unzureichender Menge (S. 55f.). Dieser Umstand ist besonders unvorteilhaft in Anbetracht der Tatsache, daß bei einer großen Zahl von Krankheitszuständen der Vitaminbedarf des Organismus über den Normbedarf gesteigert ist (S. 42f., 73). So ist es nicht verwunderlich, daß man in zahlreichen Untersuchungen bei den verschiedenartigsten Erkrankungen ein mehr oder weniger großes Vitamindefizit hat nachweisen können (S. 71f.). Es bedarf keiner besonderen Betonung, daß sich ein Vitaminmangel, wie jede Art von Mangelernährung, ungünstig auf den Heilungsverlauf auswirken und der Entwicklung von Krankheitskomplikationen Vorschub leisten wird. Seit langem gilt deshalb die Gewährleistung einer ausreichenden Vitaminzufuhr, die auch einem pathologisch erhöhten Bedarf gerecht wird, als unumstößliches Prinzip für jede Form von Krankenkost. *Dennoch ist der Mangel an wasserlöslichen Vitaminen immer noch der unzweifelhaft häufigste „Diätfehler" sowohl in der stationären als auch in der ambulanten Krankenbehandlung.*

Eine vitaminreichere Gestaltung der verschiedenen Arten von Krankenkost und Großküchenverpflegung muß, wie die Verhältnisse zur Zeit meist liegen, als dringende Notwendigkeit bezeichnet werden. *Insbesondere das Pro-*

blem einer ausreichenden Versorgung mit wasserlöslichen Vitaminen verdient mehr Aufmerksamkeit, als ihm bisher gemeinhin zuteil wird (S. 74).

Bei den meisten Lebensmitteln kann man auf eine küchenmäßige Zubereitung – auch wenn diese zwangsläufig mit gewissen Vitamineinbußen verbunden ist – nicht verzichten. *Es müssen deshalb Wege gefunden werden, die Wertminderung in der Küche so gering wie möglich zu halten und die unvermeidlichen Vitaminverluste in geeigneter Weise auszugleichen.* Die praktische Erfahrung lehrt, daß allein das Bemühen um eine *bessere Vitaminerhaltung in der Küche* (S. 76 f.), so fördernswert es an sich ist, in der Regel nicht ausreicht, um einen genügenden Vitamingehalt der Großküchenverpflegung oder gar der Krankenkost zu gewährleisten. Die Ursache hierfür liegt nicht nur in der Höhe der bei der großküchenmäßigen Verarbeitung meist eintretenden Vitaminverluste, sondern auch in dem von vornherein vielfach ungenügenden Vitamingehalt der zur Verwendung kommenden Rohprodukte und der Vitaminarmut des meist bevorzugten Feinbrotes (S. 81). Die Ideallösung einer auf Grund ihrer ursprünglichen Zusammensetzung optimal vitaminhaltigen und sodann weitgehend verlustlos zubereiteten Kost wird sich aus vielerlei Gründen schon für die Masse der aus der Haushaltsküche versorgten Bevölkerung in absehbarer Zeit nicht verwirklichen lassen; noch weniger ist damit unter den derzeitig meist obwaltenden Umständen in der Krankenhauskost oder der allgemeinen Großküchenverpflegung zu rechnen. Zur Behebung des Vitamindefizits wird man sich deshalb vorerst mit der zweitbesten Lösung begnügen müssen, welche zudem den Vorzug besitzt, ohne größere organisatorische Umstellungen oder geldliche Mehraufwendungen realisierbar zu sein; sie kann nur im Ersatz der von vornherein fehlenden oder bei der küchenmäßigen Verarbeitung zu Verlust gegangenen Vitamine durch Zulage geeigneter vitaminreicher Naturprodukte bestehen. Neben das Bemühen um bestmögliche Vitaminerhaltung in der Küche muß also die *Kostanreicherung mit natürlichen Vitaminträgern* treten.

Die *Vitaminanreicherung der Kost* hat sich in erster Linie auf diejenigen Vitamine zu erstrecken, die bei der industriellen Verfeinerung und der küchentechnischen Verarbeitung der Nahrungsmittel in besonderem Maße zu Verlust gehen und deshalb am ehesten in der Nahrung fehlen, nämlich Vitamin C und die meisten Faktoren des B-Vitaminkomplexes (S. 46 f., 58 f., 74f.). Die Zulage von *C-Vitaminträgern* (Rohkost) zur Verpflegung ist in den Großküchen und Diätküchen zwar meist schon üblich, keineswegs jedoch immer in einer sehr zweckmäßigen Auswahl (S. 89) und längst nicht überall in dem wünschenswerten Umfang. Im Durchschnitt ist der C-Vitamingehalt von Krankenkost und Großküchenverpflegung noch immer verbesserungsbedürftig. Praktisch gar nichts geschieht in den meisten Diätküchen und Großküchen bisher für die nicht minder nötige Aufbesserung des *B-Vitamingehalts* der Kost; die Handhabung der hierfür vornehmlich in Frage kommenden Nahrungszusätze (Getreidekeimlinge, Hefe) ist bei Diätassistentinnen und Köchen, ebenso wie bei den diätverordnenden Ärzten, vielfach noch weitgehend unbekannt.

Auch auf dem Gebiet der Ernährung gewinnen wissenschaftliche Erkenntnisse erst dann ihren eigentlichen Wert, wenn sie der Praxis nutzbar gemacht werden. Unter diesem Gesichtspunkt sollen im folgenden die Grundlagen und Möglichkeiten einer wirkungsvollen Verbesserung der Vitaminversorgung in der allgemeinen Diät- und Küchenpraxis aufgezeigt werden.

II. Die vom menschlichen Körper benötigten Vitamine

Für den physiologischen Ablauf des Stoff- und Energiewechsels und damit zur Erhaltung seiner Vitalität benötigt der Mensch neben den übrigen Nährstoffen die regelmäßige Zufuhr von etwa 14–16 Vitaminen. Diese stellen hochaktive organische Wirkstoffe dar, deren Synthese dem Körper nicht oder nur teilweise möglich ist. Die Vitamine müssen in fertiger Form oder in Gestalt leicht umwandelbarer Vorstufen (Provitamine), aus welchen der Organismus die eigentlich wirksamen Substanzen selbst zu bilden vermag, in der Nahrung enthalten sein. Die Vitamine dienen dem Körper weder als Energiequelle noch als Gewebsbaustein; ihre Funktion besteht in der Mitwirkung bei der Steuerung von Stoffwechselreaktionen. Die genauere Wirkungsweise ist bei einem Teil der Vitamine allerdings nur erst sehr unvollkommen bekannt.

1. Die wünschenswerte Höhe der Vitaminzufuhr

Der *Tagesbedarf des Menschen* ist nur bei einem Teil der Vitamine genauer bekannt; bei den übrigen läßt er sich jedoch wenigstens in seiner Größenordnung abschätzen. In umfangreichen Tierversuchen konnte aufgezeigt werden, daß zwischen einer in jeder Beziehung optimalen Zufuhr und der Vitaminmenge, welche gerade eben das Auftreten einer manifesten Avitaminose verhütet oder deren klinische Heilung ermöglicht, eine beträchtliche Spanne besteht. Als *Minimalbedarf* bezeichnet man die Vitaminmenge, die zur Vermeidung sichtbarer Mangelsymptome unbedingt nötig ist. Eine Vitaminzufuhr in Höhe des Minimalbedarfs vermag zwar manifeste Avitaminosen zu verhüten, reicht jedoch noch nicht aus, um über längere Zeit einen Zustand optimaler Gesundheit und Leistungsfähigkeit aufrechtzuerhalten; bei Steigerungen des Vitaminbedarfs aus physiologischen oder pathologischen Gründen (S. 8, 41f.) vermag eine Vitaminversorgung in Höhe des Minimalbedarfs auch die Entwicklung manifester Avitaminosesymptome nicht zu verhindern. Die Steigerung der Vitaminzufuhr über den Minimalbedarf hinaus verbessert die physiologischen Funktionen und damit die Leistungsfähigkeit und Resistenz des Körpers solange weiter, bis schließlich der *Optimalbedarf* erreicht ist; hierunter versteht man die Vitaminmenge, welche zur Erzielung besonderer Leistungen (Wachstum, Fortpflanzung, Vitaminspeicherung usw.) erforderlich ist. Als Grundlage für die Ermittlung der Höhe des Optimalbedarfs dienen u. a. der Vitaminspiegel im Blut, die Gewebssättigung, die Höhe der physiologischen Vitaminaufnahme des Säuglings mit der Frauenmilch und die Bestimmung der Vitaminmenge, die beim Menschen oder im Tierversuch gewisse spezifische Funktionen [1]) in bestmöglicher Weise aufrechterhält. Der auf diese Weise bestimmte *Optimalbedarf* beträgt bei manchen Vitaminen *ein Vielfaches des Minimalbedarfs*. Beim Vitamin C ist die Menge, die notwendig ist, um auch latente, nur histologisch nachweisbare skorbutische Veränderungen (Zähne, Knochen) zu verhindern, etwa 5–10mal so groß wie diejenige, welche zur Verhütung klinisch manifester Skorbuterscheinungen notwendig ist; *höchstes Wohlbefinden* und *optimale körperliche Leistungsfähigkeit* stellen sich erst dann ein, wenn der Organismus überschüssig zugeführtes C-Vitamin ausscheidet, sich also im *Zustand der Sätti-*

---

[1]) Wundheilung, Fermentaktivität, Widerstandsfähigkeit gegen Infektionen u. a. sog. „Stress"-Reize usw.

gung befindet. Entsprechendes gilt für eine Reihe weiterer Vitamine. *Allein das Fehlen manifester Vitaminmangelzeichen schließt eine negative Vitaminbilanz des Körpers noch keineswegs aus* (S. 37 f.).

Neben der exogenen Zufuhr mit der Nahrung steht dem Körper als weitere Vitaminquelle die bakterielle *Synthese im Darm* zur Verfügung. Die Darmflora des Menschen produziert in reichlicher Menge Vitamine. Der Umfang dieser Produktion wird sehr weitgehend bestimmt durch die Ernährungsweise; von besonderer Wichtigkeit sind dabei Art und Menge der aufgenommenen Kohlenhydrate (Milchzucker, Zellulose u. a.). Da die Darmbakterien ihrerseits ebenfalls auf die Zufuhr bestimmter Vitamine angewiesen sind, wird ihr Gedeihen und das Ausmaß ihrer Vitaminproduktion auch durch den Vitamingehalt der Kost beeinflußt. Erwiesen ist die bakterielle Synthese im Darm für die Vitamine B_1, B_2, Nikotinsäure, B_6, B_{12}, Inosit, Pantothensäure, Folsäure, Biotin und Vitamin K (Übersicht bei MARTEN; HAUSMANN; GERMER). Ihre Ausnutzbarkeit für den Organismus ist jedoch sehr unterschiedlich; nur die in den mittleren Darmabschnitten (unterer Dünndarm, Coecum, proximales Colon) gebildeten Vitamine können offenbar in nennenswerter Menge resorbiert werden. Bei Folsäure, Biotin und Vitamin K wird der Bedarf des Menschen, auch im Falle ihres vollständigen Fehlens in der Nahrung (Exokarenz), durch die Darmflora vollauf gedeckt; bei Vitamin B_6, Pantothensäure, Nikotinsäure und Inosit entstammt ein großer Teil der vom Körper aufgenommenen Vitaminmenge der Synthese im Darm. Bei diesen Vitaminen muß also unterschieden werden zwischen dem *exogenen oder alimentären Bedarf*, der aus der Nahrung gedeckt wird, und dem tatsächlichen *Gesamtbedarf* (= „wahrer" Bedarf), der sich aus ersterem unter Miteinbeziehung des für den Körper ausnutzbaren Anteils der enteralen Produktion ergibt. Für einige Vitamine (Biotin, Folsäure, Vitamin K) besteht beim Menschen demnach normalerweise kein exogener Bedarf. Erleidet die Darmflora jedoch Schädigungen, wie es unter krankhaften Bedingungen nicht selten der Fall ist (S. 43), so muß es bei ungenügender exogener Zufuhr zur Entwicklung von Vitaminmangelerscheinungen kommen.

Von einer Vollwertigkeit der Kost kann man bekanntlich nur sprechen, wenn alle Funktionen des Körpers, die von der Nahrung oder einem Nahrungsbestandteil abhängen, den optimalen Stand erreichen (H. KRAUT). Es ist deshalb nicht angängig, die Vitaminmenge, welche gerade zur Verhütung manifester Avitaminosen ausreicht (Minimalbedarf), als Grundlage für die Festsetzung des wünschenswerten Vitamingehalts der Nahrung heranzuziehen; bei einer in der Nähe des Minimums liegenden Vitaminversorgung sind Störungen zu erwarten, sobald der Vitaminbedarf des Körpers ein höherer wird, wie es schon unter durchaus alltäglichen Gegebenheiten (z. B. bei schwerer körperlicher Arbeit) der Fall sein kann. *Die Vitaminzufuhr soll schon beim Gesunden so hoch bemessen werden, daß der Organismus physiologischen Bedarfssteigerungen gewachsen ist, ohne seine Gewebsreserven angreifen zu müssen*, d. h. sie muß in der *Höhe des Optimalbedarfs* liegen. Hierauf basieren auch, soweit sie die Vitamine betreffen, die Empfehlungen der *Deutschen Gesellschaft für Ernährung* zur Deckung des Nahrungsbedarfs und die entsprechenden Richtlinien des *Food and Nutrition Board* der USA. Da sich der Optimalbedarf noch nicht für jedes Vitamin exakt angeben läßt, beruhen die derzeitig allgemein angenommenen Bedarfswerte (Tab. 1, S. 8) bei einem Teil der Vitamine nur auf Schätzungen auf Grund von experimentellen oder klinischen Befunden; die Angaben der Tab. 1 entsprechen den am besten gesicherten Mittelwerten des Schrifttums und dürften den tatsächlichen Verhältnissen meist schon sehr nahe kommen.

II. Die vom menschlichen Körper benötigten Vitamine

Der *individuelle Vitaminbedarf* stellt eine *variable Größe* dar, die schon beim Gesunden mit wechselnder Kostzusammensetzung und wechselnder körperlicher Beanspruchung von Tag zu Tag nicht unerheblichen Schwankungen unterliegen kann; dazu kommen die modifizierenden Einflüsse des Lebensalters und der Konstitution sowie unter pathologischen Verhältnissen die *krankheitsbedingten Steigerungen des Vitaminbedarfs*. Bei vielen krankhaften Störungen kann sowohl der intermediäre Vitaminverbrauch des Körpers erhöht als auch, was im Endeffekt praktisch gleichbedeutend ist, die Ausnutzung im Darm (Enterokarenz) oder die intermediäre Verwertbarkeit der Vitamine gestört sein (Endokarenz, S. 42f.). Die absolute Menge der mit der Nahrung zugeführten Vitamine erlaubt somit allein noch keinen sicheren Rückschluß auf die tatsächliche Versorgungslage des Organismus, denn bedarfssteigernde endogene Momente der genannten Art können zur Entstehung eines Vitaminmangels führen, auch wenn die Kost nicht besonders vitaminarm ist. *Eine Vitaminversorgung, die normalen Bedürfnissen noch durchaus genügt, kann unter pathologischen Gegebenheiten, die mit einer Erhöhung des Vitaminbedarfs einhergehen, unzureichend werden.* Bei der Ernährung des Kranken sind deshalb krankheitsbedingte Bedarfssteigerungen mit einzukalkulieren und die Vitamine dementsprechend im Überschuß zuzuführen.

Tabelle 1

Die wünschenswerte Höhe der exogenen Vitaminzufuhr für den gesunden Erwachsenen
(Durchschnittliche Tageszufuhr bei gemischter Kost und normaler Lebensweise)[1]

Vitamin A	5000 I.E.
Vitamin B_1	1,5 mg
Vitamin B_2	1,8 mg
Nikotinsäureamid (PP-Faktor)	4–5 mg[2]
Vitamin B_6	1–2 mg[2]
Pantothensäure	2–4 mg[2]
Biotin	—[3]
Folsäure	—[3]
Vitamin B_{12}	1 γ
Inosit	1 g[2]
Vitamin C	75 mg
Vitamin D	400 I.E.
Vitamin E	6–10 mg
Vitamin K	—[3]

[1] Bei zusätzlichen körperlichen Belastungen (schwere Arbeit, Schwangerschaft, Stillzeit) und bei vielen Krankheitszuständen (S. 42f., 73) ist der Vitaminbedarf ein höherer.

[2] Der restliche Bedarf wird durch die Darmflora, bei Nikotinsäureamid auch durch Synthese aus dem Nahrungseiweiß (S. 14) gedeckt. Der Gesamtbedarf beträgt bei Nikotinsäureamid etwa 15 mg pro Tag; bei Vitamin B_6, Pantothensäure und Inosit ist er noch nicht sicher bekannt.

[3] Eine exogene Zufuhr ist beim Gesunden nicht erforderlich, da der Bedarf voll durch die Darmflora gedeckt wird; der „wahre" Bedarf wird bei Biotin mit 150 bis 200 γ, bei Folsäure mit 1–2 mg, bei Vitamin K mit 0,2–0,3 mg pro Tag veranschlagt.

Die wasserlöslichen Vitamine

2. Vitamin B_1 (Thiamin, Aneurin)

Vitamin B_1 ist ein Baustein wichtiger Fermente des *Kohlenhydratstoffwechsels*. In Form des Pyrophosphorsäureesters (Cocarboxylase) wirkt es als Co-Ferment der α-Carboxylase mit bei der oxydativen Decarboxylierung der Brenztraubensäure und der α-Ketoglutarsäure.

Thiamin

Der B_1-Vitaminbedarf des Menschen liegt um so höher, je größer die in der Nahrung enthaltene Kohlenhydrat- und Eiweißmenge ist. Zur ungefähren Abschätzung der Bedarfshöhe kann der Tageskonsum an Nichtfettkalorien herangezogen werden; je Nichtfettkalorie soll die Nahrung 1 γ Thiamin enthalten. Die enterale B_1-Synthese spielt für die Bedarfsdeckung beim Menschen infolge der zu geringen Resorbierbarkeit dieses Vitamins im Colon eine nur sehr untergeordnete Rolle; praktisch muß der gesamte Bedarf durch die Nahrung gedeckt werden. In den von der Deutschen Gesellschaft für Ernährung herausgegebenen Empfehlungen zur Deckung des Nahrungsbedarfs (1956) werden die folgenden Mengen als *wünschenswerte Tageszufuhr an Vitamin B_1* bezeichnet:

Körperlich nicht arbeitende Erwachsene aller Lebensalter, männlich	1,7 mg
weiblich	1,5 mg
Mittelschwerarbeiter, männlich	2,2 mg
weiblich	1,9 mg
Schwerstarbeiter, männlich	2,9 mg
Werdende Mütter bis 5. Monat	1,7 mg
Werdende Mütter ab 6. Monat	2,1 mg
Stillende Mütter	2,3 mg
Säuglinge im ersten Lebensvierteljahr	0,3 mg
Säuglinge im zweiten und dritten Lebensvierteljahr	0,4 mg
Säuglinge im vierten Lebensvierteljahr	0,5 mg
Kinder von 1–3 Jahren	0,7 mg
Kinder von 4–6 Jahren	1,0 mg
Kinder von 7–9 Jahren	1,3 mg
Knaben von 10–14 Jahren	1,7 mg
Mädchen von 10–14 Jahren	1,4 mg
Knaben von 15–18 Jahren	2,0 mg
Mädchen von 15–18 Jahren	1,7 mg

Die wichtigste aller *B_1-Quellen der Nahrung* ist das *Getreide*. Die Höhe des Vitamingehalts im Brot ist bei der Masse der Bevölkerung entscheidend für die Güte der B_1-Versorgung; für eine hinreichende Bedarfsdeckung eignen sich jedoch nur Mehle mit einem Ausmahlungsgrad von mindestens 85%

(vgl. S. 49). Verhältnismäßig reich an B_1 sind ferner Hülsenfrüchte, Schweinefleisch, Kohl und einige andere Gemüse; in ihrer Bedeutung als B_1-Lieferanten stehen diese Erzeugnisse jedoch infolge des im allgemeinen zu geringen Konsums hinter den Getreidemehlen zurück (S. 48). Kartoffeln spielen, nicht zuletzt in Anbetracht der bei der küchenmäßigen Zubereitung entstehenden Verluste (S. 58f.), als B_1-Quelle meist keine sehr große Rolle. Auch die aus dem Verzehr von Obst anfallende B_1-Menge fällt praktisch nicht ins Gewicht. Sehr reich an Vitamin B_1 und deshalb für die B_1-Anreicherung der Kost hervorragend geeignet sind Getreidekeimlinge und die meisten Hefearten (S. 99f., 103f.; Tab. 2).

Tabelle 2
Die vergleichsweise Wertigkeit einiger B_1-Vitaminquellen der Nahrung

1,5 mg Vitamin B_1 sind enthalten in:	
Brauerei-Trockenhefe	8 g
Torula-Trockenhefe	10 g
Weizenkeime	15 g
Halbflüssige Brauereihefe	50 g
Sojavollmehl	135 g
Bäckereipreßhefe	150 g
Trockenlinsen	160 g
Schweinefleisch	190 g
Trockenerbsen, Haferflocken	200 g
Weizenkleie	250 g
Trockenbohnen	270 g
Haselnüsse, Walnüsse	330 g
Weizenvollmehl, Mais	375 g
Grüne Erbsen	430 g
Ungeschälter Reis	470 g
Leber (Rind, Kalb, Schwein)	500 g
Roggenvollmehl	500 g
Schnittbohnen	600 g
Spinat, Rosenkohl, Spargel	1000 g
Rindfleisch, Kalbfleisch, Kartoffeln, Grünkohl	1500 g
Vollmilch	3½ l

Vitamin B_1 ist empfindlich gegen stärkere Hitze, gegen Alkalien und, wie alle wasserlöslichen Vitamine, gegen die Auslaugung durch Wasser. Vor allem die letztere führt beim Reinigen, Wässern und Blanchieren sowie beim Verschütten des Kochwassers zu *Verlusten bei der küchenmäßigen Zubereitung*. Beim Kochen an sich bleibt der größte Teil des Vitamins erhalten; zu schwerwiegenderen Verlusten kommt es nur, wenn das Kochwasser nicht mitverwendet wird (S. 65). Die Hitzeeinwirkung selbst führt erst bei Temperaturen über 100° C (Braten, Rösten, Schmoren) zu erheblicherer Vitaminzerstörung. Im Durchschnitt ist beim haushaltsüblichen Kochen mit B_1-Verlusten von etwa 20—30% zu rechnen, beim Backen mit 20—35%, beim Schmoren mit 35—45% und beim Braten mit 40—50%. Sodazusatz zum Kochgut führt zu einer sehr weitgehenden Zerstörung des Vitamins (S.65). Die bei der industriellen Konservierung eintretenden B_1-Einbußen sind im Durchschnitt nicht sehr groß (etwa 20–30%). Relativ gering ist auch der B_1-Verlust beim Backen von Brot (10–15%). Bei sachgemäßer Lagerung bleibt B_1 in den meisten Lebensmitteln auch über längere Zeit relativ gut erhalten.

Viel schwerwiegender als die Verluste in der Küche, die eigentlich nur in Großküchen ernsthafter ins Gewicht fallen, wirken sich für die B_1-Versorgung der Bevölkerung die *Verluste in der Mühle* aus. Das vom Verbraucher heute allgemein bevorzugte kleiearme, feine Mehl ist seines Gehalts an Vitamin B_1 und den übrigen Faktoren des B-Komplexes weitgehend beraubt. Beim Weizenfeinmehl (Type 405) beträgt so der Ausmahlverlust an B_1 fast 90% (Einzelheiten S. 49).

Infolge der allgemeinen Abnahme des Vollkornverzehrs droht die wichtigste B_1-Quelle der menschlichen Ernährung verlorenzugehen. Die Folge ist, daß die *B_1-Zufuhr bei einem großen Teil der Bevölkerung in besorgniserregendem Umfang zurückgeht* und vielfach schon als völlig unzureichend bezeichnet werden muß (Stepp; Scheunert; Lang u. a.). Entgegen der verbreiteten Auffassung, daß der B_1-Mangel nur ein Problem der Tropen und des fernen Ostens sei, ist festzustellen, daß auch in Mitteleuropa die B_1-Hypovitaminose häufig ist und eine nicht zu unterschätzende Gefährdung der Volksgesundheit darstellt (S. 48 f.).

Klinisch zeigt sich der manifeste Mangelzustand der *B_1-Avitaminose* in Form des bekannten Krankheitsbildes der *Beriberi*. Viel häufiger als diese sind hierzulande jedoch die überaus vieldeutigen und deshalb in ihrer Ätiologie meist verkannten Symptomenbilder des latenten B_1-Mangels (*B_1-Hypovitaminose*); ihre Erscheinungsweise mit einem sehr vielfältigen neurastheniformen, gastrointestinalen und kardiovaskulären Beschwerdenkomplex gleicht, wie insbesondere der Arbeitskreis des Ernährungsforschungsinstituts der Mayoklinik um R. D. Williams in ausgedehnten Selbstversuchen überzeugend aufgezeigt hat, demjenigen der sog. *vegetativen Dystonie* (S. 40). Latente Mangelzustände sind beim Vitamin B_1 relativ häufiger als bei jedem anderen Vitamin, weil die Spanne zwischen Bedarfsminimum und Bedarfsoptimum hier offenbar eine besonders große ist (Stepp).

3. Vitamin B_2 (Laktoflavin, Riboflavin) [1]

$CH_2-[CHOH]_3-CH_2OH$

Laktoflavin

---

[1]) Als Vitamin B_2 wird in der vorliegenden Darstellung nur Laktoflavin (= Riboflavin) bezeichnet; der Begriff des B_2-Komplexes, welchem man früher außer Laktoflavin noch die Vitamine B_6, Pantothensäure, Inosit u. a. zurechnete, sollte zur Vermeidung von Mißverständnissen besser nicht mehr verwendet werden.

II. Die vom menschlichen Körper benötigten Vitamine

Vitamin B_2 ist Baustein der Coenzyme Flavinmononukleotid (FMN) und Flavinadenindinukleotid (FAD); FAD und FMN sind die prosthetischen Gruppen der zahlreichen Flavinenzyme (sog. gelbe Fermente), welche bei einer großen Zahl von Stoffwechselreaktionen als *Wasserstoffträger* fungieren. Von besonderer Bedeutung für die Zellatmung sind diejenigen Flavinenzyme, die mit den hydrierten Pyridinnukleotiden reagieren und so in die *Atmungskette* eingeschaltet sind (Zytochrom-c-Reduktasen). Laktoflavin wirkt beim Ablauf bestimmter Entgiftungsreaktionen in der Leber mit; wahrscheinlich ist es auch von Bedeutung für die Biosynthese der Corticoide oder ihre Abgabe durch die Nebennierenrinde.

Die *wünschenswerte Tageszufuhr* an Vitamin B_2 beträgt nach den Empfehlungen der Deutschen Gesellschaft für Ernährung:

Erwachsene aller Lebensalter	1,8 mg
Werdende Mütter	2,0 mg
Stillende Mütter	2,5 mg
Säuglinge	0,7 mg
Kinder von 1–6 Jahren	0,8 mg
Kinder von 7–9 Jahren	0,9 mg
Kinder ab 10 Jahre und Jugendliche	1,8 mg

Der B_2-Bedarf steigt mit der Kalorienzufuhr, insbesondere mit der Höhe des Fettverzehrs. Beim Absinken der exogenen Tageszufuhr unter 1,1 mg Laktoflavin erfolgt keine Depotbildung im Körper mehr, beim Absinken unter 0,75 mg kommt es zur Entwicklung manifester Avitaminosezeichen. Die B_2-Produktion der menschlichen Darmflora ist mengenmäßig nur gering und für den Körper nicht gut ausnutzbar, so daß sie für die Bedarfsdeckung keine große Rolle spielt.

Die wichtigsten *B_2-Quellen der Nahrung* sind Milch und Milchprodukte, Leber, Vollkornerzeugnisse, grünes Gemüse, Hülsenfrüchte, Eier und einige Fleischarten (Tab. 3). In geringen Mengen ist Laktoflavin daneben in fast allen sonstigen Gemüsen und den meisten Obstarten enthalten. Für die Kostanreicherung mit Vitamin B_2 eignen sich neben Milch und Milchpulver besonders die Trockenhefen.

Tabelle 3
Die vergleichsweise Wertigkeit einiger B_2-Vitaminquellen der Nahrung

1,5 mg Vitamin B_2 sind enthalten in:	
Torula-Trockenhefe	15 g
Brauerei-Trockenhefe	30 g
Kalbs-, Rinds-, Schweineleber	50 g
Magermilchpulver, Bäckereipreßhefe	75 g
Vollmilchpulver	100 g
Eipulver	125 g
Weizenkeime, halbflüssige Brauereihefe	190 g
Camembert-Käse	200 g
Dorschleber	230 g
Weizenkleie	270 g
Roggenvollmehl, Hühnereier	375 g
Kalbfleisch, Wirsingkohl	430 g
Trockenbohnen, Trockenerbsen	500 g
Weizenvollmehl, Schnittbohnen, Grünkohl, Mangold, Spinat	600 g
Vollmilch, Magermilch, Buttermilch	1¼ l

Gegen Hitzeeinwirkungen ist Vitamin B_2 relativ unempfindlich; es ist noch bei Temperaturen beständig, bei welchen Vitamin B_1 schon vollkommen zerstört ist. Erst ein Erhitzen auf über 150° C vernichtet schließlich auch das Vitamin B_2; zu Hitzeverlusten größeren Ausmaßes kommt es in der *Küche* nur beim Rösten und Braten. Durch das Kochen als solches erleidet der B_2-Gehalt im allgemeinen keine nennenswerte Beeinträchtigung. Das Vitamin tritt jedoch zum großen Teil ins Kochwasser über und geht verloren, wenn dieses nicht mitverwertet wird. Der Zusatz von Soda oder Bikarbonat zum Kochgut führt zu weitgehender Zerstörung des Laktoflavins. Auch die intensivere Einwirkung des Sonnenlichts, z. B. beim Lagern von Milch oder Gemüse, läßt einen Teil des Vitamins zugrunde gehen. Insgesamt ist Vitamin B_2 jedoch in der Küche weniger gefährdet als etwa die Vitamine B_1 oder C. Auch bei der neuzeitlichen industriellen Konservierung bleibt es weitgehend erhalten.

Die *B_2-Verluste beim Ausmahlen des Getreides* zum Feinmehl sind etwa gleich groß wie diejenigen an Vitamin B_1 (S. 49); so enthält Weizenfeinmehl der Type 405 nur noch etwa 10% der B_2-Menge des Weizenvollkorns.

Rein alimentär bedingte schwerere *B_2-Mangelzustände* kommen trotz der allgemeinen Abnahme des Vollkornverzehrs bei der hierzulande üblichen Ernährungsweise praktisch nicht vor; der Grund hierfür dürfte in der vergleichsweise größeren Stabilität des Laktoflavins gegenüber den Einflüssen der küchenmäßigen Kostzubereitung und im Vorhandensein anderer guter B_2-Quellen neben dem Getreide (Milch, Milchprodukte, Gemüse usw.) zu suchen sein. Leichte B_2-Mangelzustände sind hingegen wohl relativ häufig; sie beruhen weniger auf einer mangelhaften exogenen Zufuhr als auf Störungen der enteralen Resorption (Enterokarenz, S. 42) oder der intermediären Verwertung des Vitamins (Endokarenz, S. 44). Eine besondere Rolle spielt der B_2-Mangel bei den avitaminotischen Krankheitsbildern nach Antibiotikatherapie; neben der Vernichtung der vitaminproduzierenden Darmflora scheint hierbei vor allem eine Art von Antivitaminwirkung seitens bestimmter Antibiotika (z. B. Aureomyzin; vgl. S. 44) ursächlich beteiligt zu sein.

Der ausgeprägte B_2-Mangelzustand (*Alaktoflavinose, Ariboflavinose*) bietet ein recht charakteristisches Symptombild (Mundwinkelrhagaden, Zungen-, Lippen-, Hauterscheinungen, Veränderungen an den Augen). Auch das bekannte *Plummer-Vinson-Syndrom* beruht in vielen Fällen auf einem Laktoflavinmangel. Über längere Zeit kann ein latenter B_2-Mangel völlig symptomlos bleiben.

4. Nikotinsäure, Nikotinsäureamid

Nikotinsäure und Nikotinsäureamid, auch als Niacin bzw. Niacinamid sowie zusammenfassend als Antipellagrafaktor oder PP-Faktor (Pellagra preventive factor) bezeichnet, besitzen praktisch die gleiche Vitaminwirksamkeit; die Säure kann vom Organismus leicht in das Amid umgewandelt werden. Nikotinsäureamid ist Baustein von Diphosphopyridinnucleotid (DPN, Kodehydrase I) und Triphosphopyridinnucleotid (TPN, Kodehydrase II), den Koenzymen der zahlreichen als *Wasserstoffträger* fungierenden Dehydrogenasen, die im intermediären Stoffwechsel am Ablauf energieliefernder *Dehydrierungsprozesse* beteiligt sind.

II. Die vom menschlichen Körper benötigten Vitamine

Nikotinsäureamid (Struktur: Pyridinring mit CO–NH₂-Gruppe)

Der menschliche Körper deckt seinen *Nikotinsäurebedarf*, der insgesamt mit etwa 15 mg pro Tag (= Gesamtbedarf oder „wahrer" Bedarf; vgl. S. 7) zu veranschlagen ist, auf drei Wegen:
1. Endogene Synthese aus dem Tryptophan des Nahrungseiweißes.
2. Enterale Synthese durch die Darmflora.
3. Exogene Zufuhr präformierter Nikotinsäure mit der Nahrung.

Der Tryptophangehalt der vom Menschen mit der Nahrung durchschnittlich aufgenommenen Eiweißmenge reicht im allgemeinen nicht aus, um auf dem Wege der *endogenen Synthese* den Nikotinsäurebedarf des Körpers voll zu decken. Man schätzt, daß aus 70 g Nahrungseiweiß intermediär etwa 10 mg Nikotinsäure gebildet werden können. Die *Darmflora* des Menschen produziert zwar größere Mengen an Nikotinsäure, jedoch nicht in einem solchen Umfang, daß der restliche Bedarf des Körpers aus dem zur Resorption kommenden Anteil voll gedeckt werden könnte. Auf eine *exogene Zufuhr* von Nikotinsäure kann deshalb in der Regel nicht verzichtet werden. Da das Ausmaß der endogenen Synthese ebenso wie das der nutzbaren enteralen Produktion im Einzelfall kaum kontrollierbar ist, lassen sich genauere Angaben über die Höhe des exogenen Nikotinsäurebedarfs nur unter gewissen Vorbehalten machen. Bei der in Mitteleuropa üblichen Ernährungsweise dürfte eine Tageszufuhr von 4–5 mg präformierter Nikotinsäure beim gesunden Erwachsenen ausreichend sein. Bei eiweißarmer Kost muß das Vitamin jedoch reichlicher zugeführt werden[1]). Auch mit der Höhe des Kohlenhydratverzehrs steigt der Nikotinsäurebedarf.

Auch bei überwiegender *Maisnahrung* ist der Bedarf des Menschen an Nikotinsäure erhöht, was auf eine besonders ungünstige Aminosäurenzusammensetzung (Aminosäurenimbalanz) und den verhältnismäßig niedrigen Tryptophananteil im Maiseiweiß sowie auf das relativ geringe Vorkommen und die offenbar schlechte Ausnutzbarkeit der Nikotinsäure im Mais zurückzuführen ist. So erklärt sich auch das bekannte häufige Vorkommen der Pellagra bei Bevölkerungsgruppen, deren Nahrung bei knapper Zufuhr an tierischem Eiweiß vorwiegend aus Maisprodukten besteht. Eine ähnliche Summierung von Tryptophanmangel und exogenem Nikotinsäuremangel liegt meist bei der im Gefolge einer Hungerdystrophie auftretenden Pellagra vor.

Die wichtigsten *Nikotinsäurequellen der Nahrung* sind Vollkornbrot, Fleisch, Leber, Fisch, Hülsenfrüchte und Gemüse; der Nikotinsäuregehalt dieser Er-

---

[1]) Auch die vom Food and Nutrition Board der USA 1953 als optimal bezeichnete Tageszufuhrmenge an Nikotinsäure (10-16 mg für den Erwachsenen) setzt offenbar eine eiweißärmere Grundkost voraus.

zeugnisse ist so reichlich (Tab. 4), daß bei der hierzulande üblichen Ernährungsweise der exogene Bedarf wohl meist gedeckt wird. Für die Anreicherung der Kost mit Nikotinsäure eignen sich besonders alle Arten von Hefe sowie Weizenkleie, in der das Vitamin in größerer Menge enthalten ist als im Keimling.

Tabelle 4
Die vergleichsweise Wertigkeit einiger Nikotinsäurequellen der Nahrung

5 mg Nikotinsäure sind enthalten in:

Brauerei-Trockenhefe	10 g
Torula-Trockenhefe	13 g
Weizenkleie	30 g
Kalbs-, Rinds-, Schweineleber, Bäckereipreßhefe	33 g
Erdnüsse	35 g
Kalbfleisch	55 g
Hühnerfleisch, halbflüssige Brauereihefe	65 g
Champignons	80 g
Rindfleisch	85 g
Weizenvollmehl, Hammelfleisch	90 g
Schweinefleisch, Hering	110 g
Ungeschälter Reis, Weizenkeime	125 g
Trockenbohnen, -erbsen, -linsen	200 g
Sojavollmehl	220 g
Roggenvollmehl	250 g
Schnittbohnen	330 g
Schellfisch, Spargel	360 g
Pfirsich	500 g
Kartoffeln, Rosenkohl	625 g
Spinat, Wirsingkohl, Bananen	750 g
Vollmilch	5½ l

Nikotinsäure ist eine ziemlich stabile Verbindung und wird weder durch Hitze oder Sauerstoff noch durch Säure- oder Alkalieinwirkung nennenswert geschädigt. Die *küchenüblichen Hitzeanwendungen* bedingen keine wesentlichen Einbußen. Wenngleich Nikotinsäure zwar weniger leicht auslaugbar ist als andere wasserlösliche Vitamine, so geht sie beim Kochen dennoch zum Teil in die Brühe über; das Verschütten des Kochwassers führt daher zu Verlusten. *Beim Ausmahlen des Getreides* zum Feinmehl wird der Gehalt an Nikotinsäure in gleicher Weise dezimiert wie der an den übrigen B-Vitaminen (S. 49).

Rein exogen bedingte *Nikotinsäuremangelzustände* kommen unter friedensmäßigen Ernährungsbedingungen in Mitteleuropa praktisch kaum vor. Nicht ganz selten entwickeln sich jedoch Mangelsyndrome auf der Basis von enteralen Resorptionsstörungen (Enterokarenz, S. 42); in ihren Abortivformen bleiben sie oft unerkannt.

Klinisch tritt der manifeste Nikotinsäuremangel unter dem Bilde der *Pellagra* mit ihrer kennzeichnenden Kombination von Haut-, Schleimhaut- und nervösen Symptomen in Erscheinung; in der Regel betri..t die der

16 II. Die vom menschlichen Körper benötigten Vitamine

Pellagra zugrunde liegende Mangelernährung noch weitere B-Vitamine (B_2, Folsäure u. a.), meist auch das tierische Eiweiß. Auch beim Nikotinsäuremangel sind die *Formes frustes* offenbar weitaus häufiger als manifeste Avitaminosen. Sie bieten die mannigfaltigsten neurastheniformen Beschwerdebilder, bei denen neurovegetative und uncharakteristische gastrointestinale Symptome über lange Zeit im Vordergrund stehen (vgl. S. 40).

5. Vitamin B_6

Als Vitamin B_6 faßt man eine Gruppe von Wirkstoffen zusammen (Pyridoxin, Pyridoxal, Pyridoxamin), die chemisch nahe miteinander verwandt und leicht ineinander überführbar sind. Im Gegensatz zu den Vitaminen B_1, B_2 und Nikotinsäureamid, die vornehmlich am Kohlenhydrat- und Fettabbau und damit am Energieumsatz beteiligt sind, wirkt Vitamin B_6 vor allem im *Stoffwechsel der Aminosäuren*

Pyridoxin

und damit beim Aufbau, Umbau und Abbau der Zelleiweiße mit. Vitamin B_6 ist Bestandteil der prosthetischen Gruppen zahlreicher Enzyme des Aminosäurenstoffwechsels; im einzelnen wurde seine eigentliche Wirkform, das Pyridoxal-5-phosphat, als Koenzym nachgewiesen in Aminosäuren-Dekarboxylasen, -Transaminasen und -Razemasen, in Enzymen des Tryptophanstoffwechsels, in Zystathionase, Serindesulfhydrase u. a. Bei Tryptophanase soll Vitamin B_6 auch zur Synthese des Apoferments erforderlich sein. Schließlich wirkt es mit bei der intermediären Verwertung der *essentiellen Fettsäuren*.

Vitamin B_6 wird in weit größerem Ausmaß, als das bei den meisten anderen Faktoren des B-Komplexes der Fall ist, von der Darmflora produziert; der Organismus vermag aus dieser Quelle nahezu seinen ganzen Bedarf zu decken. Die ursprüngliche Annahme, daß die bakterielle B_6-Synthese zur *Bedarfsdeckung* voll ausreichend sei, scheint indessen nicht für alle Menschen zuzutreffen, jedenfalls nicht unter pathologischen Bedingungen. Die Höhe der daneben erforderlichen exogenen B_6-Zufuhr ist jedoch noch nicht genau bekannt; von den meisten Autoren wird sie mit etwa 1–2 mg pro Tag angenommen. Bei vermehrter Eiweißaufnahme mit der Nahrung und bei pathologisch gesteigertem Eiweißumsatz, ebenso bei sehr hohem Fettverzehr, ist der B_6-Bedarf erhöht.

Vitamin B_6 ist in zahlreichen Lebensmitteln in größerer Menge enthalten (Tab. 5). Die wichtigsten *Nahrungsquellen* sind Fleisch, Fisch, Leber, Getreidevollkornerzeugnisse, Hülsenfrüchte, grüne Gemüse und einige Obstarten. Für die Kostanreicherung mit B_6 eignen sich besonders Trockenhefe und Weizenkleie.

Tabelle 5
Die vergleichsweise Wertigkeit einiger B_6-Quellen der Nahrung

1 mg Vitamin B_6 ist enthalten in:

Brauerei-Trockenhefe	25 g
Torula-Trockenhefe, Dorschleber	35 g
Weizenkleie	40 g
Mais	100 g
Rindfleisch, Sojavollmehl	110 g
Rindsleber, Hühnerfleisch, Hirse, halbflüssige Brauereihefe	125 g
Ungeschälter Reis, Weizenvollmehl, Weizenkeime	140 g
Schnittbohnen	180 g
Kalbfleisch, Schweineleber	200 g
Schweinefleisch, Dorsch, Bananen	300 g
Hammelfleisch, Trockenerbsen, Feldsalat, Spinat	330 g
Birnen	435 g
Kartoffeln	500 g
Vollmilch	1½ l

Bei der *küchenüblichen Hitzeanwendung* (Kochen, Braten) wird Vitamin B_6, soweit bisher bekannt, nur wenig geschädigt. Wie alle wasserlöslichen Vitamine geht es dagegen leicht durch Auslaugung verloren (Reinigung und Blanchieren von Gemüse, Kochwasserverluste). Bei unzweckmäßiger Hitzebehandlung der Milch (nicht jedoch bei kurzem Aufkochen und bei der industriellen Sprühtrocknung) kommt es zu einer stärkeren Minderung ihres B_6-Gehalts. Beim *Ausmahlen des Getreides* zu feinem Mehl können die B_6-Verluste 70% und mehr betragen.

Bei der in Mitteleuropa üblichen Ernährungsweise wird der B_6-Bedarf des Menschen wohl meist ohne weiteres gedeckt; rein alimentär bedingte *Mangelzustände* kommen praktisch nicht vor. Unter pathologischen Bedingungen (enterale Resorptionsstörungen, Antibiotica-, Sulfonamid-, INH-Therapie usw.) scheinen B_6-Hypovitaminosen hingegen häufiger zu sein. Klinisch manifestiert sich der B_6-Mangel neben uncharakteristischen Allgemeinbeschwerden vornehmlich in Gestalt von Haut- und Schleimhautveränderungen, gestörter Blutzellbildung und neurologischen Ausfällen.

6. Pantothensäure

Rechtsdrehende Pantothensäure ist Bestandteil des *Koenzyms A*, welches im Kohlenhydratstoffwechsel (Endoxydation der Brenztraubensäure), beim Abbau und Aufbau der Fettsäuren und bei allen sonstigen Stoffwechselvorgängen entscheidend

$$HOH_2C-\underset{\underset{CH_3}{|}}{\overset{\overset{CH_3}{|}}{C}}-CHOH-CO-NH-CH_2-CH_2-COOH \quad \text{Pantothensäure}$$

mitwirkt, in denen aktivierte Essigsäure eine Rolle spielt oder andere Transazylierungen ablaufen. Pantothensäure steht in engen Wechselbeziehungen zur Schilddrüse und zum Hypophysen-Nebennierenrinden-System.

Die Darmflora des Menschen produziert große Mengen von Pantothensäure, welche im Gegensatz zu den Verhältnissen bei Vitamin B_1 und B_2 für den Organismus recht gut ausnutzbar ist. Ein großer Teil des *Pantothensäurebedarfs* wird normalerweise durch die enterale Synthese gedeckt. Der verbleibende exogene Bedarf variiert mit den jeweiligen Umständen (vgl. S. 44 f.) und läßt sich deshalb nur schätzungsweise angeben; für den Gesunden wird er meist mit 2–4 mg pro Tag angenommen.

Pantothensäure kommt in vielen Nahrungsmitteln reichlich vor, so daß der Bedarf an diesem Vitamin bei normaler gemischter Ernährungsweise mühelos gedeckt wird. Die hauptsächlichen *Pantothensäurequellen der Nahrung* sind grüne Gemüse, Hülsenfrüchte, Kartoffeln, Vollkornerzeugnisse, Milch, Eier, Muskelfleisch und Leber (Tab. 6). Für die Kostanreicherung mit Pantothensäure kommt vor allem Trockenhefe in Frage.

Tabelle 6

Die vergleichsweise Wertigkeit einiger Pantothensäurequellen der Nahrung

3 mg Pantothensäure sind enthalten in:	
Brauerei-Trockenhefe	23 g
Rindsleber	35 g
Eigelb, Schweineleber	45 g
Torula-Trockenhefe	60 g
Kalbsleber	70 g
Erdnüsse	85 g
Trockenerbsen	105 g
Haselnüsse, Weizenkleie	120 g
Hühnereier	125 g
Champignons	140 g
Halbflüssige Brauereihefe	150 g
Trockenbohnen	160 g
Ungeschälter Reis	175 g
Kalbfleisch, Sojavollmehl, Bäckereipreßhefe	200 g
Wirsingkohl	215 g
Schellfisch, Weißkohl	270 g
Blumenkohl, Weizen- und Roggenvollmehl, Weizenkeime, Schweinefleisch	300 g
Schnittbohnen	375 g
Rindfleisch	400 g
Grüne Erbsen, Hammelfleisch	430 g
Kartoffeln	500 g
Vollmilch	1 l

Bei der *Zubereitung der Nahrung in der Küche* kommt es zu Pantothensäureverlusten vor allem durch Hitze und durch Auslaugung. Beim haushaltsüblichen Kochen, Dünsten, Schmoren und Backen werden durchschnittlich etwa 25–30% des Vitamins zerstört; beim Braten können die Verluste bis zu 50% betragen. Sodazusatz zum Kochgut vernichtet die Pantothensäure noch weitgehender. Ein größerer Teil der verbleibenden Pantothensäure tritt in das Kochwasser bzw. den Bratensaft über. Beim *Ausmahlen des Getreides* entspricht der Pantothensäureverlust (bis 80% bei den feinen Mehlen) dem bei den meisten anderen B-Vitaminen (S. 49).

Ein rein exogen bedingter *Pantothensäuremangel* kommt unter normalen Ernährungsbedingungen beim Gesunden nicht vor. Mangelsyndrome entwickeln sich nur unter pathologischen Bedingungen, so bei Schädigungen der Darmflora, insbesondere im Verlauf langzeitiger Sulfonamid- oder Antibiotikatherapie (S. 43), beim Darniederliegen der enteralen Resorption (Enterokarenz; S. 42) und bei krankheitsbedingter Bedarfssteigerung (S. 44); ein latentes Pantothensäuredefizit scheint bei Störungen dieser Art häufiger zu sein, als gemeinhin angenommen wird (STEPP). Nicht selten ist der Pantothensäuremangel eine Begleiterscheinung anderer Avitaminosen (B_1, B_2, Nikotinsäure) und schwerer Unterernährungszustände.

Die klinischen Erscheinungen des Pantothensäuremangels (Apantothenose) sind, abgesehen von dem bekannten Akroparästhesie-Syndrom der *„burning feet"*, wenig charakteristisch; neben den Zeichen einer allgemeinen Leistungsschwäche können sich gastrointestinale Störungen einstellen. Über lange Zeit bleibt die Hypovitaminose oft völlig symptomlos.

7. Biotin

(+)-Biotin (Bios II b) scheint im intermediären Stoffwechsel an Dekarboxylierungs- und Desaminierungsreaktionen beteiligt zu sein; sein Wirkungsmechanismus ist jedoch noch nicht genauer geklärt.

$$CO \begin{matrix} NH-CH-CH_2 \\ | \\ NH-CH-CH \end{matrix} S \quad [CH_2]_4-COOH \quad \text{Biotin}$$

Der *Tagesbedarf* des Menschen an Biotin ist noch nicht sicher bekannt; Schätzungen beziffern den „wahren" Bedarf (S. 7) auf etwa 150–200 γ. Normalerweise deckt der Organismus seinen gesamten Biotinbedarf aus der bakteriellen Synthese im Darm; der Gesunde ist also von der alimentären Zufuhr unabhängig. Unter bestimmten pathologischen Bedingungen, z. B. bei Ausschaltung der Darmflora durch Antibiotika, ist der Körper jedoch auf eine exogene Bedarfsdeckung aus dem Biotin der Nahrung angewiesen.

Die wichtigsten *Biotinquellen der Nahrung* sind Leber (100–250 γ in 100 g), Eigelb (30 γ in 100 g), Milch (30–50 γ je Liter), Weizenvollkorn (10 γ in 100 g), Hülsenfrüchte, Speisepilze, verschiedene Obst- und Gemüsearten. Der Biotingehalt der Torula-Trockenhefe wird mit 130 γ je 100 g angegeben.

Biotin ist hitzestabil und erleidet bei der *küchenüblichen Zubereitung,* abgesehen vom Übertritt in die Kochbrühe bzw. den Bratensaft, offenbar keine nennenswerten Verluste. Beim *Ausmahlen des Getreides* zu feinen Mehlen geht das Vitamin bis zu 90% mit der Kleie verloren.

Das klinische Bild des *Biotinmangels* ist noch wenig bekannt. In der menschlichen Pathologie scheint die Biotinavitaminose, welche sich praktisch nur bei langzeitigen Schädigungen der Darmflora entwickeln kann (S. 43), keine größere Bedeutung zu besitzen.

8. Folsäure

Folsäure (Pteroylglutaminsäure) kommt im Organismus nur in Form eines in der Leber aus ihr entstehenden formylierten Reduktionsprodukts (Citrovorum-Faktor) zur Wirkung. Der Citrovorum-Faktor ist in Gestalt eines noch nicht genauer bekannten Derivates („Coenzym F") an der Übertragung der Formylreste *(Transformylierung)* beteiligt, die im intermediären Stoffwechsel aus zahlreichen Vorstufen anfallen. Folsäure wirkt so mit bei der Biosynthese von Thymin, Serin, Kreatin u. a.; sie ist ferner beteiligt am Aufbau von Porphyrinen, an der Bildung von Methylgruppen, an Transmethylierungsvorgängen und anderen wichtigen Stoffwechselreaktionen.

Der *Tagesbedarf* („wahrer" Bedarf) des Erwachsenen wird auf 1–2 mg Folsäure geschätzt; er wird normalerweise voll durch die Darmflora gedeckt, so daß eine exogene Folsäurezufuhr beim Gesunden nicht erforderlich ist. Der Kranke benötigt unter bestimmten Umständen jedoch, z. B. beim Darniederliegen der enteralen Vitaminsynthese (S. 43), ein ausreichendes Nahrungsangebot an Folsäure.

In vielen pflanzlichen und tierischen Nahrungsmitteln ist Folsäure reichlich enthalten. Meist liegt sie in Form unwirksamer Konjugate (Pteroylpolyglutaminsäuren) vor, aus denen erst im Organismus durch Abspaltung der überzähligen Glutaminsäurereste die eigentliche Folsäure entsteht; neben der Folsäure findet sich vielfach auch der Citrovorum-Faktor, ebenfalls als Polyglutaminsäurekonjugat. Die wichtigsten *Folsäurequellen der Nahrung* sind die grünen Gemüse, Kartoffeln, Hülsenfrüchte, Weizenvollkornerzeugnisse, Muskelfleisch und Leber. Für die Folsäureanreicherung der Kost eignen sich am besten Trockenhefe (1–4 mg in 100 g), Kalbsleber (0,65 mg in 100 g), Sojamehl (0,5 mg in 100 g) und Weizenkeime (0,7 mg Folsäure in 100 g).

In den meisten Nahrungsmitteln ist die Folsäure sehr wenig beständig; die *Verluste in der Küche* sind dementsprechend groß. Schon bei mehrtägiger Lagerung grüner Gemüse bei Zimmertemperatur geht der größte Teil (bis 75%) der enthaltenen Folsäure verloren, ebenso beim haushaltsüblichen Kochen und Einmachen von Gemüse. Bei Gefrieraufbewahrung ist Folsäure ziemlich stabil. Die *Ausmahlverluste* bei der Feinmehlherstellung entsprechen denen der übrigen B-Vitamine (bis 90%; S. 49).

Eine primäre, rein alimentäre *Folsäureavitaminose* kommt beim Darmgesunden nicht vor, da die enterale Synthese für die Bedarfsdeckung normalerweise voll ausreicht. Endogen bedingte Mangelzustände als Folge der verschiedenartigsten krankhaften Störungen (chronische Magendarmerkrankungen mit Dysbakterie oder Störungen der enteralen Resorption, langzeitige Sulfonamid- und Antibiotikatherapie usw.) sind jedoch nicht selten. Klinisch manifestiert sich der Folsäuremangel vor allem in Störungen der Blutzellbildung (makrozytäre Anämien, Granulozytopenie, Thrombopenie), Schleimhautveränderungen (Stomatitis, Gingivitis) und gastrointestinalen Erscheinungen (Gastroenteritis mit langanhaltenden Durchfällen und enteralen Resorptionsstörungen).

9. Vitamin B_{12}

Vitamin B_{12} kommt in der Natur in mehreren chemisch nahe verwandten, biologisch etwa gleich wirksamen Formen vor (Kobalamine). Der vom Menschen am besten ausnutzbare Wirkstoff dieser Gruppe ist das Zyanokobalamin $C_{63}H_{90}N_{14}O_{14}PCo$ (= Vitamin B_{12} im engeren Sinne). Der größere Teil des Vitamins wird für den Darm erst resorbierbar nach Bindung an ein von der Magenschleimhaut abgesondertes spezifisches Mucoproteid (Apoerythein, CASTLEscher intrinsic factor). Vitamin B_{12} ist am Ablauf fundamentaler Stoffwechselvorgänge beteiligt; es wirkt entscheidend mit beim *Umsatz der Einkohlenstoffreste* (Bereitstellung labiler Methylgruppen) und bei der Biosynthese der Pyrimidinnukleotide, wobei teilweise enge funktionelle Beziehungen zur Folsäure bestehen. Der genauere physiologische Wirkungsmechanismus ist noch weitgehend unbekannt.

Die Höhe der für den Menschen erforderlichen B_{12}-Zufuhr ist bisher nur größenordnungsmäßig bekannt; auf Grund der vorliegenden Befunde dürfte der *Tagesbedarf* des gesunden Erwachsenen mit etwa 1 γ *resorbiertem* Vitamin B_{12} zu veranschlagen sein. In den distalen Abschnitten des menschlichen Darms werden Kobalamine zwar in größerem Umfang von den Bakterien produziert, gelangen dort jedoch nicht mehr in nennenswerter Menge zur Resorption. Praktisch ist der Mensch deshalb auf die exogene Zufuhr des Vitamins angewiesen.

In Pflanzen findet sich, abgesehen von einigen Algenarten, kein Vitamin B_{12}. Der Mensch deckt seinen Bedarf an diesem Wirkstoff *ausschließlich aus tierischen Nahrungsmitteln* (Fleisch, Eier, Milch und Milcherzeugnisse), in denen B_{12} durchweg mehr oder weniger reichlich vorkommt. Muskelfleisch enthält 0,5–2,5 γ, Vollmilch 0,3 γ B_{12} in 100 g. In Hefe sind Kobalamine, wenn überhaupt, nur in Spuren vorhanden. Für die Vitaminanreicherung der Kost ist Leber die reichste B_{12}-Quelle; so enthält Rindsleber etwa 15–50 γ B_{12} in 100 g. Es ist jedoch zu beachten, daß längeres Kochen und Braten den B_{12}-Gehalt herabsetzt.

Ein rein exogener (alimentärer) *B_{12}-Mangel* ist selten und kommt praktisch nur, aber keineswegs obligat, bei über Jahre fortgesetzter[1]) sehr eiweißarmer oder streng vegetarischer Ernährungsweise vor. Selten ist auch der B_{12}-Mangel infolge Fixierung des Vitamins durch den im Darm parasitierenden Fischbandwurm (Dibothriocephalus latus), dessen B_{12}-Bedarf sehr groß

---

[1]) B_{12}-Mangelzustände werden klinisch erst dann manifest, wenn die B_{12}-Reserven des Körpers erschöpft sind; selbst bei sehr geringer B_{12}-Aufnahme ist das – im Gegensatz zu den Verhältnissen bei fast allen anderen Vitaminen – in der Regel erst nach Jahren der Fall.

ist; immerhin manifestiert sich die Bothriocephalusanämie am ehesten bei nur geringem B_{12}-Gehalt der Kost. Auch Ausnutzungsstörungen infolge verminderter Resorptionsleistung der Darmschleimhaut oder bakterieller Zerstörung des Vitamins im Dünndarm sind vergleichsweise nicht sehr zahlreich und meist nur als Teilmechanismus wirksam. Weitaus häufiger und hierzulande die praktisch allein vorkommende Form von B_{12}-Mangel ist diejenige infolge mangelhafter Bildung oder völligen Fehlens des CASTLEschen Magenschleimhautfaktors (Apoerythein); im Hinblick auf ihre Entstehungsweise ist diese Avitaminose im allgemeinen jedoch kein geeignetes Objekt für eine ausschließliche Diätbehandlung.

Klinisch manifestiert sich der B_{12}-Mangel in Form wohlumschriebener Krankheitsbilder *(perniziöse Anämie, funikuläre Spinalerkrankung)*, denen ein jahrelanges „pseudoneurasthenisches" Latenzstadium mit einem sehr vielfältigen uncharakteristischen Beschwerdebild (B_{12}-Hypovitaminose) vorauszugehen pflegt.

10. Inosit

Inosit (myo-Inosit) ist ein ubiquitär verbreiteter Wirkstoff, der offenbar für jede lebende Zelle von Bedeutung ist, wobei allerdings noch nicht sicher entschieden ist, ob die Substanz den eigentlichen Vitaminen oder anderen essentiellen Nahrungsfaktoren zuzurechnen ist. Verschiedene Befunde lassen jedoch vermuten, daß der

myo-Inosit

Inosit für den Menschen Vitamincharakter besitzt (K. LANG). Bei experimenteller Fettleber wirkt Inosit lipotrop; auch erhöhte Serumcholesterinwerte werden durch Inosit gesenkt. Der Mechanismus der physiologischen Inositwirkung ist noch unbekannt; ein Inosit enthaltendes Fermentsystem konnte bisher nicht nachgewiesen werden.

Genauere Angaben über den *Inositbedarf* des Menschen lassen sich bisher nicht machen; Schätzungen beziffern ihn beim Erwachsenen auf etwa 1 g pro Tag. Ein größerer Teil des Bedarfs scheint aus der Synthese der Darmflora gedeckt zu werden. Eindeutige Beweise dafür, daß der Mensch auf eine exogene Inositzufuhr angewiesen ist, liegen bisher nicht vor; unter krankhaften Bedingungen dürfte jedoch damit zu rechnen sein.

Inosit findet sich reichlich in zahlreichen pflanzlichen und tierischen Nahrungsmitteln, vor allem in Hülsenfrüchten (Erbsen, Bohnen: 200–300 mg in 100 g), Weizenvollkorn (200 mg in 100 g), Gemüse (Schnittbohnen, Blumenkohl, Grünkohl: 100 mg in 100 g), Obst (Orangen 250 mg, Pampelmusen 150 mg, Pfirsich 100 mg in 100 g), erst in zweiter Linie in Fleisch, Eiern und Milch. Trockenhefe ent-

hält etwa 400 mg Inosit in 100 g, davon etwa die Hälfte in einer wenig ausnutzbaren Form. Die reichlichste Inositquelle liegt in den Weizenkeimen (700–900 mg in 100 g) vor.
Ein Inositmangelsyndrom ist in der menschlichen Pathologie bisher nicht sicher bekannt.

11. Vitamin C (Askorbinsäure)

Als Vitamin C sind wirksam L-Askorbinsäure und ihr primäres Oxydationsprodukt, die L-Dehydroaskorbinsäure, die vom Körper zu Askorbinsäure reduziert werden kann. Beide Säuren werden als „Gesamt-Vitamin C" zusammengefaßt, auf welches sich die Angaben über die C-Vitaminaktivität der Nahrungsmittel in der Regel beziehen. Vitamin C ist an einer Reihe von elementaren Stoffwechselvorgängen entscheidend beteiligt, wobei seine genauere Wirkungsweise allerdings noch wenig geklärt ist. Das Vitamin ist von Bedeutung für die *Regulierung des Redoxpotentials* im Rahmen der übrigen Redoxsysteme des Körpers; es wirkt mit im *Stoffwechsel des Bindegewebes* (Kapillarwand, Knorpel, Gelenkkapsel, Zahnsubstanz usw.), beim Aufbau und der Erhaltung der mesenchymalen Kittsubstanz (Biosynthese von Mukopolysacchariden), bei der *Bildung von Antikörpern*, Immunglobulinen und Komplementbestandteilen, beim Abbau der aromatischen Aminosäuren und verwandter Oxyphenylverbindungen, bei der *Biosynthese der Nebennierenrindenhormone* und vermutlich bei noch weiteren intermediären Reaktionsabläufen. Die eigentliche antiskorbutische Wirkung stellt nur einen Teil der vielfältigen lebenswichtigen Funktionen dieses Vitamins dar.

L-Askorbinsäure

Zwischen der untersten Grenze des Mindestbedarfs und einer optimalen Versorgung des Körpers liegt beim Vitamin C eine weite Spanne. Die genaue Höhe des Optimalbedarfs ist noch nicht bekannt. Zur Aufrechterhaltung einer C-Vitamin-Sättigung des Körpers ist beim gesunden Erwachsenen eine tägliche Aufnahme von annähernd 100 mg erforderlich. In guter Übereinstimmung hiermit findet A. SCHEUNERT eine optimale Infektresistenz erst bei Tagesgaben von 100–125 mg Vitamin C. Ob allgemein eine in dieser Höhe liegende C-Zufuhr wirklich erforderlich und bei den derzeitigen Ernährungsgewohnheiten für die Masse der Bevölkerung überhaupt realisierbar ist, bleibe dahingestellt; bisher jedenfalls liegt bei der Mehrzahl der Menschen die tatsächliche C-Vitaminaufnahme sicher weit unter den genannten Werten (vgl. S. 52). Nach der Auffassung der meisten Autoren ist eine Askorbinsäuremenge von 50–75 mg als ausreichendes Tagesquantum für den gesunden Erwachsenen zu betrachten. In den von der Deutschen Gesellschaft für Ernährung herausgegebenen Empfehlungen zur Deckung des Nahrungsbedarfs (1956) werden dementsprechend die folgenden Mengen als *wünschenswerte Tageszufuhr an Vitamin C* bezeichnet:

Erwachsene aller Lebensalter	75 mg
Werdende Mütter	100 mg
Stillende Mütter	120 mg
Säuglinge im ersten Lebenshalbjahr	30 mg
Säuglinge im zweiten Lebenshalbjahr	35 mg
Kinder von 1–3 Jahren	40 mg
Kinder von 4–6 Jahren	50 mg
Kinder von 7–9 Jahren	60 mg
Kinder ab 10 Jahren, Jugendliche	75 mg

Vitamin C ist im Pflanzenreich, insbesondere in Blättern, saftigen Früchten und Knollen, weit verbreitet und findet sich demgemäß reichlich in vielen vegetabilischen Nahrungsmitteln. Kartoffeln, Gemüse und Obst sind die hauptsächlichen *C-Vitaminträger der Nahrung*. Wenn auch der Askorbinsäuregehalt durch den Garprozeß mehr oder weniger herabgesetzt wird (S. 59 f.), so ist die verbleibende Vitaminmenge doch groß genug, um die *Kartoffel* für weite Bevölkerungskreise zur praktisch wichtigsten C-Quelle werden zu lassen. Der C-Vitamingehalt im ganzen gekochter oder gedämpfter Kartoffeln liegt im Mittel zwischen 18 mg (kurz nach der Ernte) und 7 mg je 100 g (im Frühjahr; Tab. 7).

Tabelle 7

Standarddurchschnittszahlen für den C-Vitamingehalt von in der Schale gedämpften oder gekochten Kartoffeln (mg C in 100 g; nach A. SCHEUNERT, J. RESCHKE und E. KOHLEMANN)[1])

Oktober	18 mg	März	9 mg
November	15 mg	April	8 mg
Dezember	13 mg	Mai	7 mg
Januar	11 mg	Juni	7 mg
Februar	10 mg		

[1]) Vgl. Fußnote S. 65.

Durch den Kartoffelverzehr allein wird der Askorbinsäurebedarf des Menschen in der Regel nicht voll gedeckt; die zusätzliche Zufuhr von *Gemüse* oder *Obst* ist unerläßlich, insbesondere auch im Hinblick auf die Tatsache, daß der Kartoffelkonsum in Deutschland allgemein im Rückgang begriffen ist. Infolge der großen Differenzen im Vitamingehalt der verschiedenen Gemüse- und Obstarten ist jedoch der Wert der einzelnen Erzeugnisse für die Deckung des C-Bedarfs ein sehr unterschiedlicher (Tab. 8; vgl. Tab. 32 u. 33, S. 88 u. 89). Hervorzuheben ist der hohe C-Vitamingehalt der *Zitrusfrüchte* (Orange, Zitrone, Pampelmuse, Mandarine) und der meisten einheimischen *Kohl- und Rübenarten,* welch letztere gerade während der vitaminärmeren Winters- und Frühjahrszeit billig zur Verfügung stehen. Für die C-Vitaminanreicherung der Kost besonders geeignete Produkte s. S. 87 f. und 93 f.

Die wasserlöslichen Vitamine

Wenig bekannt ist das reichliche Vorkommen von Vitamin C in vielen Wildkräutern und Wildfrüchten[1] (S. 90), im keimenden Getreide (Malz 15–20 mg in 100 g), in Tannen- und Fichtennadeln (100 mg in 100 g und mehr)[2], in bestimmten Meeresalgenarten (Braunalge Ascophyllum 30–60 mg, Rotalge Porphyra 50–85 mg, verschiedene Fucusarten über 100 mg in 100 g; G. LUNDE und J. LIE)[3], in Fischrogen (10–50 mg in 100 g) und einigen Innereien von Schlachttieren (Rohleber 20–60 mg in 100 g, ferner auch Nieren, Hirn, Herz); für die Deckung des C-Vitaminbedarfs des Menschen dürften diese Produkte jedoch nur unter außergewöhnlichen Ernährungsbedingungen in Betracht kommen.

Tabelle 8
Die vergleichsweise Wertigkeit einiger C-Vitaminquellen der Nahrung[4]

50 mg Vitamin C sind enthalten in:

Hagebuttenfleisch	6 g
Petersilie	25 g
Schwarze Johannisbeeren	35 g
Kohlrabikraut	40 g
Rosenkohl	50 g
Grünkohl	55 g
Blumenkohl, Vogelbeeren (Ebereschenbeeren)	70 g
Erdbeeren, Schnittlauch	85 g
Spinat	90 g
Kohlrabiwurzel, Weißkohl, Zitrone, Orange	100 g
Holunderbeeren, rote Johannisbeeren	110 g
Pampelmuse, Feldsalat (Rapunzel), Rotkohl, Wirsingkohl	125 g
Steckrübe	140 g
Mandarinen, Mangold	170 g
Löwenzahnblätter	180 g
Ananas, Brombeeren, Radieschen, Rettich, gelbe Rüben, Stachelbeeren, Tomaten	200 g
Himbeeren	210 g
Kartoffeln (im Jahresdurchschnitt)	300 g
Melone, Sauerkraut	330 g
Vollmilch	3¼ l

Bei der *küchenmäßigen Vor- und Zubereitung* der Nahrung erleidet Vitamin C im Durchschnitt die größten Verluste unter allen Vitaminen; es beruht das weniger auf seiner Auslaugbarkeit durch Wasser – die hierdurch bedingten Einbußen entsprechen etwa denen bei den übrigen wasserlöslichen Vitaminen – als vielmehr auf der großen Empfindlichkeit der Askorbinsäure gegenüber dem Sauerstoff der Luft.

Die *Oxydation* der Askorbinsäure führt zunächst zu der antiskorbutisch noch wirksamen Dehydroaskorbinsäure, sodann jedoch zu unwirksamen Spaltprodukten. Es gibt biologische Medien, welche Askorbinsäure bis zu einem gewissen Grade vor

---

[1] Den höchsten C-Vitamingehalt weist die Hagebutte auf (500–1000 mg in 100 g).
[2] Tannennadelaufgüsse haben sich als sehr wirksames Mittel zur Heilung von Skorbut erwiesen (LIND; TOBLER).
[3] Für die Bevölkerung des hohen Nordens stellten Meeresalgen früher eine wichtige C-Vitaminquelle der Nahrung dar (HÖYGAARD).
[4] Vgl. Tab. 32 (S. 88), 33 (S. 89) und 76 (S. 168, 169).

der Oxydation schützen (Pflanzensäuren, Zucker, Eiweiße, Glutathion u. a.), und andere, welche die Oxydation beschleunigen (z. B. pflanzliche Oxydasen); derartige in der allgemeinen chemischen Zusammensetzung gelegene Faktoren können den Wirkungsgrad des C-Vitamingehalts vegetabilischer Nahrungsmittel wesentlich modifizieren (vgl. S. 83, 84).

Schon beim bloßen Lagern von Obst und Gemüsen wird Vitamin C allmählich oxydativ zerstört; die Geschwindigkeit der Oxydation variiert dabei mit der Art des pflanzlichen Vitaminträgers und den jeweiligen Lagerungsbedingungen (S. 63) in weiten Grenzen. Bei der eigentlichen küchentechnischen Verarbeitung der Vegetabilien sind es verschiedene Vorgänge, welche unter ungünstigen Umständen zu einer raschen und weitgehenden oxydativen Zerstörung der Askorbinsäure führen können:

1. Freisetzung oder Aktivierung pflanzlicher Oxydasen

Zahlreiche Gemüse und Früchte enthalten in größerer Menge Oxydasen (Askorbinase, Peroxydasen u. a.; vgl. WACHHOLDER; DIEMAIR und ZERBAN). In der uneröffneten Pflanzenzelle liegen Askorbinsäure und Oxydasen getrennt vor; erst mit der Zerstörung und Freilegung der Zelle (Schälen, Zerkleinern, auch Wiederauftauen von Obst und Gemüse nach Gefrieraufbewahrung), wobei dann meist auch der Luftsauerstoff Zutritt erhält, können beide in Reaktion treten. Ähnlich wirkt sich mäßiges Erwärmen aus, welches infolge Zerstörung der Protoplasmastruktur ebenfalls oxydatische Enzyme freisetzt; hierauf beruht ein Teil der relativ hohen Askorbinsäureverluste während der Ankochzeit (S. 59, 60), die wesentlich über denen bei stärkerer, die Enzyme inaktivierender Hitzeeinwirkung liegen.

2. Einwirkung von Schwermetallen

Schon Spuren von Schwermetallen (Kupfer, Zink, Zinn, Silber, Eisen), meist der Kontaktwirkung metallener Gefäße und Küchengeräte entstammend, können durch Katalyseeffekte die Oxydation der Askorbinsäure erheblich beschleunigen und so zu sehr schwerwiegenden C-Verlusten führen (S. 66).

3. Alkalische Reaktion

Im alkalischen Milieu (z. B. bei Zusatz von Soda oder Natriumbikarbonat zum Kochgut; S. 65) verläuft die Askorbinsäureoxydation sehr viel rascher als bei neutraler Reaktion. In stark saurer Lösung ist Vitamin C andererseits relativ beständig.

4. Einwirkung von Hitze

Zu den größten Askorbinsäureverlusten in der Küche führen die mit Hitzeanwendung verbundenen Zubereitungsmethoden (Kochen, Dämpfen, Backen, Braten usw., auch Aufwärmen und Warmhalten der Speisen; S. 59 f.). Die Vitamineinbuße entsteht dabei im allgemeinen weniger durch die Hitze an sich als durch den gleichzeitigen Sauerstoffeinfluß (Oxydation), der mit ansteigender Temperatur intensiver zur Wirkung kommt. Häufig sind deshalb bei den einzelnen Garverfahren die begleitenden Umstände (Luftzutritt, Zerkleinerungsgrad, Umrühren usw.) ausschlaggebender für den C-Vitaminverlust als' die bloße Hitzeeinwirkung als solche.

Insgesamt müssen die bei der haushaltsüblichen Zubereitung von Gemüse und Kartoffeln auf diese Weise entstehenden Verluste an Vitamin C mit durchschnittlich etwa 35% (25–45%) veranschlagt werden; unter weniger günstigen Bedingungen, besonders in der Großküche, liegen sie oft wesentlich höher (Einzelheiten S. 66f.).

In der Regel ist die C-Vitaminzufuhr mit der Nahrung auf Grund des jahreszeitlich bedingten Absinkens des Obst- und Gemüseverbrauchs und der Minderung des Vitamingehalts durch die lange Lagerung in den Monaten April und Mai am niedrigsten. Infolge eines allgemein zu geringen Anteils C-haltiger Vegetabilien in der Kost, verstärkt durch die Verluste bei der küchenmäßigen Vor- und Zubereitung, muß jedoch bei einem Teil der Bevölkerung, vor allem bei den Teilnehmern an der Gemeinschaftsverpflegung, auch während der übrigen Zeit des Jahres mit einer unter dem Optimum liegenden *Vitamin-C-Versorgung* gerechnet werden (S. 52 f., 68 f.).

Die klassische *C-Avitaminose*, der *Skorbut*, kommt bei der in den Ländern Mitteleuropas üblichen Ernährungsweise jenseits des Säuglingsalters praktisch nicht vor. Das klinische Schwergewicht liegt auf den *präskorbutischen Zuständen* (C-Hypovitaminosen), deren Erscheinungsbild neben dem Symptom der Neigung zu Zahnfleischblutungen eine Reihe uncharakteristischer Allgemeinerscheinungen umfaßt (Leistungsschwäche, abnorme Ermüdbarkeit, Infektanfälligkeit usw.).

Die fettlöslichen Vitamine

12. Vitamin A

Vitamin A ist beteiligt an einer Reihe sehr verschiedener Stoffwechselabläufe, so an den biochemischen Vorgängen, welche dem Aufbau und der Funktion der *Sehstoffe* in der Netzhaut zugrunde liegen, an der *Biosynthese von Proteinen* (Epithelien, Epiphysenknorpel), an der Wirkung des *Thyroxins* und, wie es scheint, an gewissen intermediären Oxydationsprozessen. Vitamin A ist mittelbar oder un-

$$H_3C \diagdown \diagup CH_3 \qquad \qquad CH_3$$
$$ [CH = CH - C = CH]_2 - CH_2OH$$

Vitamin A

mittelbar von Einfluß auf das Wachstum, auf die Differenzierung und Erhaltung der epithelialen Strukturen ekto- und entodermaler Herkunft, auf die allgemeine natürliche Immunität und die lokale epitheliale Gewebsresistenz. Im einzelnen sind Wirkungsweise und Angriffspunkt des Vitamins dabei noch weitgehend unbekannt.

Der A-Vitaminbedarf kann gedeckt werden durch Zufuhr des präformierten eigentlichen Vitamins (tierische Quellen) oder durch Zufuhr geeigneter Vorstufen (*Provitamine*; pflanzliche Quellen), aus denen erst im Organismus das wirksame Vitamin entsteht. Die Vitaminvorstufen gehören zur Stoffklasse der in großer Zahl im Pflanzenreich verbreiteten Karotinoide; die wichtigsten A-Provitamine sind β-Karotin, α-Karotin und Kryptoxanthin. Die Ausnutzbarkeit des Karotins im Magen-Darm-Kanal unterliegt in Abhängigkeit vom Aufschließungsgrad (Garung) und der Zusammensetzung der Nahrung, insbesondere deren Fettgehalt, großen Schwankungen. Zwar kann Karotin von der Darmschleimhaut unter Umständen auch ohne die Anwesenheit von Fett aufgenommen werden; im allgemeinen bleibt jedoch bei einer sehr fettarmen Kost der größte Teil des Karotins ungenutzt. Bei Gegenwart von reichlich Fett oder Milch[1]) ist die Karotinresorption dagegen eine viel bessere; Phosphatide, Linolsäure und Linolensäure begünstigen sie ganz besonders. Quantitativ besitzt das resorbierte β-Karotin 50% derWirksamkeit des A-Vitamins[2]).

Als *wünschenswerte Tageszufuhr an Vitamin A* werden in den von der Deutschen Gesellschaft für Ernährung herausgegebenen Empfehlungen zur Deckung des Nahrungsbedarfs (1956) die folgenden Mengen bezeichnet:

Erwachsene aller Lebensalter	5000 I.E.
Werdende Mütter ab 6. Monat	6000 I.E.
Stillende Mütter	8000 I.E.
Säuglinge und Kleinkinder bis 3 Jahren	2000 I.E.
Kinder von 4–6 Jahren	2500 I.E.
Kinder von 7–9 Jahren	3500 I.E.
Kinder von 10–14 Jahren	4500 I.E.
Jugendliche	5000 I.E.

Etwa $^2/_3$ des menschlichen A-Vitaminbedarfs werden in der Regel in Form von Karotin und $^1/_3$ in Form des präformierten Vitamins gedeckt. Die wichtigsten *Vitamin-A- und Karotinquellen der Nahrung* sind Leber, fetter Fisch, Butter, vitaminierte Margarine, Fettkäse, Eier, Sahne, Vollmilch einerseits sowie Spinat, Grünkohl, Wirsingkohl, Rosenkohl, Mangold, Feldsalat und Hülsenfrüchte andererseits (Tab. 9). Darüber hinaus finden sich Karotine in zahlreichen weiteren Gemüsen und vielen Obstarten.

A-Verluste bei der Nahrungsmittelverarbeitung beruhen vornehmlich darauf, daß Vitamin A und seine Vorstufen gegen Erhitzen und Luftzutritt empfindlich sind. Beim üblichen Kochen kommt es im allgemeinen jedoch zu keinen größeren Einbußen. Erst bei höheren Temperaturen (Schmoren, Braten, Rösten usw.) wird das Vitamin weitgehend zerstört. Beim Auslassen von Butter nimmt der A-Gehalt um etwa 10–20% ab. Durch Auslaugverluste (Reinigungs-, Koch-, Blanchierwasser) sind Vitamin A und die Karotine auf Grund ihrer Wasserunlöslichkeit praktisch nicht gefährdet. Unter den Bedingungen der industriellen Gemüse- und Obstkonservierung bleiben die Karotine überwiegend (70–75%) erhalten; bei der Trocknung von Obst und Gemüse an der Luft gehen sie dagegen großenteils verloren. Die technische Fetthärtung führt zur fast völligen Vernichtung von Vitamin A und Karotinen. In Konserven- und Gefriergemüse sind beide Wirkstoffe auch bei lang-

---

[1]) Bei gleichzeitiger Gabe von Karottenpreßsaft und Milch ist die Karotinaufnahme mehrfach so groß wie bei Gabe von Karottensaft allein (KÜBLER).
[2]) Dementsprechend ist bei der Standardisierung der A-Vitaminwirksamkeit für β-Karotin die zweifache Gewichtsmenge des eigentlichen Vitamins zugrunde gelegt worden; 1 Internationale Einheit (I.E.) = 0,3 γ Vitamin A oder 0,6 γ β-Karotin.

zeitiger Lagerung relativ stabil; in Milchpulver, Trockengemüse und Hülsenfrüchten kommt es bei Luftzutritt jedoch zu allmählich fortschreitender Minderung des Vitamin-A- und Karotingehalts.

Tabelle 9

Die vergleichsweise Wertigkeit einiger A-Vitamin- und Karotinquellen der Nahrung

5000 I.E. Vitamin A bzw. Karotin sind enthalten in:

Dorschleber	17 g
Rindsleber	25–50 g
Kalbsleber (Sommer)	70 g
Schweineleber	100 g
Butter	130 g
Räucheraal	140 g
Vollfettkäse	230 g
Vitaminierte Margarine	250 g
Eigelb	260 g
Vollmilch	3 l
Löwenzahnblätter	35 g
Grünkohl, Wirsingkohl, Spinat, Karotten	50 g
Feldsalat, Mangold, Hagebutten	65 g
Brunnenkresse	90 g
Mirabellen, Kürbis	150 g
Kohlrabikraut	180 g
Endivie	250 g
Rosenkohl	330 g
Tomaten	420 g

Ein rein exogen bedingter *Vitamin-A-Mangel* spielt unter friedensmäßigen Ernährungsbedingungen in den Ländern Mitteleuropas keine große Rolle, da bei normalem Verbrauch an Milch, Butter, Käse, vitaminierter Margarine und Gemüse der A-Bedarf des Menschen ohne weiteres gedeckt wird. Praktisch ist nur bei unzureichendem Fettgehalt der Kost mit der Entwicklung eines A-Mangels zu rechnen[1]). Häufiger findet sich ein solcher jedoch aus endogener, pathologischer Ursache (Enterokarenz, Endokarenz, gesteigerter Bedarf; S. 42 f.) im Verlauf der verschiedenartigsten Krankheitszustände (S. 72).

Klinisch führt der Mangel an Vitamin A infolge verzögerten Gewebswachstums und gestörter Gewebsdifferenzierung zu einer ausgesprochenen Systemerkrankung des gesamten Ektoderms (STEPP) mit einem kennzeichnenden vielfältigen Symptomenbild (Erscheinungen an Augen, Haut, Schleimhäuten, exkretorischen Drüsen; Störungen des Skelettwachstums, der Dentinbildung usw.). Weniger charakteristisch sind die latenten A-Mangelzustände; sie können klinisch, abgesehen von Störungen der Dunkeladaptation (Hemeralopie) und erhöhter Infektanfälligkeit, über lange Zeit inapparent bleiben.

---

[1]) Auch bei langzeitiger Verabfolgung sehr fettarmer Diätformen (S. 141)!

13. Vitamin D

Das antirachitische Vitamin, welches die qualitativ gleich wirksamen Faktoren D_2 (Ergocalciferol) und D_3 (Cholecalciferol) umfaßt, fördert die *Kalziumresorption und die Phosphatausnutzung im Darm* und hemmt die Phosphatausscheidung durch die Nieren; es wirkt mit bei der *Einlagerung der Mineralien in die organische Knochenmatrix* und scheint auch den Zitronensäure- und Aminosäurenstoffwechsel zu beeinflussen. Im einzelnen ist der Wirkungsmechanismus der D-Vitamine noch weitgehend unbekannt.

Vitamin D_3

Die *Deckung des D-Bedarfs* kann sowohl durch die präformierten Vitamine (D_2 oder D_3) erfolgen als auch durch deren Provitamine (Ergosterin oder 7-Dehydrocholesterin), aus denen in der Haut unter der ultravioletten Strahlung des Tageslichts der eigentliche Wirkstoff entsteht. Ergosterin ist in pflanzlichen, 7-Dehydrocholesterin in tierischen Nahrungsmitteln enthalten. Das Provitamin D_3 (7-Dehydrocholesterin) kann der Organismus auch selbst synthetisieren; hierdurch erklärt sich die Tatsache, daß der gesunde Erwachsene unter günstigen Lebensbedingungen auf eine alimentäre Zufuhr von Vitamin D oder Provitamin D offenbar nicht angewiesen ist. Sind Lichtzutritt oder Besonnung jedoch unzureichend, wie es unter schlechten Wohnverhältnissen, bei älteren Menschen und bei Angehörigen bestimmter Berufe (Nachtarbeiter, Untertagearbeiter) nicht selten der Fall ist, so kann eine exogene Versorgung mit präformiertem Vitamin D notwendig werden. Auch die Zusammensetzung der Nahrung (Kalzium-Phosphor-Relation, Fettgehalt u. a.) ist von Einfluß auf den D-Vitaminbedarf (vgl. S. 85); er ist bei mangelhaftem Kalziumgehalt der Kost oder bei gesteigertem Kalziumbedarf des Körpers (Schwangerschaft, Laktation) erhöht. Relativ hoch ist der Bedarf an D-Vitamin im Wachstumsalter, in dem er in der Regel ebenfalls nur zu einem kleinen Teil auf alimentärem Wege gedeckt wird[1]). Die *wünschenswerte Tageszufuhr* an Vitamin D wird in den von der Deutschen Gesellschaft für Ernährung herausgegebenen Empfehlungen zur Deckung des Nahrungsbedarfs (1956) für alle Altersstufen (Erwachsene und Kinder) mit 400 I.E[2]) angegeben.

---

[1]) Für die D-Vitaminversorgung des Säuglings gelten im übrigen besondere Gesichtspunkte; es sei dieserhalb auf das pädiatrische Schrifttum verwiesen.
[2]) Eine Internationale Einheit (I.E.) = 0,025 γ Vitamin D_3.

Die fettlöslichen Vitamine

Das reichste Vorkommen an präformiertem Vitamin D weisen die Fischleberöle auf, wie sie in Form des Lebertrans ausgedehnte Verwendung finden. Als *D-Quellen der Nahrung* viel wichtiger, wenngleich vitaminärmer, sind jedoch die Körperöle der fetten Fische, die mit diesen (Hering, Sardine, Lachs, Aal usw.) zum Verzehr kommen. Verglichen mit dem D-Vitamingehalt des

Tabelle 10
Die vergleichsweise Wertigkeit einiger D-Vitaminquellen der Nahrung

400 I.E. Vitamin D sind enthalten in:	
Thunfisch	7 g
Hering, Räucheraal	8 g
Sardinen	30 g
Dorschleber	40 g
Vitaminierte Margarine, Eigelb	130 g
Vollfettkäse, Dorsch	270 g
Eier (Vollei)	320 g
Butter (Sommer), Rindsleber	400 g
Vollmilch	4 l

Fischfettes ist derjenige anderer Nahrungsmittel, wobei vor allem Butter, Eier, Fettkäse und Leber zu nennen sind, nur gering (Tab. 10); so enthält Butter z. B. nur etwa $^1/_{100}$ der D-Menge des Heringsfettes. Neben dem fertigen Wirkstoff enthalten die meisten D-Vitaminträger reichlich Provitamin D. Pflanzliche Nahrungsmittel sind, abgesehen von einigen Speisepilzen (Pfifferlinge, Maronenröhrlinge, Steinpilze, Grünlinge, Morcheln; SCHEUNERT und RESCHKE), praktisch frei von Vitamin D, enthalten zum Teil jedoch das Provitamin D_2 (Ergosterin)[1]).

Vitamin D ist eine relativ stabile Substanz, die insbesondere auch gegen Hitzeeinwirkungen nicht sehr empfindlich ist. Beim *haushaltsüblichen Kochen* und Backen treten, ebenso wie beim Konservieren, beim Räuchern und bei längerer Lagerung, nennenswerte D-Verluste nicht ein. Erst durch höhere Temperaturen (Braten, Rösten usw.) wird das Vitamin inaktiviert.

Wenngleich bei der hierzulande üblichen Ernährungsweise die Kost, insbesondere im Winter, im allgemeinen nur wenig präformiertes D-Vitamin enthält, so spielen auf Grund der Fähigkeit des Körpers zur Eigensynthese dieses Wirkstoffs rein alimentär bedingte *D-Mangelzustände* doch keine große Rolle. Durch den Verzehr von Butter, vitaminierter Margarine, Eiern und Fisch in den als normal zu bezeichnenden Mengen dürfte bei gesunden Erwachsenen der nur geringe exogene Bedarf, soweit ein solcher überhaupt besteht, meist ohne weiteres gedeckt werden. Die D-Hypovitaminose ist als *Rachitis* fast ausschließlich eine Erscheinung des Säuglings- und Kleinkindesalters; auch hier ist sie pathogenetisch jedoch keine eigentliche exogene Nährstoffmangelkrankheit, obschon sie durch D-Vitamingaben geheilt werden kann. Beim älteren Kind und beim Erwachsenen entwickeln sich D-

---
[1]) Besonders reich an Ergosterin sind die Hefen (S. 107).

Mangelsyndrome (Osteomalazie und andere kalziprive Osteopathien) praktisch nur aus endogenen Gründen, insbesondere bei chronischen Fettresorptionsstörungen (vgl. Enterokarenz, S. 42) und bei gesteigertem Vitaminbedarf (Schwangerschaft).

14. Vitamin E

Vitamin E kommt in der Natur in 7 aktiven Formen vor (Tokopherole), von denen das α-Tokopherol am wirksamsten und vom Organismus am besten ausnutzbar ist. Der biochemische Wirkungsmechanismus dieses Vitamins, der zum Teil mit seinem Charakter als *Antioxydans* (Mitwirkung bei Redoxvorgängen) in Zusammenhang zu stehen scheint, ist im einzelnen noch sehr wenig geklärt. Beziehungen bestehen zum Aminosäuren- und Eiweiß-, vermutlich auch zum Fett- und Kohlenhydratstoffwechsel. Als Glied der Atmungskette soll Vitamin E am Ablauf der biologischen Oxydation beteiligt sein. Die Tokopherole hemmen die schädigende Einwirkung verschiedener toxischer Substanzen auf den Organismus und wirken der Entwicklung alimentärer Lebernekrosen entgegen. Die Frage, inwieweit Vitamin E die Tätigkeit des Hypophysen-Nebennierenrinden-Systems anregt (HEINSEN), ist noch nicht sicher geklärt.

α-Tokopherol

Sichere Beweise für das Vorkommen einer E-Avitaminose beim Menschen liegen bisher zwar nicht vor; dennoch ist es auf Grund der vorliegenden Tierversuche sehr wahrscheinlich, daß auch der menschliche Körper auf die Zu-

Tabelle 11

Die vergleichsweise Wertigkeit einiger E-Vitaminquellen der Nahrung

1o mg Vitamin E (Gesamt-Tokopherol) sind enthalten in:	
Weizenkeimöl	4 g
Weizenkeime	40 g
Haferflocken	60 g
Roggen, Mais	100 g
Erdnüsse	110 g
Weizen	140 g
Grünkohl, Feldsalat, Schwarzwurzeln	170 g
Trockenerbsen	180 g
Reis (ungeschält)	200 g
Grüne Erbsen	220 g
Wirsingkohl, Kopfsalat	330 g
Schnittbohnen, Sellerieknollen, Butter	400 g
Endivien, Rind- oder Kalbfleisch, Eier	500 g

fuhr von Vitamin E angewiesen ist. Die *Höhe des Bedarfs*, der offenbar starken Schwankungen unterliegt, läßt sich vorerst nur größenordnungsmäßig beziffern; nach neueren Schätzungen dürfte eine Tageszufuhr von 6–10 mg α-Tokopherol für den gesunden Erwachsenen ausreichend sein.

Die wichtigsten *E-Vitaminquellen der Nahrung* sind Getreideerzeugnisse aus vollem Korn (Hafer, Roggen, Mais, Weizen, Reis), Hülsenfrüchte, die meisten Kohlarten und andere grüne Gemüse (Tab. 11). Lebensmittel tierischer Herkunft treten als E-Vitaminträger demgegenüber zurück; auch die Milch enthält das Vitamin nur in geringer Menge (1 mg je Liter).

Tabelle 12
Mittlerer Vitamin-E-(Gesamt-Tokopherol-)Gehalt einiger pflanzlicher Öle
(in mg je 100 g Öl; nach STEPP et al.)

Weizenkeimöl	250 mg
Sojaöl	120 mg
Maisöl (Corn oil)	100 mg
Baumwollsamenöl, Reiskleieöl	90 mg
Palmkernöl	75 mg
Sonnenblumenöl, Rüböl (Rapsöl)	60 mg
Erdnußöl	30 mg
Olivenöl	5 mg

Fischfett ist trotz seines meist reichlichen Tokopherolgehalts zur Deckung des E-Vitaminbedarfs nicht sehr geeignet, da der Wirkstoff darin nur wenig beständig ist. Für die Anreicherung der Kost mit Vitamin E eignen sich am besten bestimmte Pflanzenöle (Tab. 12) und Getreidekeimlinge (Weizenkeime).

Vitamin E ist bei Siedehitze relativ stabil, empfindlich jedoch gegen oxydierende Einflüsse. Beim *haushaltsüblichen Kochen* treten, ebenso wie bei der industriellen Konservierung, im allgemeinen keine wesentlichen Verluste ein. Durch intensivere Hitzeeinwirkung (Braten, Fettbad u. ä.) wird ein größerer Teil der enthaltenen Tokopherole inaktiviert. Beim Brotbacken bleibt das Vitamin im Inneren des Brotes weitgehend erhalten. In pflanzlichen Ölen ist Vitamin E über lange Zeit, bei Luftabschluß und kühler Lagerung sogar jahrelang beständig. In zerkleinerten oder fein verteilten Nahrungsmitteln (z. B. Weizenkeimen, Haferflocken u. ä.) wird das Vitamin an der Luft durch enzymatische und Ranziditätsvorgänge allmählich oxydativ zerstört. Allgemein geht dem Ranzigwerden des Fettes ein entsprechender E-Vitaminverlust parallel. Bei der Fetthärtung (Margarinefabrikation) wird das in den pflanzlichen Ölen enthaltene Tokopherol weitgehend zerstört. Sehr verlustreich für den E-Vitamingehalt sind auch die Gemüsetrocknung, das Schälen von Reis, das Ausmahlen des Getreides zu feinen Mehlen und das Bleichen des Mehls. Feinmehl enthält nur etwa $1/_6$ der im Vollkorn enthaltenen E-Vitaminmenge.

Wieweit ein *E-Vitaminmangel* beim Menschen praktisch eine Rolle spielt, läßt sich zur Zeit noch nicht sicher abschätzen. Unter gemischter Kost mit ausreichendem Gemüse- und nicht zu geringem Vollkornverzehr dürften beim

Gesunden die Bedingungen für die Entstehung eines alimentären Defizits kaum je gegeben sein. Beim Kranken ist jedoch mit E-Mangelzuständen sehr wahrscheinlich zu rechnen (Enterokarenz, Endokarenz, gesteigerter intermediärer Vitaminverbrauch; vgl. S. 42 f.); die bei verschiedenen Krankheiten gefundenen Senkungen des Tokopherolspiegels im Blut (S. 72) dürften als solche zu deuten sein. Im Tierversuch führt der E-Vitaminmangel zu sehr vielfältigen Ausfallserscheinungen. Beim Menschen ist dagegen ein scharf umrissenes Erscheinungsbild der E-Avitaminose bisher nicht bekannt.

15. Vitamin K

Vitamin K, das in der Natur in zwei aktiven Formen (K_1 und K_2) verbreitet ist, ist ein für die Synthese der *Blutgerinnungsfaktoren* Prothrombin und Faktor VII unentbehrlicher Wirkstoff. Darüber hinaus spielt es, wahrscheinlich als Bestandteil der Atmungskette, eine wichtige Rolle im Ablauf der *biologischen Oxydation*.

$$\text{Vitamin } K_1$$

Der Bedarf des Menschen an Vitamin K wird normalerweise voll aus der sehr reichlichen, vom Organismus gut ausnutzbaren K-Produktion der Darmflora gedeckt. Der Gesunde ist somit in der Regel nicht auf eine exogene Zufuhr dieses Vitamins angewiesen. Erst unter pathologischen Bedingungen, insbesondere wenn diese mit einer Schädigung der vitaminbildenden Darmbakterien einhergehen (S. 43), wird die K-Aufnahme mit der Nahrung bedeutungsvoll. Der *Tagesbedarf* („wahrer" Bedarf, S. 7) des Erwachsenen dürfte mit etwa 0,2–0,3 mg K-Vitamin anzunehmen sein.

Die wichtigsten *Vitamin-K-Quellen der Nahrung* sind die grünen Gemüse, insbesondere Spinat und verschiedene Kohlarten, Tomaten, Hülsenfrüchte, Milch, Leber und Muskelfleisch (Tab. 13). Auch aus dem Kartoffel- und Getreideverzehr kann ein größerer Teil des K-Vitaminbedarfs gedeckt werden.

Vitamin K kann durch Erhitzen, Luftsauerstoff- und Sonnenlichteinwirkung geschädigt werden. Wieweit es bei der küchenmäßigen Vor- und Zubereitung oder bei der industriellen Verarbeitung der Nahrungsmittel zu wesentlichen K-Vitaminverlusten kommt, ist noch nicht sicher bekannt.

Da dem Organismus normalerweise ein ausreichendes K-Vitaminangebot aus der bakteriellen Produktion im Darm zur Verfügung steht und auch die Kost in der Regel genügende Mengen dieses Vitamins enthält, sind rein alimentäre *K-Avitaminosen* beim Menschen, abgesehen vom Neugeborenen, nicht häufig. Exogene K-Vitaminmangelzustände können sich überhaupt nur

Tabelle 13
Die vergleichsweise Wertigkeit einiger K-Vitaminquellen der Nahrung

0,3 mg Vitamin K sind enthalten in:

Spinat	7 g
Grünkohl	10 g
Wirsingkohl	20 g
Schweineleber	50 g
Tomaten	75 g
Grüne Erbsen, Sojavollmehl	150 g
Schweine-, Hammel-, Kalbfleisch, Rindsleber, Kalbsleber	200 g
Erdbeeren	250 g
Rindfleisch, Karotten	300 g
Kartoffeln, Haferflocken	375 g
Blumenkohl	500 g
Weizenvollkorn, Mais	700 g
Vollmilch	1 l

entwickeln, wenn bei K-vitaminarmer Diät gleichzeitig die vitaminsynthetisierende Darmflora geschädigt ist, was unter bestimmten krankheitsbedingten Gegebenheiten (z. B. langzeitiger Sulfonamid- oder Antibiotikatherapie bei vitaminarmer Kost) gelegentlich vorkommt. Viel häufiger entwickelt sich ein Mangel an Vitamin K jedoch als Folge einer gestörten enteralen Resorption (S. 42), oftmals in Verbindung mit gesteigertem intermediärem Vitaminverbrauch (S. 44). Klinisch manifestiert sich die K-Avitaminose vornehmlich in Form der hypoprothrombinämischen Blutungsneigung.

16. Liponsäure (Thioktsäure)

Liponsäure (Thioktsäure), ein in der Natur weit verbreiteter Wirkstoff, ist an der oxydativen Decarboxylierung der Brenztraubensäure und der α-Ketoglutarsäure beteiligt. Über die weiteren Funktionen, welche die Liponsäure im intermediären Stoffwechsel wahrscheinlich noch ausübt, ist nur wenig bekannt. Liponsäure kommt in zahlreichen pflanzlichen und tierischen Nahrungsmitteln vor, besonders in grünen Gemüsen, Hülsenfrüchten, Leber und Hefe. Ob der Mensch auf eine exogene Zufuhr dieser Säure angewiesen ist, konnte noch nicht sicher geklärt werden; ihr Vitamincharakter ist somit noch durchaus fraglich. Eine Liponsäure-Avitaminose kennt man bisher nicht.

$$\begin{array}{c} CH_2-CH_2-CH-[CH_2]_4-COOH \\ || \\ S\rule{1cm}{0.4pt}S \end{array} \qquad \alpha\text{-Liponsäure}$$

Anhang

Essentielle Fettsäuren

Diese früher als „Vitamin F" bezeichnete Stoffgruppe, die in der Diätetik neuerdings besonderes Interesse findet, hat mit den meisten Vitaminen die Eigenschaft der nicht sehr großen Beständigkeit und das nur beschränkte Vorkommen in bestimmten Nahrungsmitteln gemeinsam. Mehrere hochungesättigte Fettsäuren (Linolsäure, Arachidonsäure) sind für den Menschen als Ausgangssubstanz oder Baustein spezifischer Körperstoffe offenbar unentbehrlich. In Anbetracht der fehlenden oder nicht ausreichenden Synthesefähigkeit des Organismus für diese Säuren muß man sie den essentiellen Nährstoffen zuordnen, auf deren exogene Zufuhr der Körper angewiesen ist; aus verschiedenen Gründen werden die essentiellen Fettsäuren heute jedoch den eigentlichen Vitaminen nicht mehr zugerechnet.

Die einzelnen essentiellen Fettsäuren wirken nicht alle gleich. Biologisch aktiv sind offenbar nur die cis-cis-Formen, nicht dagegen die cis-trans- oder trans-trans-Formen. Linolensäure besitzt anscheinend einen geringeren Wirkungsgrad als Linolsäure. Die eigentliche Wirkform der hochungesättigten Fettsäuren ist möglicherweise die Arachidonsäure, welche im Organismus unter Mitwirkung von Vitamin B_6 aus Linolsäure gebildet wird.

Die essentiellen Fettsäuren fördern die intermediäre *Verwertung der Nahrungsfette* und senken den krankhaft erhöhten Lipidspiegel des Blutserums. Die Sauerstoffutilisation der Zelle wird durch sie, wie es scheint, verbessert. TULPULE und WILLIAMS sehen den hauptsächlichen Wirkungsort der essentiellen Fettsäuren in dem *Phosphatesterifizierungssystem,* das mit der Oxydation von reduziertem Cytochrom C gekoppelt ist; Mangel an essentiellen Fettsäuren führt zur Entkoppelung der oxydativen Phosphorylierung. Neuerdings konnte die Anwesenheit von Arachidonsäure in Cytochromoxydase nachgewiesen werden (MARINETTI et al.). Insgesamt ist der physiologische Wirkungsmechanismus der hochungesättigten Fettsäuren noch weitgehend ungeklärt.

In welchem Umfang der Mensch auf die exogene Zufuhr von essentiellen Fettsäuren angewiesen ist, ist noch nicht sicher bekannt. Für das Vorliegen eines größeren

Tabelle 14

Prozentualer Anteil hochungesättigter Fettsäuren am Fettsäureaufbau der wichtigsten Nahrungsfette

Leinsamenöl, Hanföl, Walnußöl	75%
Weizenkeimöl, Sonnenblumenöl, Safloröl, Mohnsamenöl	65%
Sojaöl	60%
Maisöl, Baumwollsaatöl, Fischöle[1])	40%
Sesamöl (Ajonjoli-Öl)	38%
Bucheckernöl	36%
Erdnußöl	26%
Gänsefett, Hühnerfett	20%
Rüböl (Rapsöl)	15%
Pflanzenmargarine, Palmöl, Hühnereifett	10%
Olivenöl	8%
Schweine-, Rinder-, Hammel-, Milchfett (Butter)	4%
Kokosfett, Palmkernfett	1,5%

alimentären Bedarfs spricht unter anderem der relativ hohe Polyensäuregehalt (9,2% der Gesamtfettsäuren; L. SÖDERHJELM 1953) im Fett der Frauenmilch. Schätzungen beziffern den Tagesbedarf des Erwachsenen mit etwa 7–8 g, andere mit 15–20 g[2]) (5–10 g pro 1000 Nahrungskalorien; G. B. MANN et al.). Mit zunehmender Aufnahme von gesättigten Fettsäuren scheint auch der Bedarf an essentiellen Fettsäuren ein höherer zu werden.

Wichtige *Nahrungsquellen* für essentielle Fettsäuren sind gewisse pflanzliche Öle (Tab. 14), teilweise auch deren Ausgangsprodukte (Walnuß, Sonnenblumenkerne, Leinsamen, Sojavollmehl; S. 115). Von großer praktischer Bedeutung ist der reich-

---

[1]) Fettsäurenzusammensetzung der Fischöle von Art zu Art stark variierend.
[2]) Diese Menge an essentiellen Fettsäuren ist z. B. in 2–3 Eßlöffeln Sonnenblumenöl enthalten (vgl. Fußnote S. 115).

liche Gehalt des Fischfetts, nicht unwesentlich auch die aus dem Verzehr von Pflanzenmargarine anfallende Menge an essentiellen Fettsäuren. Andere Fette dagegen, insbesondere fast alle Schlachtfette und das Milchfett, sind relativ arm an Polyensäuren (Tab. 14).

Die Einwirkung von Luftsauerstoff führt zu allmählicher Inaktivierung (Autoxydation) der essentiellen Fettsäuren, besonders in fein verteilten Produkten (Mehle, Schrote, Weizenkeime usw.). Lichtzutritt und Wärme beschleunigen diese Veränderung. Durch intensives Erhitzen (küchenübliches Braten, Schmoren, Backen usw.) werden die essentiellen Fettsäuren mehr oder weniger weitgehend zerstört.

Im Tierversuch kommt es bei unzureichender Zufuhr der essentiellen Fettsäuren zu kennzeichnenden *Mangelerscheinungen*. Über die Folgen eines Polyensäuremangels beim Menschen ist erst wenig bekannt. Ob gewisse Säuglingsdermatosen auf einem Defizit an Linol- und Linolensäure beruhen, wie von verschiedener Seite angenommen wird, ist noch fraglich. Neuerdings vermutet man Zusammenhänge zwischen menschlicher Atherosklerose und einem alimentären Mangel an essentiellen Fettsäuren (S. 157).

III. Die gesundheitlichen Auswirkungen des Vitaminmangels (Avitaminosen, Hypovitaminosen)

Wird der Vitaminbedarf des Körpers nicht voll gedeckt, so können nach einer gewissen Zeit die auf der Mitwirkung von Vitaminen beruhenden Lebensvorgänge nicht mehr normal ablaufen und es entwickeln sich Mangelzustände mit mehr oder weniger stark ausgeprägten krankhaften Störungen (Avitaminosen, Hypovitaminosen). Der Organismus verfügt über Vitamindepots, die es ihm ermöglichen, ein Mißverhältnis zwischen Zufuhr und Verbrauch vorübergehend auszugleichen; bei mangelhafter Vitaminversorgung kommt es erst zur fortlaufenden Entleerung der Depots, ehe sich sichtbare Mangelerscheinungen ausbilden. Die Länge der *Latenzperiode* bis zum Manifestwerden der ersten Avitaminosesymptome wird dabei nicht nur durch die Höhe der im Körper vorhandenen Vitaminreserven, sondern auch durch die Größe des jeweiligen Bedarfs (S. 8, 44f.) bestimmt; sie variiert deshalb von Fall zu Fall in weiten Grenzen[1]).

Chronologisch durchläuft die Entwicklung eines Vitaminmangels je nach Dauer und Umfang des Defizits verschiedene Stadien von unterschiedlicher Krankheitsschwere:

1. Volle Kompensierung des Mangels durch die Reserven des Körpers; die negative Vitaminbilanz führt jedoch zu fortschreitender Entleerung der Depots (verminderte Ausscheidung im Vitaminsättigungsversuch).
2. Absinken des Vitaminspiegels im Blut.
3. Auftreten funktioneller Regulationsstörungen.
4. Auftreten organischer Krankheitszeichen.
5. Ausfall vitaler Stoffwechselfunktionen und Eintritt des Todes.

---

[1]) In den meisten Fällen erstreckt sich die Latenzperiode über eine Reihe von Monaten, beim B_{12}-Mangel sogar über Jahre.

Erst in den letzten beiden Stadien zeigen sich „spezifische" avitaminotische Symptome; in den Anfangsstadien ist das klinische Bild ein völlig uncharakteristisches. Zwischen dem Zustand vollkommener Gesundheit bei optimaler Deckung des Vitaminbedarfs und dem finalen Stadium der schweren Stoffwechselentgleisung, wie sie den voll ausgeprägten Vitaminmangelzustand der *Avitaminose* kennzeichnet, besteht ein weites Grenzgebiet; es umfaßt die vielfältigen Erscheinungsformen der subklinischen Vitaminmangelzustände (*Hypovitaminosen*; SZENT-GYÖRGYI; STEPP). Als Hypovitaminosen bezeichnet man jene Krankheitsbilder, die durch eine Verarmung des Körpers an einem oder mehreren Vitaminen bedingt sind, dabei aber noch nicht die typischen Symptome der ausgesprochenen Avitaminose aufweisen; sie stellen nur das Vorstadium oder die Abortivform (Forme fruste) einer Avitaminose dar (Zustand der Präkarenz).

Im klinischen Bild zeigen sich je nach der Höhe des Vitamindefizits die folgenden Schweregrade:

1. Absolute Vitaminmangelzustände (Avitaminosen)

Sehr niedrige Versorgungsstufe mit weitgehendem Darniederliegen der vitaminabhängigen Körperfunktionen und infolgedessen voll ausgeprägtem, typischem Mangelsyndrom (Beriberi, Pellagra, Skorbut usw.).

2. Relative Vitaminmangelzustände (Hypovitaminosen)

a) Hypovitaminosen mit klinischen Mangelsymptomen
(manifeste Hypovitaminosen)

Zustand einer nur teilweisen Deckung des Vitaminbedarfs, wobei zwar keine schweren Avitaminosebilder, wohl aber einzelne sog. präavitaminotische Symptome, vielfach sogar nur völlig uncharakteristische Krankheitszeichen („larvierte" Hypovitaminosen) zu finden sind (S. 39 f.).

b) Hypovitaminosen ohne klinische Mangelsymptome
(latente Hypovitaminosen)

Zustand einer nur teilweisen Deckung des Vitaminbedarfs, wobei keines der vorstehend (unter 1 und 2 a) genannten Krankheitsbilder feststellbar ist, und dennoch eine volle Leistungsfähigkeit des Körpers nicht vorliegt (abnorme Ermüdbarkeit, erhöhte Infektanfälligkeit usw.).

Die Übergänge zwischen den einzelnen Manifestationsgraden sind fließend. Sehr häufig läßt erst das Hinzutreten von Belastungen, die den Vitaminbedarf des Körpers erhöhen (S. 8, 44), einen Vitaminmangelzustand offenkundig werden, indem eine latente Hypovitaminose nunmehr manifest wird oder das Abortivbild der Hypovitaminose in das Vollbild der Avitaminose übergeht.

Vielen Ärzten sind nur die großen Krankheitsbilder der klassischen *Avitaminosen* (Beriberi, Pellagra, Skorbut usw.) bekannt. Dennoch stellen diese hierzulande nur seltenen Fälle eines extremen Vitaminmangels gar nicht das eigentliche Problem dar; auf Grund ihres ausgeprägten Symptomenbildes werden sie den Arzt meist ohne weiteres zur Einleitung der erforderlichen Vitamintherapie veranlassen. Praktisch viel wichtiger, da bei bestimmten, allgemein üblichen Ernährungsweisen außerordentlich häufig (S. 46 f., 68 f.), sind die nicht ohne weiteres als solche erkennbaren, oft jedoch ebenso folgenschweren *Hypovitaminosen*. Die Tatsache, daß es Vitaminmangelzustände auch in abortiver Form, d. h. ohne ausgeprägte Avitaminosesymptome gibt (Hypovitaminosen), ja, daß diese hierzulande die weitaus häufigsten sind, ist von den maßgebenden Vitaminforschern seit Jahrzehnten immer wieder hervorgehoben worden (McCarrison; Stepp; Mouriquand u. v. a.); in einer Vielzahl von Arbeiten konnte auch die biochemische Forschung diese zuerst von klinischer Seite erhobenen Befunde bestätigen und erweitern[1]).

Da es sich bei den *Hypovitaminosen* im allgemeinen nicht um streng umschriebene Syndrome handelt, bleibt die in der fehlerhaften Ernährung liegende Ursache oftmals verborgen. Die relativen Vitaminmangelzustände treten auch meist nicht als Erkrankung sui generis in Erscheinung; häufig gehen ihre Symptome im Rahmen eines übergeordneten Krankheitsbildes verloren. Die verschiedenartigsten Grundleiden können sekundär durch eine Hypovitaminose kompliziert werden (S. 71 f.); andererseits können zahlreiche Krankheitszustände ursächlich mit einem primären Vitaminmangel in Zusammenhang stehen (S. 40 f.).

Zur objektiven Sicherung der *Diagnose* gehört bei den Hypovitaminosen die exakte Bestimmung des Vitaminblutspiegels und der Gewebssättigung; aus technischen Gründen steht allerdings die Möglichkeit einer quantitativen Vitaminbestimmung für die Routinediagnostik im allgemeinen nicht zur Verfügung. Es gibt indes genügend klinische Zeichen, welche die Vermutung eines relativen Vitaminmangelzustandes zu stützen vermögen. Gewichtige Indizien sind in entsprechend gelagerten Fällen das Resultat der Ernährungsanamnese – die in praxi meist viel zu wenig Beachtung findet! – und der therapeutische Versuch mit einer geeigneten Vitaminzulage. Am wichtigsten, da meist der erste Hinweis auf das Vorliegen einer unzureichenden Vitaminversorgung, sind jedoch gewisse allgemeine Krankheitszeichen, die an sich zwar völlig uncharakteristisch sind, aber so häufig als Begleiterscheinung der verschiedenen Hypovitaminoseformen auftreten, daß man sie geradezu als deren Leitsymptome bezeichnet hat.

Die *präavitaminotischen Erscheinungen* ähneln sich bei den verschiedenen Vitaminmangelzuständen zum Teil so sehr, daß aus der Symptomatologie allein eine Unterscheidung der einzelnen Hypovitaminosen meist nicht möglich ist; insbesondere die B-Hypovitaminosen gleichen sich im Anfangsstadium sehr weitgehend. Die Gleichartigkeit im Erscheinungsbild vieler Vitaminmangelsyndrome beruht darauf, daß an der Funktion verschiedener Systeme (Nervensystem, Endokrinium, Magen-Darm-, anal, Leber, Infektabwehrapparat) eine Reihe von Vitaminen in engem Zusammenwirken beteiligt ist; bei jedem einzelnen von diesen kann daher ein Mangel gleichermaßen zur Störung der Gesamtfunktion führen. Dazu kommt, daß die

---

[1]) Übersicht bei Stepp; Kühnau und Schroeder; Rudy; Lang; Sebrell und Harris.

Vitaminmangelzustände, wie auch immer sie entstanden sein mögen (Exokarenz, Enterokarenz, Endokarenz usw., S. 41 f.), fast stets komplexer Natur sind, d. h. im Fehlen mehrerer Vitamine bestehen. Allein auf *ein* Vitamin beschränkte Mangelsyndrome kommen beim Menschen praktisch nicht vor. So fehlt bei der Beriberi niemals nur Vitamin B_1, sondern stets mehr oder weniger auch der restliche B-Vitamin-Komplex, ein Teil der fettlöslichen Vitamine u. a.; ähnliches gilt auch für Pellagra und Skorbut sowie für die Abortivformen dieser Avitaminosen *(Polyhypovitaminosen).*

In besonders engem Zusammenhang stehen die Vitamine zur Tätigkeit des Nervensystems, des Herz-Kreislauf-Apparats, des Magen-Darm-Kanals und des Infektabwehrapparats; klinisch tritt das *Syndrom des relativen Vitaminmangels* deshalb am häufigsten mit Störungen von seiten dieser Funktionen in Erscheinung:

1. Neurastheniforme bzw. vegetative Symptome

Hierzu gehören Nachlassen von Arbeitskraft und Initiative, allgemeine Leistungsschwäche, abnorme Ermüdbarkeit, Reizbarkeit, Nervosität, Kopfschmerz, Schlafstörungen usw. und ein im ganzen beeinträchtigtes Allgemeinbefinden. Symptomatologisch gleicht das Beschwerdebild vollkommen dem der sog. vegetativen Dystonie. Nachdem W. STEPP als einer der ersten auf die Häufigkeit derartiger Erscheinungen beim latenten B_1-Mangel aufmerksam gemacht hatte, konnte man später auch andere Hypovitaminosen (Nikotinsäureamid, Pantothensäure, Vitamin B_6, B_{12}, C) als Ursache dieses Symptomenkomplexes identifizieren (R. D. WILLIAMS; BANDMANN; SEBRELL und SCHWARZ; BEAN und HODGES; WACHHOLDER; GUIBERT und PREAUT).

2. Kardiovaskuläre Symptome

Funktionelle Störungen von seiten des Herz-Kreislauf-Apparats (Herzklopfen, Tachykardie, Extrasystolie, arterielle Hypotension, periphere Durchblutungsstörungen usw.), von den vorgenannten nervösen Symptomen nicht immer sicher abtrennbar, scheinen häufiger Ausdruck eines relativen Vitaminmangels zu sein (B_1-, B_2-, C-Hypovitaminosen).

3. Gastrointestinale Symptome

Die Funktion des Magen-Darm-Kanals kann durch einen Vitaminmangel, insbesondere B_1-, B_2-, Nikotinsäure-, Pantothensäure- und Folsäure-Hypovitaminosen, in mannigfacher Weise beeinträchtigt werden (S. 137 f.). Appetitlosigkeit, gestörte Magensaftsekretion, Motilitäts- und Resorptionsstörungen, chronische Obstipation, Meteorismus und Neigung zu entzündlichen Schleimhautveränderungen sind offenbar nicht selten die Folge einer unzureichenden Versorgung mit B-Vitaminen. Namhafte Autoren (MCCARRISON; DRUMMOND; STEPP u. a.) sehen deshalb in der allgemeinen B-Vitaminarmut der Kost (S. 48 f.) eine wesentliche Ursache der in den Kulturländern so verbreiteten funktionellen Magen-Darm-Störungen. Erkrankungen mit darniederliegender enteraler Resorption (S. 42 f.) haben nicht selten ein B-Vitamindefizit im Gefolge, welches nun seinerseits in einem verhängnisvollen Circulus vitiosus zu weiterer Verschlechterung der Magendarmfunktion führt (W. STEPP).

4. Erhöhte Anfälligkeit gegenüber Infektionen

Für die Ausbildung und Aufrechterhaltung der natürlichen Immunität sind die Vitamine neben anderen Nahrungsfaktoren (Eiweiße, Fette) von ausschlaggebender Bedeutung. Eine Vielzahl klinischer und tierexperimenteller Befunde beweist eindeutig, daß eine vitaminarme Ernährung zur Herabsetzung der unspezifischen Infektresistenz führt (größere Häufigkeit und relativ schwerer Verlauf interkurrenter

Infektionen), während eine reichliche Vitaminzufuhr andererseits eine verminderte Infektresistenz zu verbessern vermag. Diese Zusammenhänge gelten sowohl für akute (z. B. banale Erkältungsinfekte) als auch für chronische Infektionskrankheiten (z. B. Tuberkulose). Die Hypovitaminose schafft eine Krankheitsbereitschaft, die das Manifestwerden der Infektion begünstigt. An der Erhaltung der natürlichen Abwehrkraft – einem komplexen Vorgang, der zahlreiche Partialfunktionen umfaßt – sind die einzelnen Vitamine in verschiedener Weise und damit auch, wie es scheint, in unterschiedlicher Wertigkeit für das Zustandekommen der Gesamtfunktion beteiligt; als sicher kann dabei nach den vorliegenden Befunden die Mitwirkung der Vitamine A, B_1, B_2, B_6, Nikotinsäureamid, Pantothensäure, Folsäure und Vitamin C gelten, als wahrscheinlich die Beteiligung der Vitamine D, K und Biotin. Grundsätzlich kann also fast jede Art von Vitaminmangel zu einer Schwächung der Infektabwehrfähigkeit des Körpers führen; von praktischer Bedeutung für den Menschen sind in dieser Hinsicht unter friedensmäßigen Ernährungsbedingungen vornehmlich die C- und die B-Hypovitaminosen. Der infektresistenzmindernde Effekt dürfte zu den folgenschwersten Auswirkungen des relativen Vitaminmangels gehören.

Zahlreiche weitere Störungen können sich im Gefolge hypovitaminotischer Zustände entwickeln; bezüglich der Einzelheiten muß auf das einschlägige Schrifttum[1]) verwiesen werden.

IV. Die allgemeine Entstehungsweise der Vitaminmangelzustände

Die Menge der in der Nahrung enthaltenen Vitamine bestimmt die Vitaminbilanz des Körpers keineswegs allein. Von gleicher Bedeutung ist der Grad ihrer Resorbierbarkeit im Darm und ihrer Verwertbarkeit im Stoffwechsel sowie schließlich die Höhe des intermediären Vitaminverbrauchs; bei einem Teil der Vitamine ist daneben auch der Umfang der enteralen Produktion von Bedeutung. Nach ihrem pathogenetischen Mechanismus unterscheidet man die exogen, d. h. alimentär bedingten *primären Vitaminmangelzustände* von den endogen bedingten *sekundären Vitaminmangelzuständen* (krankheitsbedingte Bedarfssteigerungen: Störungen der Resorption oder der bakteriellen Synthese im Darm, Störungen der intermediären Verwertung, gesteigerter Verbrauch); meist wirken beim Manifestwerden eines Vitaminmangels exogene und endogene Momente zusammen.

1. Primärer, exogener, alimentärer Vitaminmangel (Exokarenz)

Eine unzureichende Vitaminzufuhr mit der Kost (Exokarenz) kann verschiedene Gründe haben:

a) Insgesamt *zu geringe Nahrungsaufnahme* als Folge krankheitsbedingter schwerer Inappetenz- und Inanitionszustände, wobei auch die Vitaminträger nicht mehr in ausreichender Menge zugeführt werden.
b) *Ungenügendes Angebot von Vitaminträgern* in Not- und Hungerzeiten.

---
[1]) Siehe Fußnote S. 39.

c) *Unzweckmäßige Nahrungswahl* mit einseitiger Bevorzugung vitaminunterwertiger Produkte bei an sich ausreichendem Angebot an Vitaminträgern.

d) *Vitaminverarmung gewisser Grundnahrungsmittel,* vor allem des Brotmehls, als Folge der industriellen Verfeinerung.

e) *Vitaminverluste bei der küchentechnischen Vor- und Zubereitung* der Kost.

f) *Diätbedingte Beschränkungen* im Verzehr vitaminreicher Lebensmittel.

Praktisch bedeutsam sind vor allem die letztgenannten Faktoren (c–f). Die Vitaminverarmung des Brotmehls, eine unzweckmäßige Kostwahl als Folge der allgemeinen Geschmacksverfeinerung und die Vitaminverluste in der Küche sind die eigentlichen Ursachen der so verbreiteten Vitaminunterwertigkeit der Großküchen- und Krankenhausverpflegung (Einzelheiten S. 46 f., 58 f.), wobei die letztere durch diätnotwendige Einschränkungen in ihrem Vitamingehalt zum Teil noch weitere Einbußen erleiden kann (S. 55 f.). Weitaus am häufigsten betrifft der alimentäre Mangel die Vitamine B_1 und C, erst in zweiter Linie Vitamin B_2 und Nikotinsäureamid, nur selten Vitamin A (S. 67 f.). Bei den übrigen Vitaminen kommen reine Exokarenzzustände gar nicht oder nur unter außergewöhnlichen Bedingungen vor.

2. Störungen der enteralen Vitaminausnutzung (Enterokarenz)

Jede ernsthaftere *Funktionsstörung im Bereich des Magen-Darm-Kanals* kann die Ausnutzung der mit der Nahrung aufgenommenen oder durch die Darmflora gebildeten Vitamine beeinträchtigen (Enterokarenz).

Voraussetzung für eine ausreichende Vitaminaufnahme durch den Darm ist eine geeignete Aufschließung der pflanzlichen Zellwände, oftmals daneben auch die fermentative Freisetzung der Vitamine aus Bindungen an Eiweiß, Aminosäuren oder Nukleotide (z. B. bei Folsäure, Vitamin B_2, Nikotinsäureamid); bei den fettlöslichen Vitaminen und Provitaminen kommt als weitere Vorbedingung ihrer Ausnutzbarkeit das Funktionieren der Fettverdauung im Darm hinzu, was wiederum eine ausreichende Pankreas- und Gallensaftsekretion voraussetzt. Alle diese Funktionen können, ebenso wie die eigentliche Resorptionsleistung der Darmschleimhaut selbst, bei Verdauungsinsuffizienzzuständen aller Art gestört sein. Neben der sich hieraus ergebenden mangelhaften digestiven Ausnutzung kann unter bestimmten pathologischen Bedingungen eine direkt *schädigende chemische oder mikrobielle Beeinflussung* die Vitaminverluste im Darm noch weiter erhöhen.

Die häufigsten *Ursachen einer gestörten enteralen Vitaminausnutzung* sind:

a) Entzündliche, atrophische und andere Schleimhautveränderungen, welche zu verminderter Resorption führen.

b) Motilitätsstörungen mit beschleunigter Passage und dadurch beeinträchtigter Verdauungs- und Resorptionsleistung.

c) Pathologischer Chemismus der Verdauungssäfte, der zur Verdauungsinsuffizienz (Salzsäure-, Ferment-, Gallensaftmangel), zur Aszension vitaminzerstörender Bakterien (Anazidität) oder zur unmittelbaren Inaktivierung der Vitamine führt (Anazidität, Anwesenheit vitaminschädigender Medikamente).

Bei den verschiedenartigsten Erkrankungen der Verdauungsorgane können Veränderungen dieser Art, oftmals im Zusammenwirken von mehreren der genannten Ursachen, zur Entwicklung von Vitaminmangelzuständen führen, so bei Magensaftmangel (Anazidität, Achylie), chronischer Gastritis, Stauungsgastritis, reseziertem Magen, Zustand nach Gastroenterostomie, gastrocolischer Fistel, bei akuten und chronischen Darmkatarrhen (Enteritis, Ileitis, Colitis), Darmtuberkulose, postdysenterischen Zuständen und Durchfallsleiden aus sonstiger Ursache, bei Zustand nach Darmresektion, Dünndarmcarcinoid, Colonpolyposis, bei Hypofermentie des Darmsafts usw. Chronische Fettresorptionsstörungen (Sprue, Cöliakie, Pankreas-, Gallenwegs- und Lebererkrankungen) haben häufig einen Mangel an fettlöslichen Vitaminen zur Folge. Im alkalischen Milieu des achylischen Magensafts wird Askorbinsäure, zum Teil auch Vitamin B_1, zerstört; ähnlich wirkt die Verabfolgung alkalisierender Medikamente (Antacida). Absorptionsmittel (Tierkohle, Bolus alba usw.) und peristaltikbeschleunigende Abführmittel verschlechtern die Vitaminausnutzung im Darm. Paraffinöl, auch in Emulsionsform, setzt die Resorption der fettlöslichen Vitamine herab und kann bei langzeitigem Gebrauch zur A-Hypovitaminose führen.

Manche Coli-, Paracoli- und Enterokokkenstämme zerstören Vitamin C, verschiedene Anaerobierarten Nikotinsäureamid, andere Bakterien Folsäure und Vitamin B_2; kommt es unter pathologischen Verhältnissen (Achylia gastrica, Gastroenteritiden u. a.) zur übermäßigen Besiedlung von Magen und oberem Dünndarm mit derartigen Keimen, können dadurch größere Vitaminmengen der enteralen Resorption verlorengehen.

Grundsätzlich können von enterokarenzbedingten Mangelzuständen alle Vitamine (fettlösliche Vitamine, B-Vitaminkomplex, Vitamin C) betroffen werden; auch wenn in einem Teil der Fälle der Ausfall eines einzelnen Vitamins klinisch im Vordergrund steht, so handelt es sich im Grunde doch zumeist um Polyhypovitaminosen.

3. Störungen der bakteriellen Vitaminsynthese im Darm

Enterale *Dysbakterien*, wie sie alimentär – etwa durch eine einseitig fleischreiche und zellulosearme Kost (Fäulnisdysbakterie) – oder als Begleiterscheinung gewisser Darmerkrankungen (Colitis, chronische Obstipation) entstehen, gehen häufig mit einer Abnahme der bakteriellen Vitaminproduktion einher. Schwerwiegender noch als Zustände dieser Art wirkt sich die *Zerstörung der vitaminbildenden Darmflora* durch *antibakteriell wirkende Medikamente* aus. Die Therapie mit Breitspektrumantibiotika (Tetracycline, Chloramphenicol, Penicillin-Streptomycin-Kombinationen) führt durch die Vernichtung der vitaminproduzierenden Coli-Aerogenes-Gruppe im Darm zum *raschen Aufhören der enteralen Vitaminsynthese*[1]). Auch die langzeitige Verabfolgung von Sulfonamiden kann die mikrobielle Vitaminbildung mehr oder weniger zum Erliegen bringen. Die Sulfonamid- und Antibiotikatherapie beeinträchtigt auf diese Weise die Versorgung des Körpers mit jenen Vitaminen, die normalerweise zu einem wesentlichen Teil der enteralen Produktion entnommen werden (Folsäure, Nikotinsäureamid, Pantothensäure, Vitamin B_6, K; vgl. S. 7); hierauf vor allem beruhen die bekannten Antibiotika-Nebenwirkungen von avitaminotischem Charakter.

---

[1]) Darüberhinaus entziehen die sich manchmal unter dieser Medikation im Darm ausbreitenden Pilze dem Körper einen größeren Teil der alimentären Vitaminzufuhr.

4. Störungen der intermediären Vitaminverwertung (Endokarenz)

Störungen der intermediären Verwertbarkeit eines Vitamins (Endokarenz) beruhen darauf, daß die für dessen intermediäre Umwandlung (Überführung in die wirksame Form), Speicherung oder Wirkungseintritt notwendigen Stoffwechsel- oder Organfunktionen so geschädigt sind, daß das Vitamin trotz an sich ausreichendem Vorhandensein seine Aufgabe nicht in normaler Weise zu erfüllen vermag. Die Ursachen der Endokarenzzustände können sehr mannigfaltig sein; am häufigsten liegen ihnen *Störungen des intermediären Stoffwechsels*, oft verbunden mit mangelhafter Vitaminspeicherungsfähigkeit, zugrunde (Hepatopathien, Nebennierenerkrankungen, Diabetes, Hungerdystrophie, Kachexie- und Eiweißmangelzustände). Die Verwertungsstörung für ein Vitamin kann auch darin ihre Ursache haben, daß andere Vitamine fehlen, die an der Umwandlung oder dem Zustandekommen der physiologischen Wirkung des ersteren ebenfalls beteiligt sind (*Vitaminimbalanz*, S. 84); hierin liegt die Ursache für die oftmals so unbefriedigenden Erfolge mit der Zufuhr nur einzelner Vitamine bei Polyhypovitaminosen. Verschiedene Gifte und zahlreiche Medikamente bewirken eine Verarmung des Körpers an Vitaminen, indem sie deren intermediäre Verwertbarkeit beeinträchtigen *(toxisch oder medikamentös induzierte Hypovitaminosen)*.

Eine Reihe von vielbenutzten Arzneimitteln leistet auf diese Weise bei langzeitiger Applikation der Entstehung von Hypovitaminosen Vorschub. Antipyrin, Salizylate, Chinin, Barbiturate, Morphin, Methylthiouracil stören die intermediäre Verwertung von Vitamin C, N-Lost, Goldverbindungen, Methylthiouracil und Isonikotinsäurehydrazid (INH) die von Vitamin B_6, Chlorpromazin die von Vitamin B_2, Sulfonamide die von Pantothensäure, Salizylsäure, Azetylsalizylsäure, p-Aminosalizylsäure (PAS) die Verwertung von Vitamin K usw. Auch verschiedene Antibiotica (Penicillin, Tetracycline, Chloramphenicol) können, unabhängig von ihrem hemmenden Einfluß auf die bakterielle Vitaminsynthese im Darm, durch kompetitive Vitaminverdrängung in Fermentverbänden u. ä. eine *intermediäre Antivitaminwirkung* entfalten, welche vornehmlich die B-Vitamine (B_1, B_2, Nikotinsäureamid, Folsäure) betrifft.

Starkes *Zigarettenrauchen* hat die Inaktivierung größerer C-Vitaminmengen im Organismus zur Folge, wobei es sich offenbar um eine Wirkung des in den Körper gelangenden Kohlenoxyds handelt (VENULET). Chronischer *Alkoholabusus* fördert die Entwicklung von B-Hypovitaminosen [1]).

5. Erhöhter intermediärer Vitaminverbrauch

Steigerung der Verbrennungs- und anderer Stoffwechselvorgänge im Körper, gleichwohl ob aus physiologischer oder aus pathologischer Ursache, gehen ebenso wie *Reizbelastungen* aller Art mit einem erhöhten Vitaminverbrauch einher. Jede *schwere körperliche Belastung* (schwere Muskelarbeit, Leistungssport u. ä., auch längerdauernder Schlafentzug und der Aufenthalt in großer Hitze oder starker Kälte) bedingt einen beträchtlichen Mehrbedarf an Vitaminen, insbesondere an den Vitaminen C und B (HOITINK; PÖHLER; WACHHOLDER; vgl. WILDEMANN). Leistungsanforderungen dieser Art lassen oft-

---

[1]) Vitamin B_1 erhöht andrerseits die Alkoholresistenz des Körpers (KIECKEBUSCH).

mals einen bis dahin latenten Vitaminmangel erst offenkundig werden[1]). Im *Säuglings- und Kleinkindesalter* ist der Vitaminbedarf relativ [2]) hoch (S.159 f.), ebenso in der fortgeschrittenen *Schwangerschaft* und während der *Laktation* (S. 158 f.) [3]). Auch in der *Ernährungsweise* liegende Faktoren können den Vitaminbedarf des Körpers erhöhen; so steigert eine überdurchschnittliche Zufuhr von Kohlenhydraten den Bedarf an Vitamin B_1, ein sehr hoher Verzehr von Eiweiß oder Fett denjenigen an Vitamin B_6 bzw. B_2.

Auch *krankheitsbedingte Stoffwechselsteigerungen* sind, häufig neben einer zugleich bestehenden Störung der intermediären Vitaminverwertung (Endokarenz, S. 44), mit vermehrtem Vitaminverbrauch verbunden. Jede Erkrankung, die mit Grundumsatzerhöhung, parenteralem Proteinzerfall, verstärkter Tätigkeit des Mesenchyms oder intensiveren Reizen auf das Hypophysennebennierensystem einhergeht, kann eine Vitaminverarmung des Körpers herbeiführen, wobei in erster Linie Askorbinsäure und der B-Vitaminkomplex betroffen werden. Hyperthyreose, Status febrilis, akut und chronisch entzündliche Prozesse aller Art, fortgeschrittenere Stadien maligner Tumoren, ausgedehnte Wunden und Verbrennungen, langzeitige Röntgenstrahlen- und Cortisonbehandlung, postoperative und Rekonvaleszenzzustände nach zehrenden Erkrankungen erhöhen auf diese Weise den Vitaminbedarf und begünstigen die Manifestation von Hypovitaminosen und Avitaminosen.

6. Komplexe Entstehungsweise von Vitaminmangelzuständen

In den meisten Fällen sind mehrere der vorstehend genannten pathogenetischen Mechanismen am Zustandekommen von Vitaminmangelsyndromen beteiligt. So wird ein alimentärer, bis dahin noch latenter Vitaminmangel häufig erst offenkundig unter einer zusätzlichen Bedarfssteigerung, etwa bei außergewöhnlichen körperlichen Belastungen, in der Gravidität oder unter einem fieberhaften Infekt. Die Ausschaltung der vitaminsynthetisierenden Darmflora unter antibiotischer Behandlung muß sich auf die Vitaminbilanz des Kranken besonders folgenschwer auswirken, wenn – wie das bei vielen entzündlichen Erkrankungen der Fall ist – zugleich der Vitaminbedarf des Körpers erhöht ist und wenn außerdem die exogene Vitaminzufuhr unter dem Optimum liegt. Auch der so häufige, durch Enterokarenz und Endokarenz unterhaltene latente Vitaminmangel des Leberzirrhotikers wird meist erst manifest, wenn dazu eine vitaminunterwertige Diät verabfolgt wird. Entsprechendes gilt für das Zusammenwirken von exogener und endogener Ent-

---

[1]) Der Fortfall jeglicher körperlicher Belastung andrerseits wirkt vitaminsparend; hierdurch erklärt sich die bekannte Tatsache, daß allein die Innehaltung von Bettruhe auch ohne besondere Vitaminzufuhr in manchen Fällen manifeste Vitaminmangelsymptome zum Abklingen zu bringen vermag.
[2]) Bezogen auf das Körpergewicht.
[3]) Auch im *Alter* ist der Vitaminbedarf erhöht; es erscheint allerdings fraglich, ob es sich dabei wirklich um einen echten intermediären Mehrverbrauch handelt, wie von manchen Autoren angenommen wird, und nicht nur um die Folge einer verschlechterten Ausnutzung im Magen-Darm-Kanal (S. 157) und ungünstigerer Diffusionsbedingungen auf dem Wege vom Gefäßsystem zur Zelle.

stehungsweise – Exokarenz einerseits, Enterokarenz, Endokarenz usw. andrerseits – bei zahlreichen weiteren krankhaften Zuständen, in deren Verlauf sich hypovitaminotische oder avitaminotische Erscheinungen entwickeln; *ein alimentäres Vitamindefizit ist meist mitbeteiligt.* Aber auch bei einer dem Normalbedarf des Gesunden entsprechenden exogenen Vitaminzufuhr kommt es mit der Zeit zwangsläufig zur Hypovitaminose, wenn die enterale Ausnutzung oder die Verwertung im Stoffwechsel gestört sind oder der intermediäre Vitaminverbrauch des Körpers ein erhöhter ist. Eine bestmögliche Verhütung sekundärer hypovitaminotischer Störungen ist deshalb nur dadurch zu erreichen, daß der Vitamingehalt der Krankenkost über den Normalbedarf des Gesunden hinaus gesteigert wird (S. 73 f.).

V. Die Ursachen eines mangelhaften Vitamingehalts der Nahrung

Ein alimentäres Vitamindefizit kann sowohl auf einen von vornherein unzureichenden Vitamingehalt der von der Küche verwendeten Lebensmittel (Folge der allgemeinen Kostverfeinerung, unzweckmäßiger Nahrungsauswahl oder diätbedingter Beschränkungen) als auch auf das Zuverlustgehen der Vitamine bei der küchentechnischen Verarbeitung zurückgehen. In der Praxis sind beide Umstände gleichermaßen am Zustandekommen von Exokarenzzuständen beteiligt. Die Versorgung mit B-Vitaminen wird dabei vor allem durch den *überwiegenden Verbrauch* gewisser *industriell verfeinerter Kohlenhydratträger* (Feinmehlerzeugnisse, Zucker), die C-Vitaminversorgung durch einen *zu geringen Obst-, Gemüse- und Kartoffelverzehr* und durch die *Vitaminverluste in der Küche* beeinträchtigt.

1. Allgemeine Verfeinerung und unzweckmäßige Auswahl der Kost

In allen Industrieländern besteht seit längerem die allgemein feststellbare Tendenz zu einer Umstellung der Ernährungsweise von der früheren ballastreichen Getreide-Kartoffel-Gemüse-Kost in Richtung auf eine ballastarme fett- und fleischreiche Kost. Der Anteil der animalischen Produkte, des Fetts und des Zuckers an der Nahrung ist überall im Steigen begriffen, während der Verzehr an Getreide – insbesondere an Vollkornerzeugnissen –, an Kartoffeln und Grobgemüsen abnimmt. *Der Konsumrückgang betrifft dabei gerade die wichtigsten Träger der wasserlöslichen Vitamine.*

Man muß diese Entwicklung auf dem Hintergrund der großen *Konsumverlagerung* sehen, zu welchem es im Verlauf der letzten 1½ Jahrhunderte mit der *Industrialisierung* und den damit zusammenhängenden *Wandlungen in der sozialen Struktur der Bevölkerung* weiter Teile der Welt gekommen ist. Im einzelnen sind dabei vornehmlich die folgenden Momente beteiligt:

1. Erhöhte Ansprüche weiter Bevölkerungskreise an die Kost als Ausdruck des gestiegenen Lebensstandards.

1. Allgemeine Verfeinerung und unzweckmäßige Auswahl der Kost

2. Die zunehmende Verstädterung mit dem Zwang zu einer veränderten Lebensmittelvorratshaltung und -versorgung.
3. Die Produktion industriell hergestellter oder konservierter Lebensmittel in großem Umfang.
4. Der zunehmende Zwang zur Gemeinschaftsverpflegung.
5. Der zunehmende Eintritt der Frau ins Berufsleben.

Die wirtschaftlichen Verhältnisse, unter denen eine Bevölkerungsgruppe lebt, sind von weitgehendem Einfluß auf die Ernährungsweise. Je ärmer ein Land oder eine Volksklasse ist, um so höher ist in der Regel der Anteil der Vegetabilien (Cerealien, Kartoffeln) und um so geringer derjenige des tierischen Eiweißes und des Fetts in der Nahrung. Mit zunehmendem Wohlstand geht der Brot- und Kartoffelkonsum zurück, während der Verbrauch an Fett, Fleisch, Eiern usw. ansteigt.

So stieg in England der durchschnittliche Butterverbrauch pro Kopf der Bevölkerung von 1909/13 bis 1934 um 55%, in der Schweiz der jährliche Fettverbrauch pro Einwohner von 1870 bis 1908/12 um 85%, in Paris der Verbrauch an Handelsfett pro Einwohner von 1900 bis 1930 um 150%. Die Zunahme des Margarinekonsums pro Kopf der Bevölkerung betrug in Deutschland von 1913 (jährlich 3,6 kg) bis 1930 (7,9 kg) 120%, in anderen europäischen Ländern teilweise noch wesentlich mehr, ohne daß ein entsprechend großer Rückgang des Butterverzehrs zu verzeichnen wäre. Im Gebiet der Bundesrepublik hat der Verbrauch an Handelsfetten (Fette insgesamt in Reinfett) je Einwohner von 1935/38 (jährlich 21,0 kg) bis 1956/57 (25,5 kg) um weitere 20% zugenommen. Ähnlich ist die allgemeine Zunahme des Fleischverzehrs; sie betrug in Deutschland pro Kopf der Bevölkerung von 1816 (jährlich 13,6 kg) bis 1907 (46,2 kg) 240% (Jahreskonsum pro Einwohner der Bundesrepublik 1956/57 50,2 kg). In der gleichen Größenordnung wandelten sich die Konsumverhältnisse in den meisten anderen europäischen Ländern. Umgekehrt verläuft dagegen die Konsumentwicklung bei Cerealien und Kartoffeln; so hat der Brotverbrauch pro Kopf der Bevölkerung in Deutschland von 1913 bis 1956/57 um nahezu 30% abgenommen (vgl. Tab. 15). Der durchschnittliche Kartoffelverbrauch pro Vollperson und Tag ging in einer von H. D. CREMER zitierten Verbrauchsanalyse mit steigendem Wohlstand von 690 g auf 120 g zurück.

Die Abkehr von der ursprünglichen, ballaststoff- und vitaminreichen Kost ist neben quantitativen Verschiebungen im Konsum der genannten Grundnahrungsmittel, insbesondere dem Rückgang des Verbrauchs von Getreide, Kartoffeln und Grobgemüsen, durch eine *zunehmende Bevorzugung industriell „verfeinerter" oder „veredelter", d. h. in praxi meist besonders vitaminarmer*

Tabelle 15
Mehlverbrauch im Gebiet der Bundesrepublik Deutschland von 1900 bis 1956
(je Einwohner und Jahr)

1900/1905	165,0 kg
1908/1913	121,0 kg
1924/1929	108,0 kg
1935/1938	108,0 kg
1948/1949	115,0 kg
1950/1951	96,0 kg
1951/1952	94,0 kg
1952/1953	93,0 kg
1953/1954	92,0 kg
1954/1955	92,0 kg
1955/1956	89,5 kg

Erzeugnisse gekennzeichnet. Bei manchen Produkten, so bei den Getreidemehlen (S. 49), wirkt sich die qualitative Wertminderung in Form einer derartigen „Verfeinerung" für die Vitaminversorgung des Menschen noch wesentlich nachteiliger aus als die bloße Abnahme der absoluten Verbrauchsmenge.

a) B-Vitamine

Ausschlaggebend für die Versorgung der Bevölkerung mit den Vitaminen des B-Komplexes ist der *Getreidekonsum*, d. h. – da bekanntlich nur Mehle eines Ausmahlungsgrades von mindestens 85% lohnende B-Vitaminquellen darstellen – die Höhe des *Vollkornbrotverzehrs*. Auch wenn der B-Vitaminbedarf des Menschen aus Brot allein in der Regel nicht voll gedeckt werden kann (K. H. WAGNER), so muß dieses bei der in Mitteleuropa üblichen Ernährungsweise doch als der wichtigste Träger dieser Wirkstoffgruppe bezeichnet werden. „Das Problem (der B_1-Versorgung) ist in dem Augenblick gelöst, wo sich das Vollkornbrot durchgesetzt hat" (W. STEPP).

Gegen die überragende Bedeutung der Getreideprodukte für die Deckung des B_1-Bedarfs wird gelegentlich das Argument vorgebracht, daß *Kartoffeln, Eier, Leber, Schweinefleisch* u. a. gleich gute oder gar bessere B_1-Quellen seien, die den Vollkornbrotverzehr entbehrlich werden lassen. Eine einfache Überschlagsrechnung ergibt dagegen, daß diese Erzeugnisse als zusätzliche B_1-Lieferanten der Kost zwar sehr wertvoll sind, daß sie im Durchschnitt jedoch nicht in genügender Menge verbraucht werden, um als Vitaminträger an die Stelle des Vollkorns treten zu können.

Legt man den Gesamtverbrauch pro Kopf der Bevölkerung (Bundesrepublik Deutschland 1956/57) zugrunde, so ergibt sich nach Abzug des Schälabfalles ein mittlerer Nettoverzehr von ca. 300 g Kartoffeln pro Tag. Diese Menge enthält roh durchschnittlich 0,4 mg Vitamin B_1; werden die bei der küchenmäßigen Zubereitung eintretenden Vitaminverluste (S. 60) mit 20–30% veranschlagt, so verbleibt eine tatsächliche B_1-Zufuhr von im Mittel etwa 0,3 mg täglich. In der gleichen Größenordnung (0,4 mg) liegt die dem *Schweinefleisch* entstammende durchschnittliche tägliche B_1-Aufnahme der westdeutschen Bevölkerung; Berechnungsgrundlage hierfür ist der Schweinefleischverbrauch der Bundesrepublik im Wirtschaftsjahr 1956/57 (27,1 kg je Einwohner und Jahr), wobei für die Verarbeitung in der Küche (Schmoren, Braten, Kochen usw.) ein B_1-Verlust von im Mittel 35% (vgl. S.10, 61) in Rechnung gestellt wurde. Bei den anderen Fleischarten, insbesondere bei *Rindfleisch*, liegt der B_1-Gehalt weit unter dem des Schweinefleisches, ebenso bei *Eiern* und *Milch*; der durchschnittliche Verbrauch der Bevölkerung an diesen Produkten ist hierzulande mengenmäßig nicht groß genug, um für die B_1-Versorgung ernsthaft ins Gewicht zu fallen. Ähnliches gilt auch für den Verzehr von *Obst*, dessen meiste Sorten nur relativ wenig Vitamin B_1 enthalten. Eher erscheinen noch gewisse Arten von *Gemüse* (Hülsenfrüchte, Grobgemüse) zur Deckung eines B_1-Defizits der Kost geeignet; aber auch diese kommen durchweg nicht in der dazu erforderlichen Menge und Regelmäßigkeit zum Verzehr.

Schwerwiegender noch als die absolute Abnahme des Getreideverbrauchs (S. 47) wirkt sich die zunehmende *Verdrängung der Vollkornmehle durch kleiearme Feinmehle* auf die B-Vitaminversorgung der Bevölkerung aus. In fast allen Industrieländern hat die Brotnahrung im Laufe der letzten hundert Jahre eine tiefgreifende Umstellung erfahren. Im Gegensatz zur ursprünglichen Verwendung kleiereicher dunkler Mehle wird das Brot heute überwiegend aus niedrig ausgemahlenen, immer feineren und helleren Mehlsorten hergestellt, denen der Kleie- und Keimlingsanteil mehr oder weniger weitgehend fehlt. So betrug im Gebiet der Bundesrepublik der Roggenmehlanteil am Gesamtmehlkonsum 1935 noch 51%, 1955/56 dagegen nur 31%. Der Anteil des Weißbrots am Gesamtverbrauch verdoppelte sich im gleichen Zeitraum. Es sind sehr vielfältige Gründe (Vorzüge in Aussehen, Geschmack, Haltbarkeit, Lager- und Transportfähigkeit, bessere backtechnische Eigenschaften u. a.), welche weiteste Verbraucherkreise – die Hausfrauen ebenso wie die Bäcker – zu der so eindeutigen Bevorzugung der Feinmehle veranlaßt haben. Die Gefahr dieser Entwicklung, die bei freiem Konsum offensichtlich nirgends aufzuhalten ist, liegt in der Tatsache, daß die *niedrig ausgemahlenen weißen Mehle ihres Vitamingehalts weitgehend beraubt* sind.

Der Charakter des Mehls wird durch seinen Gehalt an Kleiebestandteilen (Ausmahlungsgrad) bestimmt, der sich bei der mühlentechnischen Verarbeitung des Getreides beliebig variieren läßt. Je weniger Kleie ein Mehl enthält, d. h. je niedriger ausgemahlen es ist, um so feiner und weißer ist es. Mit abnehmendem Ausmahlungsgrad des Korns nimmt im Mahlprodukt aber nicht nur der Gehalt an Rohfaser und Mineralien ab, sondern auch der an Vitaminen. Die *Feinmehle*, die im wesentlichen nur noch aus dem fein zerkleinerten Mehlkörper des Korns (Endosperm) bestehen, enthalten den größten Teil der Vitamine des Getreides nicht mehr. Die Vitaminverluste bei der Ausmahlung können so 70–90% erreichen (Tab. 16).

Tabelle 16
Der B-Vitamingehalt des Weizenmehls in Abhängigkeit vom Ausmahlungsgrad

Vitamingehalt in 1 kg	Vollkornmehl (98% Ausmahlung)	Feinmehl Type 405 (41% Ausmahlung)	Ausmahlungsverlust
Vitamin B_1	4,5 mg	0,5 mg	90%
Vitamin B_2	2,5 mg	0,2 mg	90%
Nikotinsäureamid	56 mg	7 mg	90%
Vitamin B_6	7 mg	2 mg	70%
Pantothensäure	12 mg	2 mg	80%
Folsäure	0,8 mg	0,1 mg	90%
Biotin	100 γ	10 γ	90%

Die in den meisten Ländern Mittel- und Westeuropas übliche Ernährungsweise, insbesondere die Art der Deckung des Kohlenhydratbedarfs mit dem hohen Feinmehl- und Zuckerkonsum, hat zur Folge, *daß bei großen Teilen der Bevölkerung die Höhe der wünschenswerten B_1-Vitaminzufuhr (1,5 mg pro Tag) nicht mehr erreicht wird*. Die Durchschnittskost vermag hier höchstens den Minimalbedarf an diesem Wirkstoff zu decken.

Die Ernährungsstatistiken aus den Jahren vor dem zweiten Weltkrieg weisen in Deutschland, England, den USA und anderen Ländern mit vergleichbaren Ernährungsverhältnissen bei fast allen Einkommensstufen eine unzureichende Zufuhr an Vitamin B_1 auf (vgl. Tab. 17, S. 50). In Großbritannien, wo die umfassendsten Untersuchungen dieser Art angestellt wurden, errechnete man 1937 für die unteren Einkommenschichten eine tägliche B_1-Aufnahme von im Mittel 0,9–1,1 mg, was nur noch einen Bruchteil des B_1-Gehalts der durchschnittlichen englischen Bauern-, Bürgers- und Matrosenkost früherer Jahrhunderte ausmacht (DRUMMOND u. WILBRAHAM). Nach MORAN u. BOOTH lag zu Beginn des zweiten Weltkriegs bei 50% der britischen Bevölkerung die B_1-Versorgung unter dem Bedarfsminimum; in der Kost der übrigen 50% wurde der B_1-Bedarf nur eben gedeckt. In manchen Gegenden der USA ist

Tabelle 17
Tägliche B_1-Aufnahme pro Vollperson in deutschen und nordamerikanischen Arbeiterhaushalten 1930 bzw. 1937 (nach STEPP, KÜHNAU und SCHROEDER 1944)

Land, Zahl der erfaßten Familien	Ausgabe für Ernährung pro Person und Woche	Tageszufuhr an Vitamin B_1
Deutschland 1930 (894 Familien)	6,00 RM	0,84 mg
	7,23 RM	0,90 mg
	8,02 RM	0,93 mg
	9,12 RM	0,93 mg
	10,94 RM	0,98 mg
USA, Neuengland-Staaten 1937 (1934 Familien)	1,33–2,00 $	0,60 mg
	2,00–2,66 $	0,74 mg
	2,66–3,33 $	0,88 mg
	3,33–4,00 $	0,95 mg
	4,00–4,66 $	1,20 mg
USA, Pazifische Staaten 1937 (688 Familien)	1,33–2,00 $	0,78 mg
	2,00–2,66 $	0,84 mg
	2,66–3,33 $	0,96 mg
	3,33–4,00 $	1,07 mg
	4,00–4,66 $	1,12 mg
USA, Südoststaaten 1937 (426 Familien)	0,67–1,33 $	0,49 mg
	1,33–2,00 $	0,73 mg
	2,00–2,66 $	0,85 mg
	2,66–3,33 $	1,09 mg

der durchschnittliche B_1-Gehalt der Kost von 1840 bis 1940 um 90% zurückgegangen (ELVEHJEM). Auch in Deutschland fand man 1935–38 und 1951–52 eine durchschnittliche tägliche B_1-Aufnahme von nicht mehr als 1 mg (WAGNER). In einer jüngst veröffentlichten groß angelegten statistischen Erhebung kommt BRAMSEL zu der Feststellung, daß der B_1-Bedarf bei knapp 40% aller Familien noch nicht einmal zu 80% gedeckt wird. „Die Ergebnisse praktisch aller neueren Untersuchungen über den B_1-Gehalt der deutschen Nahrung führen zu dem Schluß, daß bei der heutigen Ernährungsweise der Bedarf an Vitamin B_1 nicht mehr gedeckt wird" (MENDEN u. CREMER)[1]. Auch in den sozial höherstehenden Kreisen ist die B_1-Versorgung keine optimale; keineswegs ist mit der „besseren Qualität" oder dem höheren Preis eines Lebensmittels stets auch sein B-Vitamingehalt größer. Mit zunehmendem Einkommen steigt erfahrungsgemäß fast nur der Gehalt der Kost an den Vitaminen A und C, kaum jedoch derjenige an Vitamin B_1 (Tab. 18).

---
[1] Dort weiteres Schrifttum.

1. Allgemeine Verfeinerung und unzweckmäßige Auswahl der Kost

Tabelle 18

Zunahme des Vitamingehalts der Kost in Prozent, bezogen auf gleichen Kaloriengehalt, bei Lohn- und Gehaltsempfängern mit steigendem Einkommen (nach STEPP et al. 1952)

Land und Zeit	Zunahme des Einkommens	Zunahme des Vitamingehalts		
		A	B_1	C
England 1941	+ 160%	+ 53%	− 3%	+ 71%
Schweiz 1937	+ 100%	+ 91%	+ 9%	+ 130%
Deutschland 1930	+ 100%	+ 86%	+ 12%	+ 110%

Ähnlich wie beim Vitamin B_1, wenngleich nicht ganz so schwerwiegend, wirkt sich der hohe Feinmehl- und Zuckerkonsum auf die Versorgung mit den meisten *anderen Faktoren des B-Komplexes* aus, auf deren alimentäre Zufuhr der Mensch angewiesen ist (Vitamin B_2, Nikotinsäureamid usw.)[1][2]. In Deutschland charakterisiert der wohl beste Sachkenner auf diesem Gebiet, W. STEPP, die sich so ergebende Lage folgendermaßen: „Mit Recht sieht man heute in der Bevorzugung eines aus feinsten Mehlsorten hergestellten Brotes eine große Gefahr für die Gesundheit. Mit allem Nachdruck möchte ich betonen, daß diese Anschauung nicht etwa die Meinung einzelner Ernährungsforscher darstellt, nein, in der ganzen wissenschaftlichen Welt wird sie mit aller Entschiedenheit vertreten." Auch MENDEN u. CREMER kommen in ihrer Analyse der gegenwärtigen deutschen Ernährungssituation 1958 zu dem Schluß: „Die oftmals dringend erhobene Forderung nach einer Aufbesserung der Versorgung mit B-Vitaminen ist also wohlbegründet." Im Ausland ist man auf Grund solcher Überlegungen vielerorts zur allgemeinen *künstlichen Anreicherung des Mehles mit B-Vitaminen* geschritten.

In Großbritannien, Schweden, Dänemark, den USA, Kanada, Neufundland, Australien, Neuseeland, Brasilien, Chile, Ägypten und anderen Ländern wird so das Feinmehl generell oder großenteils mit B-Vitaminen[3] angereichert; in einem Teil der genannten Staaten ist diese Anreicherung gesetzlich vorgeschrieben. Neuerdings kommen auch in der Bundesrepublik einzelne vitaminierte Feinmehle in den Handel[4], werden jedoch noch nicht in größerer Menge umgesetzt.

---

[1]) Die Höhe des B-Defizits ist zum Teil noch höher zu veranschlagen, als es in manchen Statistiken zum Ausdruck kommt, da meist nicht genügend berücksichtigt wird, daß der B-Vitaminbedarf sehr kalorienreich lebender Berufsgruppen in einem direkten Verhältnis steht zu ihrem Kohlenhydrat- und Eiweißkonsum, d. h. höher zu veranschlagen ist als beim durchschnittlichen Verbraucher (H. KRAUSS).

[2]) Auch die von verschiedener Seite bestätigte Beobachtung, daß regelmäßige Hefe- und Weizenkeimzulagen zur Kost die Häufigkeit und Schwere banaler grippaler Infekte verringern (MÜLLER-GLAND; GLANZMANN; HEEPE u. a.), läßt sich wohl nur durch die Annahme eines verbreiteten latenten B-Vitaminmangels in der Bevölkerung erklären.

[3]) Die vitaminierten Feinmehle sind meist entsprechend der amerikanischen „Anreicherungsformel" auf einen Zusatz von etwa 4 mg B_1, 2,5 mg B_2 und 30 mg Nikotinsäureamid pro kg eingestellt.

[4]) Z. B. das Diamant-Mehl-Extra Type 405 der Georg-Plange-Weizenmühlen, Düsseldorf-Hamburg-Soest.

b) Vitamin C

Neben dem Kartoffelkonsum sind es vor allem Art und Menge des zum Verzehr kommenden Gemüses und Obstes, welche die Höhe der C-Vitaminzufuhr bestimmen. *Ein mengenmäßig oder qualitätsmäßig unzureichender Obst- und Gemüseverzehr ist die häufigste Ursache eines alimentären C-Defizits.*

Im Vergleich zu anderen Ländern ist in Deutschland besonders der *Gemüsekonsum* nicht sehr groß; im Jahresdurchschnitt 1953/1958 betrug er pro Einwohner der Bundesrepublik 42 kg (Belgien 65 kg, Niederlande 66 kg, Italien 96 kg, Frankreich 142 kg). Hinzu kommt, daß der Verbrauch an den vitaminreichen Grobgemüsen, insbesondere den groben Kohlsorten, in ständigem Abnehmen begriffen ist. Im einzelnen ist der Gemüseverzehr sehr ungleich; es gibt viele Familien, in denen fast kein Gemüse gegessen wird. Ähnlich liegen die Verhältnisse beim *Obstverzehr.*

Legt man den Gesamtverbrauch der Bevölkerung zugrunde (Bundesrepublik Deutschland 1956/57), so ergibt sich nach Abzug der durchschnittlichen Verluste durch Abfall und Verderb ein mittlerer Nettotagesverzehr pro Einwohner von etwa 300 g Kartoffeln, 125 g Gemüse und 150 g Obst (einschließlich Südfrüchte und Trockenfrüchte). Bei der Vielfältigkeit der zu berücksichtigenden Faktoren (Art und Qualität der verbrauchten Produkte, Vitaminverluste durch Lagerung, Konservierung, Zubereitung in der Küche usw.), die im Einzelfall weitgehend unbekannte Größen darstellen, ist aus diesen Verbrauchszahlen ein Rückschluß auf die ungefähre Höhe der tatsächlichen C-Zufuhr nur unter großem Vorbehalt möglich. *Im Bevölkerungsdurchschnitt und Jahresmittel dürfte das tägliche C-Vitaminangebot mit dem Obst-, Gemüse- und Kartoffelverzehr die Höhe der wünschenswerten Tageszufuhr für den Erwachsenen (75 mg) jedoch keineswegs erreichen.* In einer breit angelegten Versorgungsanalyse an 1300 Einwohnern von zwei westdeutschen Großstädten fand CZOK 1956/57 bei einem großen Teil der Untersuchten (64,6% in Dortmund, 47,9% in Mainz) ein C-Vitamindefizit der Kost. Nach den Erhebungen von CZOK u. BRAMSEL (1959) liegt die C-Vitaminaufnahme bei 65% der Männer und 40% der Frauen im Jahresmittel unter 75 mg pro Tag; im Frühjahr bleibt bei 23% der Männer und 7% der Frauen die mittlere Tageszufuhr an Vitamin C sogar unter 30 mg. GRÄFE (Potsdam)[1] findet in seinen Bilanzuntersuchungen bei den Angehörigen eines Betriebes den Bedarf an Vitamin C nur zu 63% gedeckt. Ähnlich lautende Angaben liegen auch aus anderen Ländern vor; so beziffert man in England den Anteil der Bevölkerung, dessen C-Versorgung unterwertig ist, mit 50% (ORR). Am ungünstigsten sind die Ergebnisse derartiger C-Vitaminbilanzen beim Gasthausessen[2] und anderen Formen der Gemeinschaftsverpflegung. Besonders auch die Militärverpflegung wurde vielerorts, wie aus einer Reihe älterer Untersuchungen hervorgeht, als sehr arm an C-Vitamin befunden. Am knappsten ist das

---

[1] Zitiert nach H. KRAUSS.
[2] Schon v. WENDT (1936) fand bei einer Analyse des C-Vitamingehalts der deutschen und skandinavischen Hotel- und Restaurantverpflegung fast durchweg völlig unzureichende Werte.

1. Allgemeine Verfeinerung und unzweckmäßige Auswahl der Kost

C-Angebot der Kost allgemein in den späten Wintermonaten und im Frühjahr.

Werden Gemüse und Obst überwiegend in Form von *Konserven* verwendet, so bedingt das eine weitere Herabsetzung der C-Vitaminzufuhr.

Aus den verschiedensten Gründen hat der Konsum an konservierten Lebensmitteln in den letzten Jahrzehnten eine beträchtliche Zunahme erfahren. In der heutigen Volksernährung ist die Konserve nicht mehr zu entbehren. Durch eine immer mehr verbesserte Technik ist es der neuzeitlichen Konservenindustrie gelungen, den Vitamingehalt ihrer Produkte in einem recht erfreulichen Umfang zu erhalten. Bei sachgemäßer Behandlung lassen sich Gemüse und Obst heute so schonend konservieren, daß der größere Teil der Vitamine seine Wirksamkeit behält. So enthält eine gute Konserve unter Umständen sogar mehr C-Vitamin als ein schlecht behandeltes Frischprodukt.

Die *Vitaminverluste beim Konservieren* variieren mit der Art des zu konservierenden Erzeugnisses und mit der benutzten Technik[1]) innerhalb weiter Grenzen; sie betreffen neben dem Vitamin C (Verluste zwischen 10–50%, z. T. höher; vgl. Tab. 19) auch die Vitamine B_1 (20–30%), B_2 (5–15%), Nikotinsäureamid (5–10%)[2]) und das Karotin (5–15%). In grober Annäherung kann der C-Gehalt einer Konserve im allgemeinen Durchschnitt mit etwa ⅔ des Vitaminwertes des entsprechenden Frischprodukts veranschlagt werden. In kupfergegrünten Gemüsekonserven (Grünfärbung durch Zusatz von Kupfersulfat zum Blanchieren) ist allerdings mit einer sehr viel höheren C-Einbuße zu rechnen. Beim haushaltsüblichen Einwecken von Obst gehen etwa 10–25% des C-Vitamingehalts verloren (Souci).

Tabelle 19
C-Vitaminverluste bei der Gemüsekonservierung
(Sterilisierungsbedingungen wechselnd je nach Gemüsesorte; nach W. Diemair et al.)

Gemüseart	C-Gehalt in mg%		C-Verlust in %
	frisch	konserviert	
Erbsen a, grün (in Dose)	17,6	5,6	68,2
Erben b, grün (in Dose)	13,2	9,2	30,3
Erbsen c, grün (im Glas)	17,6	3,4	80,7
Karotten (in Dose)	0,8	0,8	0,0
Bohnen, naturell (in Dose) ...	5,1	3,9	23,5
Bohnen, gegrünt (in Dose) ...	5,1	2,3	54,8
Bohnen, gegrünt (im Glas) ...	5,1	2,7	47,1
Tomaten (in Dose)[3])	25,4	25,2	0,8
Spargel (im Glas)	12,4	5,0	59,7

Der geringere Gehalt der Konservenkost an Vitamin C ist nicht nur auf die beim Konservierungsvorgang eintretenden Vitaminverluste zurückzufüh-

---

[1]) Zu Vitamineinbußen kommt es im Verlaufe des Konservierungsvorgangs vor allem beim Blanchieren (Auslaugung und Hitzewirkung) und bei der Hitzesterilisierung; dazu kommen Verluste bei der Zerkleinerung und durch eventuelles Stehenlassen zwischen den einzelnen Verarbeitungsphasen. Beim sachgemäßen Lagern der Konserven bleibt der Vitamingehalt dann über lange Zeit ziemlich unverändert.

[2]) Bei den wasserlöslichen Vitaminen befindet sich ein Teil (20–35%) der erhaltengebliebenen Vitaminmenge in der Konservenbrühe.

[3]) Cameron et al. finden bei der Konservierung von Tomatensaft in 90 Bestimmungen eine Abnahme des C-Gehalts um durchschnittlich ⅓ des Frischwertes.

ren, sondern mehr noch auf den Umstand, daß die für die industrielle Konservierung bevorzugt benutzten Feingemüse ebenso wie die am meisten hierfür gebräuchlichen Obstarten verhältnismäßig schlechte C-Quellen sind. *Die konservenüblichen Vegetabilien sind an sich schon meist nicht die askorbinsäurereichsten.*

In manchen Formen der Gemeinschaftsverpflegung spielt auch der Verbrauch von *Trockenvegetabilien* eine größere Rolle. Bei der Trockenkonservierung von Obst und Gemüse bleibt Vitamin C zwar, wenn die Trocknung in geeigneter Weise erfolgt, zu einem gewissen Teil erhalten[1]; da die Flüssigkeitsabgabe den relativen Vitaminverlust meist übersteigt, ergibt sich für das Trockenprodukt nicht selten sogar ein höherer Vitamingehalt pro Gewichtsmenge als für das entsprechende Frischprodukt. Der absolute C-Vitaminverlust ist meist jedoch sehr groß; bei der Mehrzahl der Trockengemüse beträgt er mehr als 50%, teilweise sogar mehr als 75% (Tab. 20). Dazu kommt, daß das verbleibende C-Vitamin bei der meist üblichen Art der Lagerung dann doch weitgehend der Zerstörung anheimfällt. Wenngleich auch der C-Vitamingehalt im einzelnen sehr schwankt – relativ hoch ist er z. B. in einigen Arten von Trockenkohl –, so stellen doch insgesamt die *Trockenvegetabilien keine zuverlässige C-Vitaminquelle* für die Ernährung des Menschen dar. Bei überwiegender Verwendung von Gemüse und Obst in getrockneter Form ist deshalb im allgemeinen eine ausreichende Versorgung mit Vitamin C nicht gewährleistet.

Tabelle 20

C-Vitaminverluste bei Trockenkonservierung von Gemüse
(nach Diemair und Fresenius)

Gemüseart	C-Gehalt in mg%		C-Verluste in %
	Frischgemüse	Trockengemüse	
Blattsellerie	17,6	42,3	68,4
Bohnen, grün	9,1	15,0	76,8
Erbsen, grün	7,2	7,6	85,4
Karotten	3,8	10,8	50,8
Kartoffeln in Streifen	15,4	5,6	94,8
Lauch, Blätter	15,4	88,3	14,8
Petersilie	262,0	463,0	74,1
Rotkohl	36,4	136,8	21,5
Spinat	47,5	47,5	88,7
Tomaten	24,7	55,1	58,8
Weißkohl	40,3	85,5	71,8
Wirsingkohl	14,3	75,2	14,7
Zwiebeln	9,4	32,0	47,2

---

[1] Der C-Vitaminverlust bei der Trockenkonservierung wird durch die dabei einwirkende Erwärmung (Trockentemperatur meist 70–90° C) und durch gewisse Vorbehandlungsmaßnahmen (Waschung, Zerteilung usw.) bedingt. Vitamin B_1 und B_2 werden durch den Trocknungsvorgang an sich nicht nennenswert geschädigt (während die Karotine großenteils inaktiviert werden). Die Einwirkung von schwefliger Säure in Form der bei manchen Trocknungsverfahren üblichen Schwefelung vernichtet allerdings auch einen größeren Teil des B_1-Gehalts.

c) Fettlösliche Vitamine

Bei der industriellen Behandlung der Fette (Raffination, Hydrierung) wird der größte Teil der fettlöslichen Vitamine zerstört; durch die nachträgliche Vitaminierung der Margarine wird dieser Verlust jedoch weitgehend wieder ausgeglichen. Praktisch spielt bei dem derzeitigen hohen allgemeinen Fettkonsum ein Nahrungsdefizit an fettlöslichen Vitaminen keine nennenswerte Rolle (S. 69). Eine Ausnahme bildet im Hinblick auf den vielfach zu geringen Verbrauch an Vollkornerzeugnissen, Gemüse und roh belassenen Pflanzenölen vielleicht das Vitamin E; eingehendere Untersuchungen darüber stehen jedoch noch aus.

2. Diätbedingte Beschränkungen der Vitaminzufuhr

Diätbedingte Beschränkungen im Verbrauch gewisser vitaminreicher Vegetabilien sind häufig die Ursache eines unzureichenden Vitamingehalts der Krankenkost. *Durch das Verbot des Vollkornbrots, der groben Gemüse, des rohen Obstes u. ä. werden dem Diätpatienten oftmals die wichtigsten B- und C-Vitaminquellen der Nahrung verschlossen, ohne daß dafür durch Zufuhr anderer, gleichwertiger Vitaminträger ein Ersatz geschaffen wird.* Das daraus resultierende Vitamindefizit wird sich besonders bei jenen Diätformen ungünstig auswirken, welche über längere Zeit oder gar als Dauerkost beibehalten werden (Magen-, Leber-, Galle-Schonkost, salzfreie Kost, Diabeteskost usw.). Die Nachteile einer Vitaminunterwertigkeit wiegen bei der Krankenkost um so schwerer, als bei zahlreichen akuten und chronischen Erkrankungen der Vitaminbedarf des Körpers über die Norm erhöht ist (krankheitsbedingte Bedarfssteigerungen, S. 42 f.).

Tabelle 21

Der B_1-Gehalt der gebräuchlichsten Krankenkostformen
(nach einer Berechnung von H. Schroeder)

Kostform	Tageszufuhr an Vitamin B_1
Allgemeine Krankenkost („Saalkrankenkost")	0,5 mg
Magen-Darm-Schonkost	0,5 mg
Diabetes-Kost	0,6 mg
Obsttag	0,8 mg
Nierendiät	0,3 mg
Gallenschonkost	0,3 mg
Leberdiät	0,5 mg
Herzschonkost	0,8 mg
Purinfreie Kost	1,6 mg
Mastkost	1,2 mg
Entfettungskost	0,6 mg
Vegetarische Kost	0,9 mg
Rohkost	1,0 mg

Die große Mehrzahl der gebräuchlichen Diätformen ist relativ vitaminarm (McCarrison; Scharpff; Bertram; Schroeder u. v. a.; vgl. Tab. 21, S. 55). In erster Linie gilt das, wie Schroeder u. Wittmann eindrucksvoll aufgezeigt haben, für die allein auf Schonung bedachten Kostformen alten Stils, die durchweg ein mehr oder weniger großes B_1- und C-Vitamindefizit aufweisen. Am vitaminärmsten ist dabei die Magenschonkost in Gestalt der Ulkuskuren nach Leube, v. Bergmann-Kalk und Sippy (Tab. 22) sowie die meist übliche Schleim- und Breikost[1]) für Darmkranke; die Zufuhr der wichtigsten wasserlöslichen Vitamine erreicht hier nur einen Bruchteil des menschlichen Bedarfs[2]). An zahlreichen Krankenhäusern stehen diese „klassischen" Schon-

Tabelle 22
Der B_1- und C-Gehalt einiger Magenschonkostformen
(nach einer Berechnung von H. Schroeder)

Kostform	Tageszufuhr an	
	Vitamin B_1 mg	Vitamin C mg
Leube-Kur I	0,17	4,1
Leube-Kur II	0,17	4,1
Leube-Kur III	0,53	33,9
v. Bergmann-Kalk-Kur 4. Tag	0,04	1,7
5. Tag	0,08	3,3
6. Tag	0,13	5,0
7. Tag	0,16	7,4
8. Tag	0,21	9,0
9. Tag	0,28	13,1
11. Tag	0,33	20,9
12. Tag	0,63	22,7
16. Tag	0,81	20,3
23. Tag	0,60	59,7
Sippy-Kur 1., 2., 3. Tag	0,25	15,3
später	0,74	14,6

kostformen noch heute unverändert in Benutzung, obgleich W. Stepp schon vor mehr als 25 Jahren im Hinblick auf ihre Vitaminarmut feststellte, „daß die sogenannte Schonkost die denkbar schlechteste Ernährung ist, um ein Magen- oder Darmleiden zur Ausheilung zu bringen." In einer kürzlich (1957) an drei Berliner Krankenhäusern durchgeführten Berechnung des Vitamingehalts der verschiedenen Krankenkostformen kommt B. Rieger, offenbar

---

[1]) Der für die Schonkost meist benutzte *Kartoffelbrei* enthält praktisch kein C-Vitamin mehr.
[2]) Tatsächlich sind auch nach lange fortgesetzten Diätkuren dieser Art manifeste Avitaminosen beobachtet worden, und zwar hauptsächlich Skorbut und Beriberi (H. Schroeder), während die viel häufigeren latenten Mangelzustände (S. 38 f.) wohl meist im Symptomenbild der Grundkrankheit verschwinden und deshalb unerkannt bleiben.

2. Diätbedingte Beschränkungen der Vitaminzufuhr

Tabelle 23

Empfindlichkeit der Vitamine gegen schädigende äußere Einwirkungen[1]

	A	B_1	B_2	Nikotin-säure-amid	B_6	Pantothensäure	Folsäure	Biotin	B_{12}	C	D	E	K
Sauerstoffeinwirkung (Aufbewahrung bei Luftzutritt)	+							+		+		+	+
Aufbewahrung im Tageslicht (Sonnenlicht)	+		+	+	+		+		+	+	+	+	+
Auslaugung durch Wasser (Wässern, Blanchieren)		+	+	+	+	+	+	+		+			
Saures Milieu (Essigsäure u. ä.)	+					+			+				+
Alkalisches Milieu (Soda, Natron)		+	+			+			+	+			+
Schwermetalleinwirkung										+		+	
Erhitzen bei Luftzutritt	+	+			+	+	+			+		+	+
Erhitzen im sauren Milieu	+	+		+		+	+		+				+
Erhitzen im alkalischen Milieu		+	+	+		+	+		+	+		+	+

[1] + = Empfindlichkeit liegt vor

ohne Kenntnis der Untersuchungen von SCHROEDER u. a., zu grundsätzlich gleichen Ergebnissen; bei allen untersuchten Diätformen (Magen-, Galle-, Leberschonkost, salzarme und Diabeteskost) erwies sich der Gehalt an den Vitaminen B_1 (im Mittel 80% des Normal-Tagesbedarfs) und C (im Mittel 43% des Normaltagesbedarfs) als unzureichend.

Im Gegensatz zu den wasserlöslichen Vitaminen spielt ein Defizit an *fettlöslichen Vitaminen* bei den meisten Diätformen keine wesentliche Rolle (SCHROEDER; RIEGER u. a.). Eine zu geringe A-Vitaminaufnahme findet sich praktisch nur bei sehr fettarmen Kostformen (strenge Darm-, Leber-, Galle- und Pankreasschonkost, Obst-, Saft-, Hafertage u. ä.); es handelt sich hierbei jedoch zumeist um Kostregime, die in der Regel nicht über längere Zeit beibehalten werden. Bei den strengen Schonkostformen ist, wenn diese langzeitig ohne ausreichende Mengen an Vollkornerzeugnissen, Gemüse und pflanzlichen Ölen verabfolgt werden, mit der Möglichkeit einer Verarmung des Körpers an Vitamin E zu rechnen.

Die Vitaminarmut ist keineswegs ein unvermeidliches Attribut der Diätkost. *Viele heute noch allgemein gebräuchliche Kostformen kranken einfach daran, daß sie in einer Zeit entstanden sind, in der man von der Bedeutung der Vitamine für die Ernährung des Menschen noch nichts wußte* (BOMMER). Obwohl diese Mängel seit Jahrzehnten bekannt und von den Sachkennern immer wieder eindringlich herausgestellt worden sind, hat sich in der Praxis bisher nicht viel daran geändert. Rein technisch stellt die diätgerechte Vitaminaufwertung der Krankenkost jedoch kein ernsthaftes Problem mehr dar (S. 137 f.).

3. Vitaminverluste in der Küche

Bei der küchenmäßigen Vor- und Zubereitung der Nahrungsmittel sind die Vitamine, die ja großenteils sehr labile Substanzen darstellen (Tab. 23, S. 57), den verschiedenartigsten schädigenden Einflüssen ausgesetzt. Die dadurch entstehenden Einbußen können in ihrer Gesamtheit zu einer erheblichen Wertminderung der Kost führen (Tab. 24). Auch hier betreffen die Verluste in erster Linie die *wasserlöslichen Vitamine*. Der Verlustanteil ist dabei in der Großküche im Durchschnitt wesentlich höher als in der Haushaltsküche (S. 66).

Tabelle 24
Durchschnittliche Vitaminverluste bei der haushaltsüblichen Kostzubereitung
(nach K. LANG)

Vitamin B_1	30%	Pantothensäure	35%
Vitamin B_2	15%	Folsäure	40–50%
Nikotinsäureamid	20%	Vitamin C	35%

Im einzelnen werden die Vitaminverluste in der Küche vor allem durch die folgenden Noxen verursacht:
a) Hitze,
b) Luftsauerstoff,
c) Wasser,
d) Fremdstoffe.

3. Vitaminverluste in der Küche

a) Vitaminverluste durch Hitze

Eine Hitzezubereitung der Nahrung ist in vielen Fällen nicht zu entbehren. Hitze schließt Stärke auf und macht sie besser verdaulich, sie lockert das Bindegewebe des Fleisches, sie verbessert die Verdaulichkeit pflanzlicher Gewebe[1]), sie macht durch das Entweichenlassen ätherischer Öle und anderer Stoffe streng schmeckende Produkte schmackhafter und läßt andererseits neue Geschmacksqualitäten entstehen. Praktisch wichtig ist auch der keimtötende Effekt der Hitzeanwendung. Zu den bis zu einem Grade unvermeidlichen Nachteilen der Hitzezubereitung (Wasserverlust, Denaturierung der Fette, Entstehen von irritierend wirkenden Röstprodukten u. a.) gehört das *Zuverlustgehen von Vitaminen*.

Die Verluste durch Hitze betreffen vor allem *Vitamin C* und das nicht ganz so empfindliche *Vitamin B_1*. Die Höhe des Vitaminverlustes steigt mit dem Grad der Erhitzung (Temperaturbereiche der verschiedenen Garverfahren: Tab. 25) und mit der Dauer der Hitzeeinwirkung (Tab. 26). So wird Vitamin C beim Braten von Kartoffeln (160–200° C) sehr viel weitgehender zerstört als beim Kochen (100° C). Vitamin B_1 geht bei längerer Erhitzung auf 120° (Dampfdruckkessel) sehr viel mehr zu Verlust als bei einfacher Siedetemperatur. Oftmals wirkt sich die Dauer der Hitzeeinwirkung auf den Vitaminverlust schwerwiegender aus als der Temperaturgrad; 5 Min. lang angekochte und dann 3½ bis 4 Std. in der Kochkiste verwahrte Kartoffeln enthalten z. B. 50–90% weniger C-Vitamin als 15 Min. lang ohne Benutzung der Kochkiste gekochte Kartoffeln (C. Dienst).

Tabelle 25

Temperaturbereiche der verschiedenen Garverfahren

Kochen ohne Überdruck	98–100° C
Garziehen, Nachgaren	70– 98° C
Dämpfen	100–103° C
Dünsten	100–103° C
Kochen im Haushaltsdampfdrucktopf (Niederdruck) bei 0,1–0,3 atü	101–106° C
Kochen im Überdruckkessel bei 3–4 atü	133–140° C
Schmoren	100–140° C
Braten	160–200° C
Backen im Fettbad	160–200° C
Backen im Backofen	180–250° C
Rösten (Grillen)	350–400° C

Beim *Kochen* schwanken die *Verluste an C-Vitamin* je nach Kochtechnik und Art des Kochguts zwischen 15% (kurze Kochzeit, Kochwasser mitverwertet) und 85% (lange Kochzeit, Kochwasser nicht mitverwertet). Die absoluten Verluste infolge oxydativer Zerstörung der Askorbinsäure treten dabei vor allem in der *Ankochzeit* ein.

So geht beim Kochen von Kohl etwa ¼ des C-Vitamingehalts in den ersten Minuten (Ankochzeit) infolge Oxydation verloren, d. h. in dem Zeitraum, während

---

[1]) Bei vielen Gemüsen führt die Hitzezubereitung so auch zu einer besseren Ausnutzbarkeit eines Teiles der enthaltenen Vitamine (Vitamin B_2, Nikotinsäureamid, Karotine u. a.).

V. Die Ursachen eines mangelhaften Vitamingehalts der Nahrung

dessen die pflanzlichen Oxydasen noch aktiv sind. Später sind die Verluste durch Zerstörung geringer; der erhalten gebliebene Anteil des Vitamins tritt jedoch – ähnlich wie die übrigen wasserlöslichen Vitamine – immer mehr (zu 60–70% und mehr) in das Kochwasser über (GOULD et al.; DIENST u. a.).

Tabelle 26
Der C-Vitaminverlust im Gemüse in Abhängigkeit von der Dauer des Erhitzens
(Beispiel: Rosenkohl; C. DIENST)

	C-Vitamingehalt
Rohzustand	115 mg%
15 Minuten gedämpft	89 mg%
30 Minuten gekocht	68 mg%
2 Stunden gekocht	28 mg%
4 Stunden gekocht	22 mg%
6 Stunden gekocht	18 mg%

Über die Höhe des *C-Vitaminverlustes beim Kochen von Kartoffeln und Gemüse* sind die Angaben nicht voll übereinstimmend; es ist das auf die weitgehende Abhängigkeit der Verlustgröße von der jeweiligen Kochtechnik und dem Zustand des Rohprodukts zurückzuführen, mit deren Variieren sich sehr unterschiedliche Vitaminendwerte ergeben. Für das Kochen geschälter Kartoffeln werden so z. B. als Verlustanteil an Vitamin C veranschlagt von WACHHOLDER 25%, DROESE und BRAMSEL 20%, DIENST (1940) 50%, SCHEUNERT 30% (für neue) und 60–75% (für alte Kartoffeln), MURPHY 27–55% und von JEFREMOW 40%. In ähnlicher Weise schwanken die Angaben über die Höhe des Kochverlustes bei den Gemüsen.

Die B_1-*Verluste beim Kochen* liegen im allgemeinen unter denen an Vitamin C, können aber dennoch spürbar ins Gewicht fallen. Beim haushaltsüblichen Kochen von Gemüse und Kartoffeln geht Vitamin B_1 zu etwa 30–40% in das Kochwasser über, weitere 15–25% werden zerstört; bei Nichtverwendung des Kochwassers ergibt sich insgesamt somit ein B_1-Verlust von durchschnittlich 50–60% (Tab. 27). Bei *Pantothensäure* und *Folsäure* liegt der Kochverlust etwa in der gleichen Größenordnung wie beim B_1; die übrigen Faktoren des B-Komplexes dagegen werden auf Grund ihrer besseren Thermostabilität durch die Kochhitze weniger oder gar nicht geschädigt. Auch die *Vitamine A, D und E* erleiden durch das küchenübliche Kochen keine nennenswerte Schädigung.

Beim *Dämpfen* sind die reinen Hitzeverluste an B_1- und C-Vitamin etwa gleich groß wie beim Kochen, die Verluste durch Auslaugung (S. 65) jedoch geringer. Wenn man die Brühe unberücksichtigt läßt, weist das gedämpfte Gemüse einen höheren Vitamingehalt auf als das gekochte; bei Mitverwendung der Brühe ist der Vitaminverlust beim Dämpfen und Kochen jedoch nicht wesentlich verschieden.

Weniger eindeutig läßt sich das Verhalten des Vitamin C beim *Garen im Überdruck* beurteilen; die bisher bekanntgewordenen Untersuchungen führten zu teilweise noch widersprechenden Ergebnissen. Feststehen dürfte, daß bei Verwendung

3. Vitaminverluste in der Küche

Tabelle 27
B_1-Vitaminverlust beim Kochen von Gemüse
(ohne Verwertung des Kochwassers; nach K. H. WAGNER)

Gemüseart	B_1-Verlust in %	
	nach 15 Min. Kochzeit	nach 30 Min. Kochzeit
Spinat	34	67
Grünkohl	33	58
Karotten	41	62
Salat	46	60
Rosenkohl	41	53
Tomaten	33	55
Wirsingkohl	39	61
Bohnen	33	58
Erbsen	29	56
Rotkohl	40	60
Blumenkohl	38	58
Weißkohl	50	77
Kartoffeln	38	54
Linsen	32	39
Spargel	41	66

höherer Drucke (über 1 atü) und damit höherer Temperaturen trotz wesentlicher Verkürzung der Kochzeit die C-Vitaminverluste diejenigen beim einfachen Kochen übersteigen. Da das Ausmaß der Askorbinsäurezerstörung etwa dem Temperaturgrad parallel geht, ist das Kochen bei hohem Überdruck für den C-Gehalt ungefähr ebenso schädlich wie lange währendes scharfes Kochen im offenen Topf; was beim Kochen im Dampfdrucktopf so durch die Kürze der Ankochzeit an Vitamin C weniger zerstört wird, geht durch die anschließende Überhitzung bis zum Garen wieder verloren (C. DIENST). Bei *niederem Druck* (unter 0,5 atü) beträgt der Kochverlust im Dampfdrucktopf bei den bisher darauf untersuchten Gemüsearten (Blumenkohl, Rosenkohl, Bohnen, Kohlrabi) und bei Kartoffeln nur etwa 20–30% des C-Gehalts (STÜBLER).

Die mit intensiverer Hitzeeinwirkung verbundenen Garverfahren (*Schmoren, Braten, Backen, Rösten;* vgl. Tab. 25, S. 59) führen zu wesentlich höheren C- und B-Vitaminverlusten, als sie gewöhnlich beim einfachen Kochen eineintreten. Kartoffelreibekuchen und Bratkartoffeln enthalten praktisch kein C-Vitamin mehr. Die Einbußen an Vitamin B_1, Pantothensäure und Folsäure erreichen beim Backen 35%, beim Schmoren 45% und beim Braten und Rösten von Fleisch bis zu 50% der ursprünglich vorhanden gewesenen Vitaminmenge. Im Gegensatz zum Kochen und Dämpfen führt das Braten und Rösten auch zu beträchtlichen Verlusten an Vitamin B_2 und fettlöslichen Vitaminen.

In gekochten Vegetabilien sind Vitamin C und B_1 viel weniger beständig als in rohen. Das bloße *Aufbewahren hitzezubereiteter Speisen* bedingt innerhalb weniger Stunden beträchtliche Verluste an diesen Wirkstoffen. Nach C. DIENST vermindert 8 Stunden langes Aufbewahren gekochter Gemüse bei Kühlschranktemperatur den C-Vitamingehalt um 38%, bei Zimmertemperatur um 70% und bei Wärmschranktemperatur um 80%; die entsprechenden B_1-Verluste betragen 4%, 10% und 26%. Schon nach 3stündigem Stehenlassen bei Zimmertemperatur geht die Hälfte des im gekochten Gemüse noch vorhandenen Vitamin C und $^1/_{10}$ des Vitamin B_1 verloren. Gekochter Spinat verliert bei Zimmertemperatur innerhalb eines Tages 95% seines C-Gehalts. Bei diesen Verlustzahlen ist zu berücksichtigen, daß die aufbewahrten Gemüsegerichte vor dem Verzehr noch aufgewärmt werden müssen, was zu weiteren Vitamineinbußen führt.

Aufwärmen und *stundenlanges Warmhalten* der Speisen wirken sich auf den C- und B_1-Vitamingehalt fast ebenso ungünstig aus wie langes Kochen. Im gekochten Gemüse sind die hitzeempfindlichen Vitamine gegen neuerliche Wärmeanwendung besonders empfindlich. Bei kurzem *Aufwärmen* von Gemüsegerichten – um mundgerecht warm zu sein, müssen die Speisen im Inneren eine Temperatur von 50–60° C besitzen – gehen im Durchschnitt weitere 25% des C-Vitamin- und 10% des B_1-Vitamingehalts verloren, bei längerer und intensiverer Erwärmung erheblich mehr. Kartoffeln und Gemüse, die am Tage nach dem Garen wieder aufgewärmt wurden, enthalten praktisch kein Vitamin C mehr[1]). Ebenso nachteilig wirkt sich für den C-Vitamingehalt das *längere Warmhalten* der gekochten Speisen aus. So verliert gekochter Kohl beim Warmhalten (40–45° C) schon in einer Stunde etwa die Hälfte (CROSBY et al.), innerhalb von 12 Stunden etwa $^3/_4$ des noch enthaltenen Vitamin C (JANSE-STUART und v. BEUER; vgl. Tab. 28). In ge-

Tabelle 28
Einfluß des Warmhaltens auf den C-Vitamingehalt von gekochtem Kohl
(nach M. W. CROSBY et al.)

	C-Vitaminmenge in Prozent des Frischgehalts			
	gekocht	und anschließend warmgehalten		
		15 min	30 min	60 min
Wärmschrank (Dampf) ..	56%	50%	43%	25%
Wärmschrank (trocken) ..	51%	50%	45%	21%
Auf dem Wasserbad	66%	55%	42%	33%
Im Wasserbad	56%	48%	40%	34%

kochten Kartoffeln fand W. KRAMER nach 2stündigem Warmhalten nur noch 2,7 mg% C-Vitamin. Neben diesem geht auch ein Teil des B_1-Vitamins bei langem Warmhalten verloren. Das Belassen des gekochten Gemüses in der *Kochkiste* führt zu gleich großen oder sogar noch größeren Vitaminverlusten wie entsprechend langes Warmhalten im Wärmschrank (vgl. S. 79).

---

[1]) Das Mitnehmen des Essentopfes mit dem zu Hause, häufig bereits am Vortage, gekochten Mittagessen zur Arbeit, wo der Inhalt dann erst nach mehrstündiger Aufbewahrung aufgewärmt verzehrt wird, wirkt sich deshalb auf den Vitamingehalt sehr ungünstig aus.

Stundenlanges Warmhalten oder wiederholtes Aufwärmen fertiger Gerichte mit seinen nachteiligen Auswirkungen auf den Vitamingehalt ist in vielen Großküchen, bedingt durch die Eigenart und Organisation des Betriebes, die Regel. Ehe in den großen Krankenhäusern die Speisen von der Zentralküche auf die oftmals entfernt liegenden Krankenstationen gelangen und von dort dann über die sog. Teeküche schließlich zum Patienten kommen, vergeht meist geraume Zeit; diese bemißt sich nicht selten nach Stunden. RIEGER ermittelte in drei Berliner Krankenhäusern die Zeit, die normalerweise zwischen Garsein und Verzehr der von der Küche verausgabten Gerichte verstreicht, mit 1–3 Stunden. Währenddessen werden die Speisen durch besondere Vorrichtungen warmgehalten oder sie müssen, bevor sie endlich zum Verzehr ausgegeben werden können, wieder aufgewärmt werden. Eine ganz besondere Rolle spielen Warmhalten und Aufwärmen auch in der Hotel- und Restaurantküche[1]).

b) Vitaminverluste durch den Luftsauerstoff

Der Sauerstoff der Luft schädigt, unterstützt durch die Wirkung der in den Zellen vieler Vegetabilien enthaltenen Oxydasen (S. 26), vor allem das Vitamin C.

Schon mit der *Lagerung* von Gemüse und Obst geht eine mehr oder weniger intensive Zerstörung (Oxydation) der Askorbinsäure einher. Das unnötige oder unzweckmäßige Lagern pflanzlicher Frischprodukte ist eine der häufigsten Ursachen vermeidbarer C-Vitaminverluste in der Küche. Im allgemeinen sind die Verluste größer beim Lagern in warmen Räumen (Zimmertemperatur) als beim Lagern im Kühlraum, größer beim Lagern unter Tageslichtzutritt als im Dunkeln, größer beim Lagern in zerkleinertem, geschältem oder ähnlich verändertem Zustand als bei unversehrter Kontinuität des pflanzlichen Gewebes, größer im alkalischen oder neutralen als im sauren Milieu. Letzten Endes führt die Lagerung bei jedem Gemüse oder Obst über kurz oder lang zu empfindlichen C-Verlusten.

Am größten ist der C-Schwund beim Lagern von Blattgemüsen; hier können die Verluste einer mehrtägigen Lagerung bei Zimmertemperatur diejenigen beim Kochen noch übertreffen. So büßt Spinat, bei 18–20° C gelagert, innerhalb eines Tages 35–50%, innerhalb von 3 Tagen 75% und innerhalb einer Woche praktisch 100% seines C-Vitamingehalts ein. Ähnlich verhält es sich mit den Lagerungsverlusten bei vielen anderen grünen Gemüsen. Bei Lagerung im Kühlraum (0–4° C) sind die Verluste geringer, betragen jedoch beim Spinat innerhalb einer Woche immer noch ca. 35% des enthaltenen Vitamin C (sowie 15–18% des B_1-, 17–27% des B_2- und 5–14% des Karotingehalts; CLIFCORN). Weißkohl verliert im Kühlraum innerhalb von 3 Monaten rund 30% seines C-Gehalts. Auch bei den ausgesprochenen Lagergemüsen (Rüben) und bei Kartoffeln sind die Vitaminverluste bei der üblichen Lagerung über ein halbes Jahr und länger teilweise recht groß. Kartoffeln enthalten im Frühjahr nur noch etwa ⅓ ihrer ursprünglichen C-Vitaminmenge (Tab. 34, S. 90).

Weitaus am beständigsten sind die Vitamine bei der *Tiefkühllagerung* von Obst und Gemüsen; bei Temperaturen von –15 bis –20° C bleibt der C-Vitamin-

---

[1]) Auch bei der Verpflegung aus der *Feldküche* pflegen die Warmhaltezeiten meist sehr lang und die Vitaminverluste dementsprechend hoch zu sein.

gehalt der Vegetabilien über Monate praktisch voll erhalten. Größere C-Verluste drohen hier jedoch bei unsachgemäßem, d. h. vor allem zu langsamem Auftauen und bei längerem Stehenlassen der aufgetauten Gefriererzeugnisse, da die Askorbinsäure in diesem Zustand besonders wenig stabil ist.

Jede Zubereitungsweise, die mit einer mechanischen *Eröffnung der Pflanzenzellen*, d. h. mit der Freisetzung ihrer Oxydasen unter Zutritt von Luft (vgl. S. 26), verbunden ist (Schälen, Zerschneiden, Reiben, Zerschlagen und sonstiges *Zerkleinern von Obst, Gemüse oder Kartoffeln*), kann zur teilweisen Zerstörung des enthaltenen C-Vitamins führen. Das Stehenlassen der zerkleinerten Produkte an der Luft bewirkt erhebliche weitere C-Verluste[1]; Überschichten mit Wasser verhindert diese nicht (C. Dienst).

Auch der C-Vitaminverlust beim *Garen unter Luftzutritt*, wie es üblicherweise im offenen Topf, im Dampfkochkessel u. ä. erfolgt, ist keineswegs nur ein Hitzeeffekt, sondern im Grunde mehr noch eine Folge der Wirkung von Oxydasen und Luftsauerstoff, die durch das Erhitzen nur intensiviert wird (S. 26). Jede Förderung des Luftzutritts zum Kochgut, wie etwa *häufigeres Umrühren*, erhöht diese Verluste. Auch der C-Schwund beim *Aufbewahren gekochter Gerichte* (S. 62) sowie unter der Einwirkung bestimmter *Fremdstoffe* (Alkalien, Schwermetalle, S. 65 f.) ist im wesentlichen die Folge einer oxydativen Zerstörung des Vitamins unter dem Einfluß des Luftsauerstoffs.

c) Vitaminverluste durch Wasser

Bei allen Arbeitsgängen, welche die Nahrungsmittel in engen Kontakt mit Wasser bringen, tritt ein mehr oder weniger großer Teil der enthaltenen wasserlöslichen Vitamine in dieses über. Im einzelnen sind es vor allem das *Wässern roher Gemüse und Kartoffeln*, das *Verschütten des Kochwassers* sowie das *Abschrecken und Wässern* des Gemüses *nach dem Kochen*, die auf diese Weise zu Vitaminverlusten führen.

Werden Gemüse und geschälte Kartoffeln in unzerkleinertem Zustand *gewässert*, so gehen innerhalb von 12 Stunden durchschnittlich etwa 10–15% des C-Vitamins in das Spülwasser über (C. Dienst). Erfolgt die Reinigung von Salat, Spinat, Kohl u. ä. in Form eines mehrstündigen Wässerns in fließendem Wasser, so ist sie für den Vitaminbestand verlustreicher. Beträchtlich sind die Vitaminverluste auch beim Wässern von Gemüse und Kartoffeln in zerkleinertem Zustand; so sind nach 12 Stunden langem Wässern geschälter und geschnittener Kartoffeln etwa 50% des Vitamin C und 15% des Vitamin B_1 im Spülwasser zu finden.

Die Art der *Vorbehandlung der Kartoffeln* ist in den meisten Großküchen noch sehr verbesserungsbedürftig. Infolge des Fehlens einer leistungsfähigen Schälmaschine oder aus anderen Gründen werden die Kartoffeln vielerorts bereits am Vortage geschält und geschnitten; bis zum Kochen verbleiben sie sodann 15 bis 20 Stunden im Wasser, welches später fortgeschüttet wird. In einem uns bekannt-

---

[1] Beim Stehenlassen von Äpfeln und Kartoffeln in geschältem oder geriebenem Zustand an der Luft geht der C-Vitaminverlust ungefähr der sich entwickelnden Braunfärbung parallel.

gewordenen Fall wurden die Kartoffeln für eine fast 3000 Personen versorgende Großküche in einem auswärtigen Schälbetrieb am Morgen des Vortages geschält, geschnitten und gewässert und sodann mittels Lastkraftwagen über 60 km Landstraße zum Verbrauchsort transportiert; die Wässerungsdauer betrug dabei 20 bis 24 Stunden. Es bedarf keiner weiteren Erörterung, daß bei einem derartigen Vorgehen, welches keineswegs einen Ausnahmefall darstellt, der größte Teil des C-Vitamingehalts der Kartoffeln schon vor Beginn des Garprozesses zu Verlust gegangen ist[1]).

Größere Mengen der wasserlöslichen Vitamine, auch der nicht hitzeempfindlichen, treten beim Kochen in das *Kochwasser* über, und zwar sowohl in der Ankochzeit als auch in der Garzeit. Die Vitaminauslaugung erfolgt dabei ziemlich rasch; bei manchen Gemüsearten läßt sich schon nach wenigen Minuten ein beträchtlicher Teil des C-Vitamingehalts im Kochwasser nachweisen. Bei Kohlrabi fand man bis zum Erreichen des Garzustandes 65% des enthaltenen Vitamin C im Kochwasser und nur noch 20% in der Gemüsesubstanz; etwa 15% waren unter der Hitzeeinwirkung zerstört worden (C. Dienst). Ähnlich liegen die Verhältnisse bei den Vitaminen des B-Komplexes. Im Mittel finden sich bei pflanzlichen Produkten etwa 50%, bei tierischen Produkten (Fleisch) etwa 10–20% des Gehalts an wasserlöslichen Vitaminen im Kochwasser. Im einzelnen kann der Anteil der in die Brühe übergehenden Vitamine bei den verschiedenen Gemüsearten sehr unterschiedlich sein; allgemein ist die Auslaugung um so stärker, je größer die Menge des Kochwassers ist. Insgesamt stellt das Verschütten des Kochwassers von Gemüse und Kartoffeln eine Quelle beträchtlicher Vitaminverluste in der Küche dar.

Zu weiteren Verlusten durch Auslaugung führt das *Wässern* (Abschrecken) des Gemüses *nach dem Kochen,* wie es vor allem zur Verbesserung der Kochfarbe in vielen Küchen noch üblich ist; intensivere Wassereinwirkungen dieser Art können das nach dem Garen noch erhalten gebliebene C-Vitamin sehr weitgehend zu Verlust gehen lassen.

d) Vitaminverluste durch Fremdstoffe

Gewisse Fremdstoffe können die in den vegetabilischen Nahrungsmitteln enthaltenen Vitamine, insbesondere das Vitamin C, schwerwiegend schädigen.

Der Zusatz von *Soda* oder *Natriumbikarbonat* zum Kochgut, wie er in den Großküchen zur Verkürzung der Kochzeit und zur Erhaltung einer besseren Kochfarbe vielerorts betrieben wird, führt zu weitgehender zusätzlicher Zerstörung der Vitamine C und B_1. Der C-Verlust ist bei kürzerem Kochen mit Soda größer als bei längerem Kochen ohne Soda; die Sodazugabe erspart also kein C-Vitamin. Der Sodazusatz zum Kochgut schädigt auch die sonst relativ hitzestabilen Vitamine B_2 und Pantothensäure. Ein Nachteil des Alkalizusatzes besteht ferner darin, daß er zur Beseitigung des durch ihn bedingten unangenehmen laugigen Beigeschmacks oftmals ein nachträgliches intensives

---

[1]) Der C-Vitamingehalt der von der Großküche verausgabten Kartoffeln liegt deshalb in der Regel erheblich unter den in Tab. 7 (S. 24) angegebenen Standarddurchschnittswerten.

Wässern der gekochten Gemüse notwendig macht, was zu weiteren Vitaminverlusten führt (S. 65). Schließlich ist auch das Kochwasser des mit Alkali zubereiteten Gemüses aus geschmacklichen Gründen in der Küche meist nicht mehr verwendbar und geht so mit den darin enthaltenen Vitaminen (S. 65) der weiteren Nutzung verloren.

Kommen die vegetabilischen Produkte bei der Verarbeitung in der Küche mit *Schwermetallen* in Berührung (Kupfer, Zinn, Zink, Eisen an Kesseln, Töpfen, Wannen, Küchenmaschinen usw.), so beschleunigt deren katalytischer Effekt (S. 26) die oxydative Zerstörung des Vitamin C erheblich. Schon Metallspuren, wie sie von metallenen Gefäßen und Geräten, insbesondere bei sauren oder säuernden Nahrungsmitteln, leicht abgeschieden werden, genügen, um schwerwiegende C-Vitaminverluste herbeizuführen. So kann z. B. Spinat beim Zerkleinern im eisernen Wolf bis zu 50% seines C-Gehalts verlieren (C. Dienst). In Kupfer- oder Messinggefäßen gekochte oder längere Zeit warmgehaltene Gerichte enthalten praktisch kein Vitamin C mehr. Auch das Grünen des zu garenden Gemüses mit Kupfer, etwa in Form der bekannten Sitte des Einlegens einer Kupfermünze in den Kochkessel zur „Schönung" von Grünkohl, Rosenkohl, Wirsingkohl, grünen Bohnen u. ä., führt zu erheblichen Verlusten an Vitamin C.

e) Die besonderen Verhältnisse in der Großküche

Es liegt in der betrieblichen Eigenart der Großküche begründet, daß die meisten der vorstehend genannten vitaminschädigenden Faktoren (S. 58) dort in der Regel sehr viel stärker zur Wirkung kommen als in der Haushaltsküche. Die Notwendigkeit zur Bewältigung großer Nahrungsmittelmengen führt zu längeren Vor- und Zubereitungszeiten, was die ausgiebigere Einwirkung von Luftsauerstoff, Wasser oder Hitze auf die vitaminhaltigen Produkte zur Folge hat. In den großen Kesseln der Gemeinschaftsküche sind die Kochzeiten länger als in den Töpfen der Haushaltsküche. Die umfangreichere Vorratshaltung der Großküche bedingt nicht selten längere Lagerungszeiten von Obst und Gemüse. In vielen Krankenhäusern, Werkskantinen usw. ist der Transportweg der fertigen Gerichte von der Küche zum Verpflegungsteilnehmer sehr weit; der dadurch bedingte längere Zeitabstand zwischen Fertigstellung der Speisen und Verzehr zwingt zu stundenlangem Warmhalten oder zum Wiederaufwärmen (S. 62). Alle diese Umstände – zu denen in vielen Großküchen noch eine Reihe durchaus vermeidbarer Mängel infolge fehlerhafter Kochtechnik oder unzweckmäßiger Arbeitsorganisation kommt – erhöhen den Vitaminverlust. So erklärt es sich, daß die *Großküchenkost im Durchschnitt sehr viel vitaminärmer ist als die Haushaltskost.*

Muß schon bei der haushaltsüblichen Zubereitung der Speisen der Verlust an wasserlöslichen Vitaminen im Mittel mit etwa 20–40% (Tab. 24, S. 58) veranschlagt werden, so liegen die Verlustzahlen in der Großküche für Vitamin C durchschnittlich um 85%, für Vitamin B_1 um 35% darüber (vgl. Tab. 29). *Bei vielen Gemüsen bleibt nach dem Zubereiten im Großen vom ur-*

Tabelle 29
Der C- und B_1-Vitaminverlust in Gemüse und Kartoffeln bei vergleichsweisem Kochen in der Kleinküche (Haushaltsküche) und der Großküche (nach C. DIENST)

	C-Gehalt in mg%		B_1-Gehalt in γ%	
	gekocht in der		gekocht in der	
	Kleinküche	Großküche	Kleinküche	Großküche
Kohlrabi....	60,9	11,7	53,2	43,1
Grünkohl ...	126	49	48,1	40,5
Kartoffeln...	20,5	9,3	85,5	70,0

sprünglichen C-Vitamingehalt praktisch nichts mehr übrig (C. DIENST). Auch nach den Befunden WACHHOLDERS betragen die C-Verluste in der Großküche ein Mehrfaches derjenigen in der Kleinküche. H. KRAUSS fand in einer Krankenhausküche einen durchschnittlichen C-Verlust von 86%. Bei einer kanadischen Militäreinheit ergab die Verpflegungsanalyse, daß von den durchschnittlich 140 mg Vitamin C, welche in den rohen, unverarbeiteten Nahrungsmitteln pro Tagesration enthalten waren, nur noch 23 mg (= 16%) tatsächlich zum Verzehr kamen (LINGHORNE). Auf Grund der prinzipiell gleichlautenden Befunde von zahlreichen weiteren Untersuchern kann es keinem Zweifel unterliegen, daß in der Mehrzahl der Großküchenbetriebe mit ähnlichen Verlustzahlen gerechnet werden muß.

Das ungenügende Vitaminangebot in vielen Großküchenverpflegungen wird aber nicht nur durch die Verluste bei der küchenmäßigen Verarbeitung, sondern daneben häufig auch durch einen *unzureichenden Vitamingehalt der verwendeten Rohprodukte* verursacht. In der Praxis summieren sich die Vitaminverluste in der Küche meist mit einem primären Vitamindefizit infolge eines von vornherein ungenügenden Einsatzes vitaminreicher Nahrungsmittel (grobe Gemüse, geeignete Obstsorten, Vollkornbrot usw.) in den Speiseplan. Die allgemeine Tendenz zur Verfeinerung der Kost (S. 46 f.) wirkt sich auf alle Arten von Gemeinschaftsverpflegung natürlich ebenso aus wie auf die durchschnittliche Haushaltskost. Bei der Krankenhausverpflegung kommen dazu schließlich die diätbedingten Beschränkungen im Verbrauch vitaminreicher Vegetabilien (S. 55 f.).

VI. Zur Frage der Häufigkeit von Vitaminmangelzuständen

Zustände eines absoluten Vitaminmangels (Avitaminosen, S. 38) spielen – abgesehen von der D-Avitaminose im Säuglingsalter – unter friedensmäßigen Ernährungsbedingungen in den meisten Ländern Europas zahlenmäßig keine größere Rolle. *Von wirklicher Bedeutung sind allein die relativen Mangelzustände (Hypovitaminosen*, S. 38 f.); sie stellen hierzulande praktisch die einzige Erscheinungsform eines Vitamindefizits dar. Da diese charakteristische Krankheitszeichen zumeist vermissen lassen und vielfach sogar über lange Zeit völlig symptomlos bleiben (S. 38 f.), ist die genaue Feststellung der Häufigkeit von Vitaminmangelzuständen in einer Verbrauchergruppe mit allerlei Schwierigkeiten verbunden. Auf zwei Wegen vor allem kann man eine objektive Vorstellung über die Vitaminversorgung einer Bevölkerung gewinnen, nämlich durch die Ermittlung des Vitamingehalts der Kost

VI. Zur Frage der Häufigkeit von Vitaminmangelzuständen

an Hand von *Verbrauchsstatistiken* und durch großangelegte *Reihenuntersuchungen* mit Bestimmungen der Vitaminsättigung des Körpers und des Vitaminspiegels im Blut.

1. Die Vitaminversorgung der Durchschnittsbevölkerung

Die Ernährung weiter Kreise der deutschen Bevölkerung ist nicht so beschaffen, daß eine optimale Versorgung mit allen Vitaminen gewährleistet ist (S. 48 f., 52 f.). A. Scheunert teilt dazu das Ergebnis einer im Jahre 1938 angestellten *Vitaminbilanz für ganz Deutschland* mit. Danach wurden zwar genügende Vitaminmengen produziert, um einen ausgesprochenen Mangel nicht aufkommen zu lassen; berücksichtigt man aber die Verluste bei der küchentechnischen Vor- und Zubereitung der Nahrungsmittel, so zeigt sich, daß die verbleibende Vitaminmenge für eine optimale Bedarfsdeckung im großen Durchschnitt nicht mehr ausreichend war. Scheunert resumiert das Resultat dieser groß angelegten Untersuchung dahingehend, daß sicher *weite Kreise der deutschen Bevölkerung eine zu geringe Vitaminzufuhr* gehabt haben, auch wenn diese nicht so niedrig war, daß offensichtliche Avitaminosen bestanden. Zur Vitaminversorgungslage der fünfziger Jahre äußert sich der gleiche Autor dahingehend, daß diese nicht wesentlich anders zu beurteilen sei als diejenige von 1938. Das Defizit betrifft dabei vor allem die *wasserlöslichen Vitamine*, kaum jedoch die fettlöslichen (mit Ausnahme vielleicht von Vitamin E; S. 55).

Im Bereich des *B-Vitaminkomplexes* ist mit einem Mangel am ehesten bei jenen Faktoren zu rechnen, die dem Körper überwiegend von außen, d. h. mit der Kost zugeführt werden müssen (Vitamin B_1, B_2, Nikotinsäureamid). Ausgedehnten Untersuchungen zufolge liegt bei einem größeren Teil der Bevölkerung die B_1-*Zufuhr an oder sogar unter der untersten überhaupt vertretbaren Grenze* (vgl. Stepp; Scheunert; Lang; Bramsel; Einzelheiten S. 49 f.).

Was die *C-Vitaminversorgung* der haushaltsverpflegten Bevölkerung anbetrifft, so scheinen die bisher vorliegenden, allerdings nicht sehr zahlreichen Askorbinsäurebestimmungen beim Menschen die auf Verbrauchsanalysen basierende Annahme (S. 52) zu bestätigen, daß auch mit Zuständen eines latenten C-Defizits häufiger zu rechnen ist. So konnte Gander schon vor zwei Jahrzehnten in ausgedehnten Reihenuntersuchungen mittels der Askorbinsäurebelastungsprobe bei einem überraschend großen Prozentsatz (40 bis 50%) der Bevölkerung das Vorliegen eines latenten C-Mangels wahrscheinlich machen. Nach Czok findet sich ein erniedrigter Askorbinsäurespiegel im Blut insbesondere bei Personen, die zu wenig Obst und Gemüse essen. Auch in Nordamerika scheinen latente C-Mangelzustände nicht selten zu sein (King 1950). Relativ oft besteht ein latenter C-Mangel, wie umfangreichen Plasmaspiegeluntersuchungen verschiedener Autoren zu entnehmen ist, beim alten Menschen. Bemerkenswert häufig finden sich Zustände eines latenten C-Mangels mit erniedrigtem Askorbinsäurespiegel im Blut ferner bei starken Rauchern (Harmsen; Venulet; Bourquin und Musmanno; vgl. S. 44).

Eine indirekte Bestätigung für die Häufigkeit und die Auswirkung latenter C-Mangelzustände stellen die Befunde von A. Scheunert dar, der in einer langfristigen Versuchsreihe bei der Belegschaft eines Leipziger Großbetriebes durch eine hochdosierte C-Vitaminzulage (100 mg täglich, z. T. mehr) die Zahl der Arbeitsausfälle infolge von Erkältungskrankheiten und Magen-Darm-Störungen eindeutig herabsetzen konnte. Zum gleichen Resultat kam O. Cuendet in drei Schweizer Berggemeinden; die Zulage von 150 mg Vitamin C pro Tag führte zu einem viel selteneren Auftreten von Erkältungskrankheiten, verglichen mit unbehandelten Kontrollgruppen. Bei den in drei Gruppen zu je 500 Mann untersuchten Arbeitern eines russischen Großbetriebes führte die Verabfolgung von täglich 100 mg Vitamin C innerhalb eines Jahres zum Rückgang der Krankmeldungen um 6%, die Verabfolgung eines Gemisches mehrerer Vitamine sogar zum Rückgang um 12%, verglichen mit der unbehandelten Kontrollgruppe (Jefremow).

Ein *Mangel an fettlöslichen Vitaminen*, insbesondere an Vitamin A, wie er in den Jahren der Lebensmittelrationierung keineswegs selten war, findet sich in der Normalbevölkerung nur unter den besonderen Bedingungen einer sehr fett- und gemüsearmen Ernährung. W. Keller fand bei der Bestimmung von Vitamin A und Karotin im Serum von 655 Personen bei nur 2–3% einen Anhalt für das Vorliegen eines Defizits. Praktisch besteht die Gefahr eines A-Vitaminmangels nur bei einem relativ kleinen Personenkreis der niedrigsten Einkommensgruppe.

2. Vitaminmangel beim Großküchenverpflegten

Es entspricht der relativ großen Empfindlichkeit des *Vitamin C* gegenüber den verschiedensten äußeren Einwirkungen und seinem dadurch bedingten besonders leichten Zuverlustgehen bei der großküchenmäßigen Kostzubereitung (S. 66 f.), daß die meisten Berichte über einen Vitaminmangel bei Großküchenverpflegten dieses Vitamin betreffen. Ist schon im allgemeinen Bevölkerungsdurchschnitt die Versorgung mit Vitamin C keine optimale, so ist sie bei den Teilnehmern an jeder Art von Gemeinschaftsverpflegung meist wesentlich ungünstiger. Die Gefahr der C-Hypovitaminose ist naturgemäß besonders groß bei ausschließlicher Beköstigung aus der Großküche; bei den Insassen geschlossener Anstalten, denen die Möglichkeit einer zusätzlichen Nahrungsbeschaffung fehlt, sind C-Mangelzustände deshalb meist eher und häufiger objektivierbar als bei Verpflegungsteilnehmern von Werksküchen, Kantinen, Restaurants usw., denen noch andere Vitaminquellen offenstehen. Dementsprechend stammen die meisten Beobachtungen von Erscheinungen eines C-Vitaminmangels bei Großküchenverpflegten aus geschlossenen Verpflegungsgemeinschaften der erstgenannten Art. Das Kind scheint dabei im allgemeinen in noch höherem Maße gefährdet zu sein als der Erwachsene, wie den vielen Berichten über Vitaminmangelzustände bei den Insassen von Kinderheimen, Waisenanstalten u. ä. zu entnehmen ist; der Grund hierfür dürfte in dem relativ hohen Vitaminbedarf des Wachstumsalters und der hier meist ganz fehlenden Möglichkeit einer eigenen Kostkorrektur zu suchen sein.

Bei Untersuchungen des Askorbinsäure-Blutspiegels von einigen Hundert verschieden verpflegten Studenten fanden W. Grab u. Mitarb., daß die Teilnehmer an der Gemeinschaftsverpflegung ein hochgradiges C-Vitamindefizit aufwiesen, während bei den Selbstverpflegern die Blutspiegelwerte durchweg noch an der Grenze der Norm lagen. Mittels Sättigungstest oder Blutspiegelbestimmung konnte man in Massenlagern, Arbeitsdiensteinheiten, Truppenverbänden und ähnlichen Verpflegungsgemeinschaften bei einem Großteil der Untersuchten ein latentes C-Vitamindefizit nachweisen (WENDT; KRAFT; GANDER; KRAMER; DESCHWANDEN u. v. a.). Bei 57% der nach 8–9monatiger Dienstzeit untersuchten Soldaten der Schweizer Armee fand DEMOLE mit dem Sättigungsgrad ein ausgesprochenes C-Vitamindefizit. Auch manifeste C-Hypovitaminosen (O. KRAFT; BISKIND und WILLIAMS) und sogar ausgesprochene Skorbuterkrankungen (HARMSEN; STEPP) hat man bei Großküchenverpflegten beobachten können.

In vergleichenden Untersuchungen an den Bewohnern zweier Münchener Lehrlingsheime, die unter günstigen vergleichbaren Versuchsbedingungen durchgeführt werden konnten, zeigten PIES und SCHROEDER die entscheidende Bedeutung der küchentechnischen Zubereitungsweise für die C-Vitaminversorgung der Verpflegungsteilnehmer auf. Obgleich die mengen- und qualitätsmäßige Belieferung mit C-haltigen Nahrungsmitteln bei beiden Heimen völlig gleich war, lag der Askorbinsäurespiegel im Blut bei den Bewohnern des einen Heims wesentlich niedriger als bei denen des anderen Heims; als Ursache ergab sich in der ersteren Küche eine fehlerhafte Kochweise (langes Kochen in großen Kesseln, ungenügende Verwertung des Kochwassers), während in der letzteren Gemüse und Kartoffeln stets entsprechend den neuzeitlichen ernährungsphysiologischen Gesichtspunkten zubereitet worden waren. Am Beispiel der Gemeinschaftskost eines Massenlagers junger Männer konnte WENDT aufzeigen, daß der regelmäßige Genuß eines stundenlang über die Garzeit hinaus auf dem Feuer gehaltenen Mittagessens zu einem beträchtlichen Abfall des C-Vitaminspiegels im Blut führt.

Nach den statistischen Erhebungen einer Berufsgenossenschaft erwies sich der Teil des Krankenpflegepersonals, der sich in Anstaltsverpflegung befand, als besonders anfällig gegen Infektionskrankheiten (Angina, Grippe, Bronchitiden, Tuberkulose usw.) sowie gegen Magen- und Darmstörungen (relative Vitaminmangelzustände, vgl. S. 40); bei dem sich außerhalb der Anstalt selbst beköstigenden Teil des Krankenpflegepersonals war der Gesundheitszustand dagegen ein wesentlich besserer (HARMSEN). Auch die in einigen Großkrankenhäusern in Berlin, Hamburg und Wien unter dem Personal beobachteten Skorbuterkrankungen (HARMSEN) betrafen ausschließlich aus der Anstaltsküche beköstigte Ärzte und Pflegekräfte, ein Beweis für die C-Vitaminarmut der Kost in diesen Häusern. Typisch ist schließlich das ebenfalls von H. HARMSEN mitgeteilte Beispiel aus einer westdeutschen Industriegroßstadt: Alle städtischen Krankenhäuser, deren einzelne Anstalten infolge ausgedehnter Eingemeindungen voneinander getrennt liegen, sind verwaltungsmäßig straff zusammengefaßt. Die Beköstigung wird zentral eingekauft, aber roh an die Außenstationen geliefert. Unterbringungs- und Arbeitsbedingungen sind in den verschiedenen Anstalten fast die gleichen. Der Gesundheitszustand des Pflegepersonals war aber in den kleineren Häusern ungleich besser als in den zwei Großbetrieben, deren Großküchen trotz gleicher Rohstoffe eine an C-Vitamin ärmere Verpflegung liefern; während in den kleineren Häusern bei Schülerinnen und Schwestern Infektionen überhaupt nicht auftraten, häuften sich diese trotz besonderer gesundheitlicher Überwachung in den Großkrankenhäusern. Allein die Richtigstellung der Kost vermag in solchen Fällen die erhöhte Krankheitsanfälligkeit in einer Verpflegungsgemeinschaft zu beseitigen (vgl. S. 51, Fußn. 2). So führte in einer norwegischen Militärschule eine Kostreform, die im wesentlichen nur in einer Verbesserung der Vitaminzufuhr bestand, bei über 16jähriger Beobachtungsdauer zu einem signifikanten Rückgang der Erkrankungsfälle an Tuberkulose (v. WENDT). Ähnliche Berichte finden sich im Schrifttum in größerer Zahl.

Auch der *B-Vitamingehalt* liegt bei vielen Formen der Gemeinschaftsverpflegung unter dem Durchschnitt der Haushaltskost. Wenngleich die Verluste an B-Vitaminen in der Großküche nicht das Ausmaß derjenigen beim Vitamin C erreichen, so sind auch sie im Durchschnitt noch größer als in der häuslichen Küche (S. 66 f.). Man hat dementsprechend verschiedentlich auch gehäuft B-Mangelzustände bei Großküchenverpflegten beobachten können (BISKIND und WILLIAMS u. a.).

3. Vitaminmangel beim Kranken

Zu der schon beim Gesunden vielfach unzureichenden Vitaminversorgung (*prämorbides Vitamindefizit*) gesellen sich beim Kranken zwei weitere die Vitaminbilanz verschlechternde Momente, von denen jedes für sich allein schon eine Hypovitaminose oder Avitaminose manifest werden lassen kann:

a) *Diätbedingte Beschränkungen der Vitaminzufuhr* (S. 55).

b) *Krankheitsbedingte Steigerungen des Vitaminbedarfs* (Enterokarenz, Endokarenz, verminderte bakterielle Synthese im Darm, erhöhter intermediärer Verbrauch; S. 42 f.).

Vitaminmangelsyndrome sind dementsprechend eine häufige Begleiterscheinung der verschiedenartigsten Krankheiten. Bei jeder schweren Allgemeinerkrankung können sich mit der Zeit hypovitaminotische Zustände entwickeln. Meist betrifft das Defizit dabei die *wasserlöslichen Vitamine*. Auch hier sind die relativen Vitaminmangelzustände (Hypovitaminosen, S. 39 f.) sehr viel häufiger als manifeste Avitaminosen.

Die Zahl der im Schrifttum niedergelegten Mitteilungen über einen interkurrenten *B-Vitaminmangel* bei inneren Erkrankungen ist kaum noch übersehbar. Erniedrigte Blutspiegelwerte, abnorme Ausscheidungsverhältnisse im Urin oder klinisch manifeste Symptome eines Mangels an den *Vitaminen B_1, B_2 und Nikotinsäureamid* fand man bei schweren konsumierenden Erkrankungen aller Art, bei akuten und chronischen Entzündungen und Infektionskrankheiten (Typhus, Ruhr, Scharlach, Diphtherie, Tuberkulose, Polyarthritis rheumatica usw.), langdauernden fieberhaften Zuständen aus sonstiger Ursache, fortgeschrittenen Karzinomen, Lebererkrankungen (Hepatitis, Leberzirrhose, Stauungsleber), Zuckerkrankheit, Nebennierenrindeninsuffizienz, schwerer perniziöser Anämie, bei chronischen Durchfallsleiden und anderen langdauernden Magendarmerkrankungen, in der Rekonvaleszenz nach schwerem Krankenlager u. v. a. (siehe auch S. 42 f., 137 f.); Übersicht bei STEPP, KÜHNAU und SCHROEDER; vgl. BIRÓ; SEVRINGHAUS et al.; LOSSY et al.; KERPPOLA). Bei vielen dieser Zustände ließ sich zugleich ein relativer Mangel an *Pantothensäure* nachweisen. Polyneuritiden im Verlauf von Magen-Darm-

Erkrankungen, bei Alkoholikern und in der Schwangerschaft sind oftmals der Ausdruck eines B-Vitaminmangels. Auch latente B_6-*Mangelzustände* sind nach neueren Untersuchungen offenbar häufiger, als an Hand der klinischen Mangelsymptome gemeinhin festgestellt werden kann (MASKE; WACHSTEIN und GUDAITIS; ZARTMAN et al.; ROSEN et al.; KNAPP u. a.); mittels der Xanthurensäure-Reaktion fand man ein B_6-Defizit bei Diabetikern und Nierenkranken, bei Tuberkulose, insbesondere unter INH-Behandlung, bei malignen Tumoren, Endokarditis, Hyperthyreosen, Magen-Darm-Erkrankungen, verschiedenen Dermatosen u. a. Ein *Folsäuremangel* wurde bei alimentären und gastroenterogenen makrozytären Anämien, bei einem Teil der Sprue- und Coeliakiefälle sowie in manchen Fällen von Glossitis, Stomatitis, chronischer Gastroenteritis festgestellt. Sehr häufig entwickeln sich unter der Behandlung mit antibiotischen Mitteln oder langzeitiger Sulfonamidtherapie latente B-Hypovitaminosen, wobei fast der gesamte Vitamin-B-Komplex von dem Mangel betroffen sein kann (S. 43, 44).

Viele akute und chronische Allgemeinerkrankungen gehen mit einem Mangel an *Vitamin C* einher. Häufig findet sich eine Erniedrigung des Askorbinsäurespiegels im Blut bei akuten entzündlichen und Infektionskrankheiten (grippale Infekte, Anginen, Pneumonie, Typhus usw.), bei chronisch entzündlichen Prozessen (Tuberkulose, Polyarthritis usw.), Magendarmerkrankungen (Ulkus, Karzinom, Achylie usw.), bei Inanitions- und Kachexiezuständen u. v. a. (vgl. S. 42 f., 137 f.). Bei Tuberkulosekranken, über welche besonders zahlreiche Untersuchungen der Vitaminbilanz vorliegen, ist der Vitamin-C-Blutspiegel in der Mehrzahl der Fälle erniedrigt. CZINA et al. fanden bei Tuberkulösen ein durchschnittliches C-Defizit von 1300 mg im Sommer sowie 3600 mg im Winter und Vorfrühling; zu ähnlichen Befunden kommt eine Reihe weiterer Untersucher. Nicht selten zeigen sich präskorbutische Zustände nach lange fortgesetzten Diätkuren bei Ulkus- und anderen Magen-Darm-Leiden. MORAWITZ sah bei einem Typhuskranken, der fast nur mit Breien und Schleimsuppen ernährt worden war, das Auftreten eines manifesten Skorbuts; in gleicher Weise hat man bei Ruhr, Colitis u. ä. die Entwicklung von C-Avitaminosen beobachtet.

Eine Herabsetzung des *Vitamin-A-* und Karotinspiegels im Blut, oftmals verbunden mit Störungen der Sehfähigkeit bei herabgesetzter Beleuchtung (Hemeralopie; S. 29), findet sich vornehmlich bei enteralen Resorptionsstörungen (schweren Gastroenteritiden, Sprue, Coeliakie, Pankreaserkrankungen usw.), bei Leberzirrhose und anderen Hepatopathien, bei Hyperthyreosen, Infektionskrankheiten, nephrotischen Syndromen sowie bei langdauernder Verabfolgung fettarmer Diätformen. Störungen der Fettresorption im Darm, Leberkrankheiten, rheumatische und gewisse endokrine Erkrankungen gehen häufiger mit einem *E-Vitamindefizit* im Blut einher (BECKMANN et al.; BÄUMER und BECKMANN). Bei Darmerkrankungen und anderen Störungen (Gallengangsverschluß, Pankreaserkrankungen) mit darniederliegender enteraler Resorption läßt sich nicht selten auch eine latente *K-Hypovitaminose* nachweisen. Auf den Mangel an fettlöslichen Vitaminen als Folge enteraler Fettresorptionsstörungen sei in diesem Zusammenhang jedoch nicht weiter eingegangen, weil er in der Regel kein diätetisches Problem darstellt, sondern nur durch eine parenterale Vitaminzufuhr zu beheben ist.

VII. Die Notwendigkeit einer Verbesserung des Vitamingehalts von Krankenkost und Großküchenverpflegung

Es ergibt sich aus den in den vorangegangenen Abschnitten (S. 55–72) dargelegten Verhältnissen – sowohl aus der Vitaminarmut vieler Krankenkostformen und der meisten Arten von Großküchenkost als auch aus dem nicht seltenen Vorkommen von Erscheinungen eines latenten Vitaminmangels bei den mit einer derartigen Kost Verpflegten –, daß die *Mehrzahl der heute gebräuchlichen Krankenkostformen und die meist übliche Form der Großküchenverpflegung einer Aufbesserung ihres Vitamingehalts bedürfen.* Darüber hinaus besteht diese Notwendigkeit in gewissem Umfang, insbesondere hinsichtlich der B-Vitaminversorgung, auch bei der Kost eines größeren Teils der *haushaltsverpflegten Bevölkerung.*

Da bei vielen Erkrankungen der Vitaminbedarf über die Norm hinaus gesteigert ist, ist eine besonders vitaminreiche Gestaltung der *Krankenkost* angebracht. Alle Zustände von Enterokarenz, Darmfloraschädigung, Endokarenz und gesteigertem Vitaminverbrauch (S. 42 f.) erfordern gleichermaßen eine *erhöhte Zufuhr von Vitaminen.* Eine Diät, deren Vitamingehalt für normale Gesunde gerade ausreichend wäre – selbst diese Voraussetzung erfüllen die meisten Krankenkostformen heutzutage nicht! (S. 56 f.) –, muß deshalb beim Kranken als unzureichend bezeichnet werden. Jeder Vitaminmangel verzögert die Krankheitsheilung und erhöht die Anfälligkeit des Patienten gegen interkurrente Schädigungen; denn die biokatalytischen Systeme, die während einer Krankheit in besonderem Maße beansprucht werden, können nur dann ihre optimale Funktion entfalten, wenn ihre Vitaminbausteine in ausreichender Menge zugeführt werden. Es ist deshalb eine wohlbegründete Forderung (STEPP, SCHROEDER, EPPINGER, GROTE, BERTRAM u. v. a.), daß *sämtliche für eine längerdauernde Verabreichung in Frage kommenden Krankenkostformen alle Vitamine in so reichlicher Menge enthalten sollen, daß sie jeder krankheitsbedingten Bedarfssteigerung gerecht werden können.*

Die verschiedenen Krankheiten erfordern natürlich eine den jeweiligen Bedingungen angepaßte Kost. Bei fast allen Krankenkostformen läßt sich jedoch, wenn sie sachgemäß gestaltet werden, der Nachteil eines unzureichenden Vitamingehalts vermeiden, ohne daß die sonstigen diätetischen Gesichtspunkte zurückgestellt werden müßten. Wenn man sich geeigneter Zubereitungen bedient, ist die *Einstellung einer Diät auf den notwendigen Vitamingehalt keineswegs schwieriger als die auf eine bestimmte Kalorien- oder Eiweißmenge.* Die Gewährleistung eines ausreichenden Vitamingehalts muß deshalb noch sehr viel mehr zum selbstverständlichen Prinzip einer jeden Diätbereitung werden, als das bisher gemeinhin der Fall ist. In dieser Hinsicht ist an der gegenwärtig meist geübten Praxis der Diätküchen und der häuslichen Diätversorgung noch vieles verbesserungsfähig.

Die *allgemeine Großküchenverpflegung* bedarf einer Verbesserung ihres Vitamingehalts insbesondere deshalb, weil bei der Kostzubereitung im Großen wasserlösliche Vitamine in weit höherem Maße zu Verlust gehen als bei der haushaltsmäßigen Zubereitung der Speisen (S. 66 f.). Am dringlichsten ist die Sicherstellung einer ausreichenden Vitaminversorgung dabei in solchen Verpflegungsgemeinschaften, deren Teilnehmer auf längere Zeit *ausschließlich auf die gelieferte Gemeinschaftskost angewiesen* sind und keine Möglichkeit einer zusätzlichen Nahrungsbeschaffung besitzen, wie z. B. Alters- und Kinderheime, Waisenhäuser, Heil- und Pflegeanstalten, entlegene Arbeitslager und Truppeneinheiten, Schiffsbesatzungen, Expeditionsgemeinschaften, Strafanstalten, Gefangenenlager u. ä. Besondere Beachtung verdient in dieser Hinsicht auch die Beköstigung der *Schwestern* und *sonstiger Pflegepersonen* in den Krankenhäusern, die oft jahrzehntelang von der Versorgung aus der Krankenhausküche abhängig sind.

Die Maßnahmen zur Verbesserung des Vitamingehalts haben sich vor allem auf die *wasserlöslichen Vitamine*, insbesondere Vitamin C, B_1, B_2 und Nikotinsäureamid[1]), zu erstrecken, da das Vitamindefizit der Krankenkost und der allgemeinen Großküchenverpflegung in erster Linie diese Faktoren betrifft (S. 56 f., 66 f.)[2]).

Eine Anreicherung der Krankenkost mit *Vitamin C* wird in Form von Rohkost- oder Rohsaftbeigaben zwar vielerorts schon seit langem geübt. Die Erfahrung lehrt jedoch, daß von dieser Form der C-Vitaminsubstitution längst nicht überall und bei allen Diätformen in genügendem Maße Gebrauch gemacht wird; besonders bei den verschiedenen Arten der Schonkost ist der C-Vitamingehalt oft noch unzureichend. Noch schlechter steht es um die C-Anreicherung in der Mehrzahl der allgemeinen Großküchen; die hier meist übliche Rohkostzulage, etwa in Gestalt einiger Blätter grünen Salats, einer Portion Endivien-, Karotten- oder Rote-Beete-Salat oder eines Apfels pro Tag, kann im Hinblick auf ihren C-Vitamingehalt (S. 89) schlechthin nur als symbolisch bezeichnet werden. Am ungünstigsten liegen die Verhältnisse bei den *B-Vitaminen;* hier wird in der Regel nicht einmal der Versuch einer Kostaufbesserung gemacht, weder in den Diätküchen noch in den allgemeinen Großküchen. Die Sicherstellung einer ausreichenden Versorgung ist aber bei den Vitaminen der B-Gruppe bekanntlich von der gleichen Bedeutung wie beim Vitamin C. Wenngleich die ernsthaften Bemühungen vieler einsichtiger Küchenleitungen um eine vollwertigere Gestaltung der Kost durchaus anzuerkennen sind, so ist für den großen Durchschnitt doch festzustellen,

---

[1]) Auch wenn man in Deutschland eines Tages zur generellen *Vitaminierung des Feinmehls* kommen sollte, so bleibt die Notwendigkeit einer B-Vitaminanreicherung bei der Krankenkost in vollem Umfang bestehen. Die Auswirkungen der krankheitsbedingten Steigerung des Vitaminbedarfs lassen sich durch eine Vitaminierung des Mehls, jedenfalls solange sie in der bisher im Ausland meist geübten Form erfolgt (vgl. S. 51), keineswegs völlig ausgleichen.

[2]) Die Versorgung mit *fettlöslichen Vitaminen* ist dagegen viel seltener gefährdet, am ehesten noch bei langzeitiger Verabfolgung sehr fettarmer Kostformen und bei enteralen Resorptionsstörungen; hierbei ist eine Anreicherung der Kost mit natürlichen Vitaminträgern oft weniger erfolgversprechend als eine medikamentöse Vitaminzufuhr (S. 82, 141).

VII. Die Notwendigkeit einer Verbesserung des Vitamingehalts

daß ein ausreichender Gehalt an wasserlöslichen Vitaminen sowohl bei der Krankenkost als auch bei der allgemeinen Großküchenverpflegung keineswegs gewährleistet ist.

Die entgegenstehenden Schwierigkeiten sind dabei weder prinzipieller noch technischer oder finanzieller Natur. Durch geeignete Maßnahmen läßt sich bei praktisch jeder Kostform der Vitamingehalt auf die wünschenswerte Höhe bringen. *Das eigentliche Problem liegt* im Organisatorischen und Personellen, letzten Endes *im mangelnden Vertrautsein der verantwortlichen Küchenleitungen mit dem Problem der Vitaminversorgung überhaupt* und im fast völligen *Fehlen einer sachverständigen Aufklärung und Schulung des Küchenpersonals.* Die zum Vitaminverlust führenden Fehler der Großküche (vgl. S. 66 f.) sind in ihren Auswirkungen, wie man immer wieder feststellen kann, vielen verantwortlichen Küchenkräften vollkommen unbekannt. Auf wohl kaum einem Teilgebiet der Medizin hat das theoretische Wissen eine so geringe praktische Nutzanwendung erfahren wie auf dem Sektor der Kostzubereitung in der Gemeinschaftsküche. Die großen Fortschritte der Ernährungswissenschaft während der vergangenen 25 Jahre fanden in der Arbeitsweise der Großküchen bisher nur einen sehr bescheidenen Niederschlag. Im Hinblick auf ihren Vitamingehalt ist die allgemein übliche Großküchenverpflegung deshalb heute meist nicht besser als vor einem Vierteljahrhundert. Auch der überwiegende Teil der Krankenhausküchen hat sich der Entwicklung der neuzeitlichen Ernährungslehre noch nicht genügend angepaßt. Hier gibt es für die Küchenleitungen und alle sonstwie für die Gestaltung einer Krankenkost oder einer Gemeinschaftsverpflegung Verantwortlichen noch viel zu tun.

Als Richtwert für die wünschenswerte Höhe des Vitamingehalts der allgemeinen Großküchenverpflegung ist der *Optimalbedarf des Gesunden* (S. 6 f.) zugrunde zu legen. Bei der Abschätzung der tatsächlichen Vitaminzufuhr muß jedoch die große Schwankungsbreite im Vitamingehalt vieler Vegetabilien, die nicht sehr große Stabilität mancher Vitamine, der Verlust bei der küchenmäßigen Verarbeitung der Nahrungsmittel und die nicht immer 100%ige Resorption der Vitamine im Darm mit einkalkuliert werden. In manchen Verpflegungsgemeinschaften (Schwerarbeiter, Hochleistungssportler, Soldaten, werdende und stillende Mütter) ist dazu ein über der Norm liegender Vitaminbedarf in Ansatz zu bringen. Bei den verschiedenen Formen der Krankenkost muß die Vitaminzufuhr schließlich der krankheitsbedingten Erhöhung des Vitaminbedarfs gerecht werden. Für alle Arten von Krankenkost und Großküchenverpflegung ist deshalb von vornherein ein gewisser, über das normale Bedarfsoptimum hinausgehender *Vitaminüberschuß* anzustreben, der auch gesteigerten Bedürfnissen zu genügen vermag. Da ein Vitamindefizit der Kost so gut wie immer mehrere Faktoren betrifft und es sich bei Vitaminmangelzuständen fast stets um Polyhypovitaminosen handelt (S. 39 f.), ist die Kostaufwertung auf das *ganze Vitaminspektrum,* insbesondere auf die Gesamtheit der wasserlöslichen Vitamine (B-Vitaminkomplex, Vitamin C), abzustellen.

VIII. Praktische Möglichkeiten zur Verbesserung des Vitamingehalts der Kost

Ein höherer Vitamingehalt der Kost läßt sich auf verschiedene Weise erreichen:

1. *Zweckmäßigere Nahrungsmittelauswahl* unter besonderer Bevorzugung der vitaminreichen Erzeugnisse.
2. *Bessere Vitaminerhaltung* bei der Kostzubereitung *in der Küche.*
3. *Vitaminanreicherung der Kost* mittels geeigneter vitaminreicher Zusätze.

1. Zweckmäßigere Nahrungsmittelauswahl

Die *Kalkulation des Vitamingehalts* ist bei der Kostplanung ebenso wichtig wie die allgemein übliche Kalkulation des Eiweiß-, Fett- und Kaloriengehaltes. Durch eine entsprechende Auswahl der zur Verwendung kommenden Produkte sollte der Speiseplan deshalb von vornherein auf einen optimalen Vitamingehalt abgestellt werden. Zu den vitaminreichen Grundnahrungsmitteln, die für die allgemeine Großküchenverpflegung in größerem Umfang als bisher meist üblich benutzt werden sollten, gehören vor allem die Vollkornerzeugnisse (Vollkornbrot, Vollkornteigwaren), die groben Kohlarten (insbesondere auch als Rohkost), Hülsenfrüchte, Milch und Milchprodukte (Magermilch, Magermilchpulver, Buttermilch, Quark), Sojavollmehl und die Pflanzenöle mit hohem Anteil an hochungesättigten Fettsäuren (vgl. Tab. 14, S. 36).

2. Bessere Vitaminerhaltung in der Küche

Der Einkauf der vitaminreichsten Nahrungsmittel verfehlt jedoch seinen Zweck, wenn diese durch eine unsachgemäße Zubereitung in ihrer Zusammensetzung so entwertet werden, daß der Verpflegungsteilnehmer nur noch einen Bruchteil der ursprünglich vorhanden gewesenen Vitaminmenge erhält. *Es muß deshalb das Bemühen der Küche sein, die Nahrung so zuzubereiten und zum Verzehr kommen zu lassen, daß die in den Naturprodukten enthaltenen Vitamine weitestmöglich erhalten bleiben.* Wenngleich zwar die küchenmäßige Verarbeitung der Nahrungsmittel mit gewissen unvermeidlichen Vitamineinbußen verbunden ist, so läßt sich doch die Höhe der bisher meist zu findenden Verluste zweifelsohne noch wesentlich verringern. „Man kann mit Bestimmtheit behaupten, daß nicht selten durch falsche Zubereitung der gesamte Vitaminbestand unserer Nahrung vernichtet wird, durch eine vernünftige Herrichtung, selbst unter Anwendung der Hitzeverfahren, der Verlust aber nicht höher als 10–15% zu sein braucht" (C. DIENST).

Grundsätzlich sollen alle Nahrungsmittel, insbesondere die Vegetabilien, durch die küchentechnische Vor- und Zubereitung möglichst wenig verändert werden. *Alle Einwirkungen, von denen bekannt ist, daß sie die Vitamine schädigen (S. 58 f.), sind auf das unvermeidliche Maß zu beschränken oder, wo das möglich ist, ganz auszuschalten.* Die im einzelnen zu fordernden Verbesserungen

2. Bessere Vitaminerhaltung in der Küche

erstrecken sich auf alle Maßnahmen, die zwischen dem Einkauf der Rohprodukte durch die Küche und dem Anrichten der fertigen Speisen liegen; sie gelten für die Haushaltsküche in prinzipiell gleicher Weise wie für die Diätküche und die allgemeine Großküche. Für die Praxis lassen sich die wichtigsten Maßregeln in den nachfolgenden Merksätzen zusammenfassen:

35 Merksätze zur bestmöglichen Vitaminerhaltung in der Küche

1. Möglichst schnelle und schonende Verarbeitung aller als Vitaminträger wichtigen Vegetabilien!

2. Einkauf von Obst und Gemüse nur aus Quellen, die mit Sicherheit längere Lagerzeiten ausschließen!

3. Pflanzliche Vitaminträger unter Vermeidung jeder unnötigen weiteren Lagerung so frisch wie möglich zum Verbrauch kommen lassen! Ist eine kurzzeitige Lagerung von frischen Vegetabilien nicht zu umgehen, so hat sie sachgemäß (vgl. S. 63), insbesondere kühl und dunkel, zu erfolgen!

4. Obst und Gemüse weitestmöglich nicht in erhitzter Form, als Rohkost, zum Verzehr kommen lassen!

5. Gemüse- und Obstkonserven, ebenso wie Gefriergemüse und -obst, nur solange verwenden, wie gleichwertige Frischerzeugnisse nicht zu annehmbarem Preis auf dem Markt sind!

6. Bei Konserven ist die Konservenflüssigkeit, die stets einen größeren Teil der wasserlöslichen Vitamine enthält, mitzuverwenden!

7. Gefriergemüse soll, um die C-Vitaminverluste beim Auftauen so gering wie möglich zu halten, in gefrorenem Zustand unmittelbar gegart und zubereitet werden!

8. Putzen des Gemüses erst am Verbrauchstag! Ist das nicht möglich, dürfen nur die gröberen Arbeiten (Entfernen des groben Schmutzes, der äußeren Blätter usw.) auf den Vortag verlegt werden!

9. Reinigung der frischen Vegetabilien kurz und gründlich, am besten unter kräftigem Wasserstrahl! Jeder unnötige Wasserkontakt erhöht die Vitaminauslaugung![1] Die Abkürzung der Waschprozedur darf jedoch nicht auf Kosten der Reinlichkeit gehen!

10. Frischvegetabilien möglichst erst waschen und dann zerkleinern! Nicht umgekehrt! Wässern von Gemüse möglichst kurz und nur in unzerkleinertem Zustand![2] Ist eine Reinigung des bereits eßfertig geschnittenen Gemüses im Wasser ausnahmsweise erforderlich, so hat sie so kurz wie möglich zu erfolgen![3]

---

[1] Der Zusatz von Kochsalz zum Spülwasser zwecks besserer Beseitigung von Schmutz und Parasiten (S. 91 f.) ist unbedenklich.

[2] Gemüse können in unzerkleinertem Zustand notfalls einige Stunden (bis 12 Stunden) gewässert werden, ohne daß größere C-Vitaminverluste zu befürchten wären (DIENST).

[3] In stehendem Wasser kommt es innerhalb einer Stunde, unter fließendem Wasser innerhalb von 15 Minuten zu keinem wesentlichen Verlust an Vitamin C (DIENST).

11. Kartoffeln erst am Tage des Verbrauchs schälen! Kein unnötiges Wässern[1]), zumal in geschnittenem Zustand!

12. Gemüse und Kartoffeln nicht stärker zerkleinern, als unbedingt notwendig!

13. Zerkleinerte pflanzliche Produkte (Obst, Kartoffeln, Rüben usw.) nicht über längere Zeit an der Luft oder im Wasser stehen lassen! Die Zerkleinerung hat möglichst erst kurz vor dem Garen zu erfolgen!

14. Beim Schälen, Zerschneiden, Zerreiben und sonstigem Zerkleinern von Obst, Gemüse oder Kartoffeln ausschließliche Verwendung von Geräten aus rostfreiem Stahl!

15. Vorbereiten (Zerkleinern, Wässern), Garen und Aufbewahren C-haltiger Vegetabilien nicht in Gefäßen bzw. mit Geräten aus Kupfer, Messing, Zink, Zinn, Eisen oder abgesprungener Emaille![2])

16. Für pflanzliche Vitaminträger ist das jeweils schonendste Garverfahren zu bevorzugen![3]) Dämpfen, Dünsten und Kochen erhalten den Vitaminbestand besser als Schmoren, Braten und Backen in Fett!

17. Zur Verkürzung der Ankochzeit Gemüse und Kartoffeln in bereits siedendem Wasser ansetzen! Aus dem gleichen Grunde schnelles Ankochen mit großer Flamme, wobei in der Regel der Gasherd dem Elektroherd vorzuziehen ist![4])

18. Bei allen vitaminreichen vegetabilischen Nahrungsmitteln ist jegliches Übergaren unbedingt zu vermeiden (vgl. Tab. 30, S. 80)! Garendes Gemüse möglichst nicht ohne Aufsicht lassen, damit die bis zum Garsein erforderliche Erhitzungsdauer nicht überschritten wird!

19. Den letzten Abschnitt des Garprozesses möglichst in Form des „Nachgarens" bei langsam absinkenden Temperaturen ablaufen lassen (Garziehen)!

20. Wird das Kochwasser bei der Speisenzubereitung ausnahmsweise nicht mitverwertet (vgl. Nr. **33**), so ist beim Garen von Gemüse das Dämpfen und Dünsten dem Kochen vorzuziehen![5])

21. Bei Kartoffeln ist das Dämpfen die zweckmäßigste Art des Garens![6])

---

[1]) Das Wässern geschälter, nicht geschnittener Kartoffeln führt innerhalb einer Stunde zu keinem nennenswerte Vitaminverlust (DIENST).

[2]) Unbedenklich sind Gefäße und Gerätschaften aus rostfreiem Stahl, Aluminium, unbeschädigter Emaille, Porzellan, Glas, Holz, Plastik.

[3]) Vgl. Tab. 26, S. 60.

[4]) Für die großen Dampfdruckkessel der Großküche empfiehlt C. DIENST, mit der höchstmöglichen Heizleistung anzukochen und ohne Atmosphärenüberdruck „fortzukochen".

[5]) Bei Mitverwertung des Kochwassers ist das Kochen, was die Erhaltung der wasserlöslichen Vitamine anbetrifft, dem Dämpfen und Dünsten fast ebenbürtig.

[6]) Am schonendsten für den C-Vitamingehalt ist das *Dämpfen* der Kartoffeln *in der Schale* (SCHEUNERT; DIEMAIR u. a.); sind Kartoffeln der einzige wesentliche C-Vitaminträger, der zur Verfügung steht, so ist die Anwendung dieses Garverfahrens unumgänglich. Unter normalen Ernährungsbedingungen wird man in der Regel jedoch das Dämpfen der Kartoffeln in geschältem Zustand vorziehen. Auch beim *Kochen* erleiden ungeschälte Kartoffeln (Pellkartoffeln) nur einen Bruchteil des C-Vitaminverlusts geschälter Kartoffeln (Salzkartoffeln).

2. Bessere Vitaminerhaltung in der Küche

22. Kartoffelbrei (Kartoffelpüree) statt aus Schäl- (Salzkartoffeln) aus gedämpften Pellkartoffeln bereiten, die heiß geschält und sofort geschlagen werden!

23. Garen von Gemüsen und Kartoffeln in nicht zu großen Portionen (kürzere Garzeiten in kleineren Kesseln)![1]

24. Gemüse nicht in Töpfen ohne Deckel garen[2], auch nicht in Gefäßen, welche oben breiter sind als unten (Puddingformen u. ä.)!

25. Vermeiden von unnötigem Umrühren des Kochgutes (Schonung des C-Vitamins bei Beschränkung des Luftzutritts)!

26. Gemüse und Kartoffeln nicht unter höherem Überdruck (über 1 atü) zur Garung bringen!

27. Durch Dämpfen unter leichtem Überdruck (Niederdruckverfahren, 0,2–0,5 atü) läßt sich bei verschiedenen Gemüsen (Buschbohnen, Stangenbohnen, Kohlrabi u. a., nicht jedoch bei Kartoffeln) der C-Vitaminverlust gegenüber dem einfachen Dämpfen weiter verringern![3]

28. Keine Benutzung von Kochkisten zum Fertigkochen von C-vitaminreichen Vegetabilien!

29. Zum Garen verwendete Flüssigkeit (Kochwasser, Dämpfwasser) niemals wegschütten, sondern stets bei der weiteren Zubereitung der Kost mitverwenden (Zusatz von Gemüsen, Suppen, Saucen usw.)!

30. Kochwassermenge so gering wie möglich bemessen (Verkürzung der Ankochzeit, Verringerung der Vitaminauslaugung, leichtere Verwertbarkeit kleinerer Kochwassermengen)!

31. Kein Alkalizusatz (Soda, Natriumbikarbonat) beim Garen von Gemüse und Kartoffeln!

32. Kein Abschrecken oder Wässern gegarter Gemüse![4]

33. Die fertigen Speisen sind so schnell wie möglich dem Verzehr zuzuführen! Insbesondere hitzezubereitete Gemüse und Kartoffeln sollen baldmöglichst verbraucht werden! Kein unnötiges Umherstehenlassen von gegarten Gemüse- oder Kartoffelgerichten in der Küche! Kein stundenlanges Warmhalten! Jede Stunde der Aufbewahrung führt zu weiteren Vitaminverlusten!

---

[1] Neben der *kürzeren Garzeit* hat das Garen in kleineren Kesseln den Vorteil, daß mehrfach und in zeitlichen Abständen gekocht werden kann, so daß Gemüse und Kartoffeln *ohne die Notwendigkeit eines längeren Warmhaltens* zum jeweiligen Ausgabezeitpunkt fertig sind. Beide Umstände tragen zum besseren Erhaltenbleiben der Vitamine bei.

[2] Beim Kochen von Gemüse im bedeckten Topf bleiben infolge des geringen Sauerstoffkontakts etwa 25% des C-Vitamingehalts mehr erhalten als beim Kochen ohne Deckel.

[3] Das Dämpfen unter Überdruck muß besonders sachkundig gehandhabt werden; ein Überschreiten der Garzeiten oder der Druckwerte kann die Vitaminersparnis leicht zunichte machen (STÜBLER; ZACHARIAS und THUMM). Ein Vorzug des Dämpfens unter Überdruck, das bekanntlich auch in der Haushaltsküche anwendbar ist, liegt auch in seiner größeren Wirtschaftlichkeit (kürzere Garzeit, damit Ersparnis an Zeit und Energie).

[4] Das beste Mittel zur Erhaltung einer guten Farbe gegarter Gemüse ist das Vermeiden jeglicher Übergarung.

34. Ist die Aufbewahrung gegarter Gemüse nicht zu umgehen, so erfolgt sie am zweckmäßigsten in geschlossenen Gefäßen bei Kühlschranktemperatur!

35. Das Wiederaufwärmen hitzezubereiteter Gemüsegerichte ist möglichst zu vermeiden! Ist das Aufwärmen einmal unumgänglich, so soll nicht länger und nicht stärker erwärmt werden, als unbedingt nötig!

Tabelle 30
Garzeiten beim Dünsten und Dämpfen von Gemüse[1])

Grüne Bohnen	30–40 Min.	Rotkohl	60–80 Min.
Grüne Erbsen	15–20 Min.	Teltower Rübchen	40–60 Min.
Grünkohl	60–90 Min.	Sauerkraut	30–50 Min.
Gurken	10–20 Min.	Schwarzwurzeln	30–40 Min.
Kohlrabi	30–60 Min.	Spargel	25–30 Min.
Mangold	10–20 Min.	Spinat	10–15 Min.
Möhren	20–30 Min.	Steckrüben	60–90 Min.
Porree	20–30 Min.	Weißkohl	25–35 Min.
Rosenkohl	15–20 Min.	Wirsingkohl	20–30 Min.

Mögen die so erreichbaren Vitamineinsparungen im einzelnen auch geringfügig erscheinen, so summieren sie sich in ihrer Gesamtheit bei der großen Menge der in der Küche zur Verarbeitung kommenden Vitaminträger doch zu beträchtlichen Werten. Selbst kleine Verbesserungen in der routinemäßigen Küchentechnik können auf diese Weise von Nutzen sein.

Unerläßliche Vorbedingungen für die Realisierung der vorstehenden Forderungen sind das Vorhandensein der erforderlichen *maschinellen Küchenausstattung*, die ausreichende Besetzung der Küche mit *geschultem Personal* sowie eine *rationelle Organisation* des Küchenbetriebes und der Speisenausgabe[2]). Die Schaffung dieser Voraussetzungen ist in den meisten Großküchen das dringlichste Problem. Hinsichtlich der diesbezüglichen weiteren Einzelheiten kann auf die beherzigenswerten Ausführungen von C. Dienst (1954) verwiesen werden.

Bei nüchterner Betrachtung der in den meisten Großküchenbetrieben, einschließlich vieler Krankenhausküchen, derzeitig bestehenden personellen, organisatorischen und etatmäßigen Gegebenheiten wird allerdings klar, daß in der Mehrzahl der Fälle *mit einer Verwirklichung der für eine bessere Vitaminerhaltung erforderlichen Maßnahmen in absehbarer Zeit nicht in dem wünschenswerten Umfang gerechnet werden kann* (S. 75). Selbst unter günstigen Um-

---

[1]) Beim Dämpfen sind die Garzeiten im allgemeinen um etwa $\frac{1}{3}$ länger zu veranschlagen als beim Dünsten.

[2]) So ist beispielsweise eine Abstellung des in vielen Großküchen üblichen langen Warmhaltens und häufigen Wiederaufwärmens von Gemüse- und Kartoffelgerichten nur möglich, wenn durch geeignete organisatorische Maßnahmen (Abstimmung der einzelnen Arbeitsgänge in der Küche aufeinander, keine zu frühe Fertigstellung gekochter Gerichte, Verkürzung des Transportweges der fertigen Speisen von der Küche zum Verpflegungsteilnehmer usw.) die betrieblichen Voraussetzungen dafür geschaffen werden.

ständen dürfte es kaum möglich sein, alle fehlerhaften Zubereitungsmethoden und sonstigen Mißstände in der Großküche im Handumdrehen auszuschalten[1]). Abgesehen davon müssen gewisse Verluste an Vitaminen auch bei schonendstem Vorgehen in Kauf genommen werden. Hinzu kommt, daß auch die Möglichkeiten einer zweckmäßigeren Nahrungsmittelauswahl (S. 76) in der Praxis meist nur begrenzt sind, denn Vollkornbrot, grobe Gemüse, Hülsenfrüchte usw. entsprechen auch in der Gemeinschaftsverpflegung immer weniger der vorherrschenden Geschmacksrichtung des Publikums. In der Diätetik lassen sich die vitaminreichen Grobvegetabilien oft noch weniger verwenden. *Sind aber schon in den unbehandelten Ausgangsprodukten zu wenig Vitamine enthalten, wie das aus den genannten Gründen nicht selten der Fall ist, kann die Küche selbst bei bester Technik daraus keine im Vitamingehalt vollwertige Kost zubereiten.*

Es ergibt sich aus alledem, daß *allein auf dem Wege einer besseren Vitaminerhaltung in der Küche* – so dringend wünschenswert eine solche auch ist! – *ein voll ausreichender Vitamingehalt der Großküchenkost in der Regel kaum zu erreichen* sein wird; noch weniger läßt sich auf diesem Wege die Forderung eines besonders reichlichen Vitamingehalts der Krankenkost (S. 73 f.) verwirklichen. Sowohl bei der Krankenkost als auch bei der allgemeinen Großküchenverpflegung sollten die Maßnahmen zur besseren Vitaminerhaltung deshalb ergänzt werden durch eine geeignete *Anreicherung mit Vitaminen.*

3. Vitaminanreicherung der Kost

Die Durchführung einer Vitaminanreicherung bereitet viel weniger Mühe als die Ausschaltung der zahlreichen zu Vitaminverlusten führenden Küchenfehler; sie stellt das einzige ohne größeren Kostenaufwand (S. 167 f.) und ohne organisatorische Umstellungen des Küchenbetriebs überall anwendbare Verfahren einer wirkungsvollen Vitaminaufwertung der Kost dar. *Nur durch die nachträgliche Anreicherung mit geeigneten Vitaminträgern läßt sich ein durch schlechte Vitaminkalkulation bei der Kostplanung oder durch zu hohe Verluste bei der küchenmäßigen Verarbeitung entstandenes Vitamindefizit der Großküchenverpflegung ausgleichen.* Auch die Krankenkost, insbesondere die Gruppe der Schonkostformen, läßt sich nur durch eine Vitaminanreicherung auf den zu fordernden hohen Vitamingehalt bringen.

Küchentechnisch wäre es sicherlich am einfachsten, die Vitaminanreicherung der Kost mittels *synthetischer Vitaminpräparate* der chemischen Industrie vorzunehmen. So lassen sich Erfrischungsgetränke, Fruchtsuppen, Kaltspeisen, Marmeladen u. a. ohne besondere Schwierigkeiten mit reinem Vitamin C, Backwaren, Suppen, Saucen usw. mit künstlichen B-Vitamingemischen anreichern (Übersicht bei MENDEN und CREMER). Da bei einem derartigen Vorgehen jedoch noch allerlei Unsicherheitsfaktoren in Kauf genommen wer-

---

[1]) „Der größte Feind jeglichen Fortschritts sind meist die Köche selber, weil sie nicht imstande sind, sich von alten, beliebten, aber falschen Kochmethoden zu trennen" (W. KRAMER).

den müssen, bevorzugt man in praxi meist die Vitaminsubstitution in Form der Ausgabe von Vitamindragees an den Verpflegungsteilnehmer. So ist es in den Krankenhäusern allgemein üblich, bestimmte Diätformen durch eine Vitaminmedikation zu komplettieren. Auch bei der Massenverpflegung Gesunder hat man sich verschiedentlich der Vitaminzulage in Form von Vitamindragees, Vitamindrops u. ä. bedient.

Selbst wenn man annimmt, daß die Masse der gesunden Verpflegungsteilnehmer sich zur regelmäßigen Einnahme einer Zulage von synthetischen Vitaminen bereit findet, so ist diese Art der Vitaminaufwertung der Kost aus verschiedenen Gründen doch nicht immer zweckmäßig und voll befriedigend. So ergeben sich bei der Anreicherung mit reinen Vitaminen mitunter technische Schwierigkeiten, z. B. durch leichtere Auslaugbarkeit, größere Reaktionsfähigkeit u. dgl. Beim Kranken ist die *Wirkung im natürlichen Verband verabreichter Vitamine zudem nicht selten eine bessere als diejenige chemisch reiner synthetischer Vitamine s. u.* Abgesehen davon hat die Küche es auch rein technisch gar nicht nötig, die Hilfe der Apotheke in Anspruch zu nehmen. *Es gibt genügend preiswerte Naturprodukte von hohem Vitamingehalt, deren Einfügung in den Speiseplan jede Lücke in der Vitaminversorgung ohne weiteres auszufüllen vermag.*

Ist auch die Vitaminanreicherung der Kost im allgemeinen nur in Form des Zusatzes natürlicher Vitaminträger zu empfehlen, so soll damit der *therapeutische Wert der synthetischen Vitaminpräparate* keineswegs in Frage gestellt werden. Innerhalb ihres Indikationsbereichs wird man stets auf die medikamentöse Vitaminzufuhr zurückgreifen. Das gilt insbesondere für die Fälle, in denen aus irgendwelchen Gründen eine ausreichend vitaminhaltige Kost nicht zugeführt werden kann (Teetage, kaliumarme Kost, fettfreie Kost, hochgradige Inappetenz Frischoperierter u. ä.), und für Zustände einer schwerer beeinträchtigten enteralen Resorption (vgl. S. 42), bei denen häufig die parenterale Vitaminapplikation angezeigt ist. Auch zur Erzielung pharmakodynamischer Vitamineffekte, wozu bekanntlich sehr hohe, über das physiologische Tagesoptimum weit hinausgehende Dosen erforderlich sind, wird man sich stets der medikamentösen Vitamintherapie bedienen. Bei einzelnen Vitaminen schließlich erfolgt auch die substituierende Zufuhr aus bestimmten Gründen am zweckmäßigsten in der medikamentösen Form, so vor allem bei Vitamin D und B_{12}.

IX. Die Vorteile der Vitaminzufuhr im natürlichen Verband

Jedes vegetabilische Nahrungsmittel stellt eine biologische Einheit dar, in welcher nicht nur einzelne Bestandteile, sondern die *Gesamtheit der Inhaltsstoffe* in ihrer natürlichen Relation einen wesentlichen Teil des ernährungsphysiologischen Wertes ausmachen. Als „natürlich" wird hier das Vorliegen der Vitamine im weitgehend erhalten gebliebenen chemischen Gesamtkomplex ihres pflanzlichen Trägers bezeichnet. Im Gegensatz zum künstlich hergestellten Gemisch synthetischer Substanzen liegen die Vitamine im *natürlichen Verband* in ihrem ursprünglichen Verteilungsverhältnis vor, stabilisiert durch verschiedenartige Schutzstoffe, begleitet von Mineralien, Eiweißen, Lipiden, Kohlenhydraten und vielen anderen Wirk- und Baustoffen der Pflanzenzelle, mit denen sie zum Teil in vielfältiger Wechselbeziehung stehen. Seit langem ist bekannt, daß für einen optimalen Nutzeffekt der Kost die einzelnen Nahrungsfaktoren in bestimmten gegenseitigen Mengenverhältnissen vorliegen müssen. Viele Befunde sprechen dafür, daß beim Erhaltenbleiben der natürlichen Relation der Nährstoffe ihre intermediäre Verwertbarkeit für den Körper eine bessere ist als bei isolierter Zufuhr nur eines Teils davon, der durch technische Eingriffe aus dem ursprünglichen Gesamtkomplex herausgelöst wurde. Es kann deshalb nicht überraschen, daß in manchen Fällen die *Vitamine im natürlichen Verband* ihres vegetabilischen oder animalischen Trägers *wirksamer* gefunden werden als die entsprechenden isolierten Wirkstoffe in chemisch reiner Form oder aus diesen hergestellte Vitamingemische.

So liegen Beobachtungen vor, nach denen *Vitamin C* bei Zufuhr in natürlicher Form (Obst, Obstsäfte, Hagebutten, Tomaten, Sauerkraut usw.) unter bestimmten Umständen, insbesondere bei Erkrankungen der Verdauungsorgane (vgl. S. 139), wirksamer ist, d. h. vom Darm besser resorbiert und vom subaziden oder anaziden Magensaft weniger zerstört wird als chemisch reine Askorbinsäure (vgl. DIEHL und LÜHRS; LUCKSCH; BRAUN und MEYER; STEPP; PEZOLD). Bei Verabfolgung von Vitamin C in Form natürlicher Produkte kann so zur Erhaltung des Vitamingleichgewichts bereits $1/8$ bis $1/3$ der Menge ausreichend sein, die an chemisch reiner Askorbinsäure dafür benötigt wird (STUTZ und WEISPFENNIG). Auch bei den *B-Vitaminen* erwies sich der unveränderte pflanzliche Vitaminträger als die oftmals wirkungsvollste Darreichungsform. In der Infektprophylaxe zeigt der natürliche Gesamtkomplex in Form von Getreidekeimlingen oder Hefe nicht selten eine deutlichere Wirkung als die reinen B-Vitaminpräparate. Im Tierversuch fand ABDERHALDEN die im ganzen gefütterte Hefe oder Kleie zur Beseitigung der durch einen B-Vitaminmangel induzierten Infektanfälligkeit wirksamer als daraus hergestellte Extrakte. Es gibt Krankheitszustände, bei denen alle Vitamin-Kombinationspräparate versagen, eine einfache Hefezulage dagegen zum Erfolg führt (STEPP).

Die bessere Wirksamkeit der Vitamine im natürlichen Verband erklärt sich wahrscheinlich aus dem komplexen, in sich abgestimmten chemischen Aufbau der pflanzlichen und tierischen Vitaminträger; im einzelnen dürften dabei die folgenden Momente von Bedeutung sein:

1. Die chemische Stabilisierung der Vitamine durch begleitende Schutzstoffe.
2. Eine additive Wirkungsverstärkung durch die gleichzeitige Anwesenheit mehrerer Vitamine.
3. Wechselbeziehungen der Vitamine zu sonstigen natürlichen Begleitstoffen.
4. Möglicherweise das Vorkommen noch unbekannter Vitamine.

1. Stabilisierung der Vitamine durch begleitende Schutzstoffe

Die Vitamine sind im natürlichen Verband ihres pflanzlichen Trägers schädigenden Einwirkungen gegenüber (Luftsauerstoff, Hitze, Schwermetalle usw.) meist weniger empfindlich als in chemisch reiner Form. Die in den Pflanzen enthaltenen

Schutzsysteme, deren Mechanismus im einzelnen nur erst sehr unvollkommen aufgeklärt ist, wirken bei verschiedenen Vitaminen der Zerstörung im Magen-Darm-Kanal entgegen und verbessern so deren Ausnutzbarkeit durch den menschlichen Körper (S. 83). Am besten bekannt ist diese Tatsache vom *Vitamin C*; als stabilisierende Faktoren vermutet man hier u. a. Pflanzensäuren, schwefelhaltige ätherische Öle, gewisse Fermente sowie eine Bindung der Askorbinsäure an Eiweiß. Die *Karotine* (A-Provitamine) werden durch das in allen grünen Pflanzenteilen vorkommende Xanthophyll (Lutein), ebenso durch die begleitenden Tokopherole, vor der oxydativen Zerstörung im Magen geschützt. Auch *Vitamin E* ist in seinem natürlichen Vorkommen, beispielsweise im Getreidekeimling, gegen Sauerstoff und andere schädigende Einwirkungen weniger empfindlich als das chemische reine Vitamin.

2. Additive Wirkungsverstärkung durch die Anwesenheit mehrerer Vitamine

Kein Nährstoff kann für sich allein seine Aufgabe im Organismus erfüllen, sondern nur in Verbindung mit den durch die mannigfaltigsten Korrelationen verbundenen übrigen Nahrungsbestandteilen; ebenso wie für die Hauptnährstoffe und die Mineralien gilt das für die Stoffklasse der Vitamine. Auch zwischen den einzelnen Vitaminen bestehen die verschiedenartigsten Wechselbeziehungen, teils chemischer, teils physiologischer Art. Enge funktionelle Zusammenhänge bestehen so zwischen den Vitaminen B_1 und B_2, ebenso zwischen B_2 und Nikotinsäureamid. Auch B_1 und Nikotinsäureamid können nur dann optimal zur Wirkung kommen, wenn beide Vitamine gleichzeitig zugeführt werden. Die Zufuhr von Pantothensäure und Biotin setzt den B_6-Bedarf des Körpers herab. Ein reichliches Angebot des ganzen B-Komplexes verbessert gewisse Funktionen der Vitamine A und C. Das letztere wiederum wirkt mit bei der Umwandlung der Folsäure in ihre eigentliche Wirkform, den Citrovorum-Faktor. Ein synergistisches Zusammenspiel besteht zwischen den Vitaminen C und A. Im kollagenen Bindegewebe wirken auch C- und E-Vitamin gleichsinnig, wobei ersteres das letztere offenbar vor oxydierenden Einwirkungen schützt. Vitamin E schützt andererseits die Karotine und Vitamin A; bei reichlicher E-Zufuhr wird deshalb der Bedarf an A-Vitamin geringer. Folsäure fördert die Resorption von Vitamin A. Beziehungen liegen ferner vor zwischen den Vitaminen E und B_6, zwischen E und Inosit usw. Derartige Wechselwirkungen können zur Folge haben, daß der *Effekt des einen Vitamins durch die Gegenwart eines anderen verstärkt wird.* Hierbei ist der quantitative Faktor von entscheidender Bedeutung (W. STEPP). Da die Funktion eines Vitamins häufig an diejenige anderer Vitamine gebunden ist und der Mangel an einem Vitamin zwangsläufig eine Änderung in der Wirkung der anderen zur Folge hat, müssen die zugeführten *Vitamine* zueinander – ebenso wie zu den übrigen Nahrungsbestandteilen (Hauptnährstoffe, Mineralien usw.) – *in einem bestimmten Mengenverhältnis* stehen.

Nicht nur ein zu geringes Angebot, sondern auch ein *ungünstiges mengenmäßiges Verteilungsverhältnis* der einzelnen Nährstoffe kann unter bestimmten Umständen zu Störungen führen. Ähnlich wie bei den essentiellen Aminosäuren, deren Nutzwert dann am größten ist, wenn sie alle zugleich und in optimaler Verteilung aufgenommen werden, liegen die Verhältnisse wohl auch bei den Vitaminen. Die isolierte Zufuhr von nur einem einzigen oder einigen wenigen Vitaminen ist für die Erfüllung ihrer Funktion im Organismus offenbar ebenso unrationell wie etwa die Zufuhr nur einzelner Aminosäuren an Stelle des ganzen Eiweißmoleküls. Entsprechend der Aminosäurenimbalanz gibt es, wie es scheint, auch einen Zustand der *Vitaminimbalanz;* man versteht darunter durch einseitige Zufuhr einzelner Vitamine ausgelöste Störungen im Gleichgewicht des Gesamtvitaminspektrums, die mit manifesten hypovitaminotischen oder avitaminotischen Mangelsyndromen einhergehen können. Die Verabfolgung einer größeren Menge von reinem Vitamin B_1 oder B_2 kann so beispielsweise eine bis dahin latent gewesene Pellagra manifest werden lassen; umgekehrt können sich beim Pellagrakranken unter alleiniger Zufuhr von reinem

Nikotinsäureamid die Zeichen einer Beriberi entwickeln. Im Tierversuch läßt sich durch eine übermäßige B_1-Zufuhr auch ein Mangel an Vitamin B_6 und Pantothensäure hervorrufen. Aus der engen funktionellen Verknüpfung der Vitamine untereinander erklärt sich auch die allgemeine klinische Erfahrung, daß *wohldefinierte Avitaminosen häufig nicht auf die alleinige Verabreichung des fehlenden Einzelvitamins ansprechen* (reines B_1 bei Beriberi oder Nikotinsäureamid bei Pellagra), sondern erst auf die Zufuhr einer Vitaminkombination (B-Vitaminkomplex). Auch bei den experimentell am Menschen durch Antivitamingaben auslösbaren Mono-Avitaminosen, z. B. der mittels Pantothensäureantagonisten erzeugten Apantothenose, zeigt sich, daß nicht die bloße Zufuhr des ursprünglich allein fehlenden Vitamins (Pantothensäure im Falle der Apantothenose), sondern *erst die Verabfolgung eines breiteren Vitaminspektrums in Form von natürlichen Nahrungsmitteln die Avitaminose rasch und vollständig zu beheben vermag.* Es empfiehlt sich deshalb, die Vitamintherapie und -prophylaxe nicht mit einzelnen isolierten Vitaminen, sondern – auch im Hinblick auf die Tatsache, daß die Vitaminmangelzustände beim Menschen praktisch immer auf das Fehlen mehrerer Vitamine zurückgehen (S. 39 f.) – grundsätzlich nur mit geeigneten Vitaminkombinationen zu betreiben. Den mengenmäßig richtigen Verhältnissen wird man dabei meist wohl dann am nächsten kommen, wenn man das quantitative Vorkommen in den Naturprodukten zugrunde legt. Jedenfalls läßt die praktische Erfahrung vermuten, daß das *optimale Gleichgewicht in der Verteilung der einzelnen Vitamine am ehesten im natürlichen Verband gewisser pflanzlicher und tierischer Nahrungsmittel verwirklicht* ist. Nur so ist es wohl zu erklären, daß die Vitamine gewisser Naturprodukte (Getreidekeimlinge, Hefe, Milch) einen größeren Effekt haben, als zu erwarten wäre, wenn man die Menge jedes einzelnen darin enthaltenen Vitamins für sich betrachtet (W. STEPP).

3. Wechselbeziehungen der Vitamine zu sonstigen natürlichen Begleitstoffen

Durch die in den Naturprodukten vorkommenden *essentiellen Fettsäuren* (S. 35 f.) wird die Ausnutzung von Karotin und Vitamin A im Darm verbessert. Ein biologisches Gleichgewicht besteht ferner zwischen den essentiellen Fettsäuren und Vitamin E. Vitamin E übt eine Schutzwirkung auf diese Fettsäuren aus, indem es die Autoxydation der Polyensäuren verhindert; suboptimale Dosen von essentiellen Fettsäuren werden infolgedessen besser ausgenutzt, wenn sie in der Nahrung zugleich mit Vitamin E vorhanden sind, wie es in Getreidekeimlingen und pflanzlichen Ölen der Fall ist. Chemisch reine essentielle Fettsäuren, in größeren Mengen ohne hinreichende Mengen an E-Vitamin verabfolgt, führen infolge Autoxydation zu unerwünschten Nebenwirkungen; diese treten jedoch nicht auf, wenn die Fettsäuren in Form von natürlichen Pflanzenölen zugeführt werden, deren Gehalt an Vitamin E (Tab. 12, S. 33) zumeist bekanntlich ungefähr dem an Polyensäuren (Tab. 14, S. 36) parallel geht (HOVE und HARRIS; DAM).

Zusammenhänge bestehen auch zwischen den Vitaminen und den *Mineralien* der Nahrung. So kann Vitamin B_1 seine Wirkung nur bei Gegenwart von Phosphat-Ionen entfalten; Mischungen von B_1 mit Phosphat sind auch beim Menschen unter bestimmten Bedingungen wirksamer als B_1-Vitamin allein. In diesem Zusammenhang ist von Interesse, daß die reichsten natürlichen B_1-Quellen, Getreidekeimlinge und Hefe, zugleich beträchtliche Mengen an Phosphat enthalten. Die Wirkung des Biotins zeigt Beziehungen zum Kaliumhaushalt; im Tierversuch verstärkt Biotinmangel die Symptome des Kaliummangels. Der Bedarf an Vitamin D wird durch den Kalzium-Phosphor-Quotienten der Nahrung mitbestimmt. Bei Verabfolgung in Form von Milch wirkt D-Vitamin dreimal so stark wie bei bloßer Zufuhr des Vitamins in Reinsubstanz.

Als eine Art von synergistischer Wirkungssteigerung ist schließlich die *Erhöhung der bakteriellen Vitaminsynthese im Darm* (vgl. S. 7) durch gewisse natürliche Begleitstoffe der Vitamine zu bezeichnen. Milch (Vollmilch, Magermilch, Dickmilch,

Buttermilch, Joghurt, Molke usw.) begünstigt, vor allem durch ihren Gehalt an *Milchzucker*, den vitaminproduzierenden Teil der Darmflora in ganz besonderem Maße; obgleich Milch z. B. nur relativ geringe Mengen an Nikotinsäureamid enthält, besitzt sie so dennoch eine starke Pellagraschutzwirkung. Auch eine reichliche Zufuhr von *Zellulose* kann die B-Vitaminproduktion der Darmflora beträchtlich erhöhen. Eine ähnliche Wirkung wird auf Grund von Tierversuchen dem in vielen Früchten enthaltenen Zuckeralkohol *Sorbit* zugeschrieben (MORGAN und YUDKIN); es bleibt abzuwarten, wieweit dieser Effekt auch für den Menschen bedeutsam ist.

4. Zur Frage des Vorkommens noch unbekannter Vitamine

Es besteht schließlich die Möglichkeit, daß die Naturprodukte neben den bereits bekannten Vitaminen noch weitere, bisher unbekannte Vertreter dieser Stoffklasse enthalten, auf deren Zufuhr der Mensch angewiesen ist. Auch wenn diese häufig vertretene Annahme vorerst sicherer Beweise entbehrt – ihre Berechtigung mag höchstens in der Tatsache gesehen werden, daß die Zahl der entdeckten Vitamine bis jüngst noch immer weiter zugenommen hat –, so läßt sie sich im Hinblick auf die Begrenztheit unseres bisherigen Wissens doch nicht völlig von der Hand weisen. Die bessere Wirkung der natürlichen Vitaminträger ist im übrigen jedoch durch die Vielzahl der bekannten und gesicherten Befunde schon hinreichend zu erklären, so daß es hierzu der Annahme noch unentdeckter Vitamine nicht unbedingt bedarf.

X. Die Ausgangsprodukte für die Kostanreicherung mit natürlichen Vitaminträgern

Jedes Vitamin läßt sich in Form geeigneter vitaminreicher Naturprodukte in der Nahrung anreichern (Tab. 31). Die wichtigsten für die Kostaufwertung in Betracht kommenden Vitamine sind in den folgenden drei Gruppen von Vegetabilien enthalten:

Tabelle 31
Die wichtigsten Ausgangsprodukte zur Vitaminanreicherung der Kost

Wasserlösliche Vitamine:	
Vitamin B_1	Weizenkeime, Trockenhefe, halbflüssige Brauereihefe
Vitamin B_2	Trockenhefe, Magermilchpulver, Milch, Quark, Leber
Nikotinsäureamid	Trockenhefe, Bäckereipreßhefe, Weizenkleie, Leber
Vitamin B_6	Trockenhefe, Weizenkleie
Pantothensäure	Trockenhefe, Eigelb, Leber
Biotin	Torula-Trockenhefe, Leber
Folsäure	Trockenhefe
Vitamin B_{12}	Leber
Inosit	Weizenkeime
Vitamin C	Rohobst, Rohgemüse, Rohsäfte
Fettlösliche Vitamine:	
Vitamin A	Leber, Butter
Karotine	Grünkohl, Wirsingkohl, Spinat, Karotten, Feldsalat
Vitamin D	fetter Fisch
Vitamin E	Weizenkeimöl, Maisöl, Sojaöl, Weizenkeime
Vitamin K	Spinat, Grünkohl, Wirsingkohl, Schweineleber

a) Rohobst, Rohgemüse, Rohsäfte.
b) Keimlingshaltige Getreideerzeugnisse (Weizenkeime, Weizenkleie, Weizenvollkornschrot).
c) Hefe (Torulahefe, Brauereihefe, Bäckereihefe).

Obst und Gemüse sind vornehmlich Lieferanten für Vitamin C, die genannten Getreideprodukte und die Hefen für den B-Vitaminkomplex. Da sich die Vitaminsubstitution so gut wie immer auf die Gesamtheit der *wasserlöslichen Vitamine* zu erstrecken hat, muß neben der Rohobst- oder Rohgemüsezulage stets auch eine Zulage an einem der B-Vitaminträger (Weizenkeime, Hefe) gegeben werden. Als einziges der wasserlöslichen Vitamine fehlt den genannten pflanzlichen Produkten Vitamin B_{12}; seine Zufuhr ist nur in Form geeigneter tierischer Lebensmittel (Leber, Fleisch, Milch und Milchprodukte) möglich. Auch die Mehrzahl der *fettlöslichen Vitamine* bzw. Provitamine (Vitamin E und K, Karotine) kann durchaus mittels vegetabilischer Erzeugnisse der genannten Art zugeführt werden; für die Kostanreicherung mit Vitamin A bedient man sich, wenn sie rasch zur Wirkung kommen soll, zweckmäßigerweise jedoch zusätzlich geeigneter tierischer Nahrungsmittel (Leber, Butter, Sahne, fetter Fisch usw.).

Irgendwelche *Schäden* können auch durch ein Übermaß an Vitaminen, solange diese im natürlichen Verband, also in Form geeigneter pflanzlicher oder tierischer Lebensmittel aufgenommen werden, nicht herbeigeführt werden. Selbst bei den vitaminreichsten Produkten besteht, sofern sie hinsichtlich ihrer sonstigen Zusammensetzung für die menschliche Ernährung und die jeweilige Kostform in entsprechender Menge geeignet sind, praktisch keine Möglichkeit einer „Überdosierung".

1. Rohobst, Rohgemüse

Die meisten Obst- und Gemüsearten enthalten reichlich *Vitamin C*, daneben teilweise auch – besonders die Blattgemüse – bedeutende Mengen an Karotinen, Vitamin K, Folsäure, Vitamin B_2 und anderen B-Vitaminen. Nur bei Zufuhr einer bestimmten Menge von Obst oder Gemüse (oder deren Saft) in roher Form besteht genügend Sicherheit, daß Vitamin C in ausreichender Menge zur Aufnahme kommt.

Neben dem hohen Vitamingehalt liegt die diätetische Bedeutung des Obstes und der Gemüse in ihrem Reichtum an zahlreichen weiteren wichtigen Nähr- und Begleitstoffen, insbesondere an Mineralien, Zucker, Stärke, Aromastoffen (Alkohole, Aldehyde, Ketone, Carbonsäuren, Ester) und Ballaststoffen (Zellulose, Pektine, Hemizellulosen). Bezüglich der genaueren Zusammensetzung, die bei den einzelnen Arten in weiten Grenzen schwankt, kann auf ein umfangreiches lebensmittelchemisches Schrifttum verwiesen werden (BEYTHIEN; WINDHAUSEN).

Im einzelnen steht eine große Zahl vegetabilischer Produkte für die Kostanreicherung mit Vitamin C zur Verfügung (Tab. 32 S. 88; vgl. Tab. 8, S. 25). Grundsätzlich besteht dabei kein Unterschied zwischen Obst und Gemüse (oder deren Säften); entscheidend ist neben der geschmacklichen Eignung allein der Vitamingehalt. *Während des ganzen Jahres*, insbesondere auch in den Winter- und Frühjahrsmonaten, gibt es normalerweise ein *ausreichendes Angebot an billigen Vitaminträgern* (Tab. 76, S. 168/169); es kommt nur darauf an, daß die Küche es zu nutzen und ihr Vitaminanreicherungsprogramm den jahreszeitlichen Schwankungen im Frischobst- und Frischgemüseangebot anzupassen versteht.

Tabelle 32

Durchschnittlicher C-Vitamingehalt der wichtigsten zum Rohverzehr geeigneten Obst- und Gemüsearten[1])

In 100 g Frischsubstanz enthaltene C-Vitaminmenge:

Obst

Ananas	25 mg	Melone	15 mg
Aprikosen	4 mg	Mirabellen	3 mg
Äpfel	4 mg	Orangen	50 mg
Bananen	10 mg	Pampelmuse	40 mg
Birnen	4 mg	Pfirsiche	8 mg
Brombeeren	25 mg	Pflaumen	6 mg
Erdbeeren	60 mg	Preißelbeeren	10 mg
Hagebutten	800 mg	Reineclauden	5 mg
Heidelbeeren	12 mg	Sauerkirschen	12 mg
Himbeeren	25 mg	Stachelbeeren	25 mg
Holunderbeeren, schwarz	45 mg	Süßkirschen	8 mg
Johannisbeeren, rot	45 mg	Weintrauben	3 mg
Johannisbeeren, schwarz	140 mg	Zitronen	50 mg
Mandarinen	30 mg		

Gemüse

Blumenkohl	70 mg	Radieschen	25 mg
Brunnenkresse	50 mg	Rapunzel (Feldsalat)	40 mg
Endivien	5 mg	Rettich	25 mg
Frühjahrszwiebel, grün	40 mg	Rhabarber	10 mg
Frühjahrszwiebel, Knolle	15 mg	Rosenkohl	100 mg
Gartenmelde	65 mg	Rotkohl	40 mg
Grünkohl	90 mg	Rübe, rot (rote Beete)	8 mg
Gurke	6 mg	Rübe, weiß (Stoppelrübe)	10 mg
Karotte	5 mg	Sauerkraut	15 mg
Kartoffel (Jahresmittel)	15 mg	Schnittlauch	60 mg
Kohlrabi, Knolle	50 mg	Schwarzwurzel	5 mg
Kohlrabi, Kraut	120 mg	Sellerie, Knolle	12 mg
Kopfsalat	10 mg	Spinat	55 mg
Kürbis	8 mg	Steckrübe	35 mg
Löwenzahnblätter	30 mg	Tomate	25 mg
Mangold	30 mg	Weißkohl	50 mg
Paprika, grün	120 mg	Wirsing	40 mg
Petersilie	200 mg	Zichorie	10 mg
Porree, Lauch	30 mg	Zwiebel, frisch	7 mg

[1]) Der Vitamingehalt von Obst und Gemüse kann schon von vornherein je nach Sorte, Reifegrad, Besonnung, Jahreszeit, Erntegebiet, Bodendüngung usw. in beträchtlichem Maße schwanken; dazu kommen die von Fall zu Fall variierenden Einflüsse der Lagerung und sonstigen Behandlung der Vegetabilien auf dem Wege bis zur Küche. Tabellen des Vitamingehalts können deshalb in der Regel nur grobe Annäherungswerte wiedergeben.

Von besonderer Wichtigkeit ist es, die für eine Rohkostbeilage bestimmten *Obst- und Gemüsearten jeweils nach ihrem Vitamingehalt auszuwählen.* Keineswegs darf man, wie das meist noch geschieht, Rohkost gleich Rohkost setzen und die Frischvegetabilien unterschiedslos nur nach Preis und Geschmack einkaufen. *Der C-Vitamingehalt weist von Art zu Art die größten Unterschiede auf.* Neben den vitaminreichen (Kohlrabi, Rosenkohl, Grünkohl, Blumenkohl, Spinat, Johannisbeeren, Citrusfrüchte usw.; vgl. Tab. 8, S. 25) gibt es *ausgesprochen vitaminarme Gemüse- und Obstarten* (Weintrauben, Mirabellen, Birnen, Karotten usw., vgl. Tab. 33); während z. B. Citrusfrüchte im Durch-

Tabelle 33
C-arme, für die Vitaminanreicherung deshalb weniger gut geeignete Obst- und Gemüsearten

50 mg Vitamin C sind enthalten in:	
Bananen, Kopfsalat	500 g
Süßkirschen, Pfirsich, rote Rübe, Kürbis	600 g
Pflaumen (Zwetschgen), Gurke	850 g
Äpfel, Reineclauden, Endivien, Karotten, Schwarzwurzeln	1000 g
Birnen, Aprikosen	1250 g
Mirabellen, Weintrauben	1650 g

schnitt 50 mg% C-Vitamin, verschiedene einheimische Kohlarten sogar 100 mg% und mehr enthalten, beträgt der Askorbinsäuregehalt von Weintrauben, Äpfeln[1]), Endivie und Karotten durchschnittlich nicht mehr als 3–5 mg%. Bei alleiniger Verwendung derartig vitaminarmer Vegetabilien wird die Rohkostzulage nicht selten ihren Zweck verfehlen.

Kurioserweise gehören die in den Großküchen für Rohkostzulagen bevorzugt verwendeten Gemüse- und Obstarten (Kopfsalat, Endivie, Gurke, rote Rübe, Mohrrübe, Apfel usw.) zu den C-ärmsten Produkten, die der Markt zu bieten hat; diese Tatsache ist um so erstaunlicher, als die vitaminreicheren Vegetabilien keineswegs immer auch die teureren sind. *Gerade die billigsten Gemüse haben oftmals den höchsten C-Vitamingehalt* (S. 168f.). Über dem reichlichen Angebot an Südfrüchten und anderem teuren Tafelobst darf nicht vergessen werden, daß *viele wohlfeile einheimische Gemüse den Orangen, Zitronen usw. im Vitamingehalt keineswegs nachstehen.* Weißkohl, Rotkohl, Wirsing, Steckrüben u. a. enthalten trotz des Lagerungsverlustes auch im Frühjahr noch reichlich Vitamin C. Es ist viel zu wenig bekannt, daß sich aus den groben Kohlarten[2]) sehr wohlschmeckende Rohkostgerichte bereiten lassen (S. 202f.), die auch für die große Mehrzahl der Diätpatienten ausgezeichnet bekömmlich sind.

---

[1]) Es gibt zwar einzelne Apfelsorten mit höherem C-Vitamingehalt, z. B. der Ulmer Gelbe Edelapfel (25 mg% C) und der Ontario-Apfel (20 mg% C; vgl. RUDOLPH; SCHUPHAN; CATEL und SCHUPHAN); in der Regel stellen Äpfel jedoch eine wenig ergiebige C-Vitaminquelle dar.

[2]) Ein Vorzug der groben Kohlarten (Grünkohl, Wirsingkohl, Rosenkohl usw.; vgl. Tab. 9, S. 29) liegt auch in ihrem reichlichen *Karotingehalt.*

Auch wenn die *vitaminärmeren Obst- und Gemüsearten* (Tab. 33) zur C-Vitaminsubstitution stets nur in Verbindung mit konzentrierteren C-Quellen verwendet werden sollten, so sind sie doch als *Beigaben zur geschmacklichen Abwechslung,* als *Aromaträger und -korrigentien* für vitaminreichere, jedoch weniger schmackhafte Produkte von allergrößtem Wert. Insbesondere Äpfel, Bananen, Pfirsich und Karotten sind zur Geschmacksverbesserung von Milchmischgetränken, Fruchtsuppen, Rohkostsalaten, Frischkornbreien, Rohsaftgetränken usw. unentbehrlich.

Sehr reichlich kommt Vitamin C vor in manchen *Würz- und Küchenkräutern;* so sind 30 mg Askorbinsäure enthalten in 15 g Petersilie, 50 g Schnittlauch, 60 g Brunnenkresse oder 75 g Zwiebelgrün der jungen Frühjahrszwiebel (Allium cepa). Praktisch fällt der Vitamingehalt der Würz- und Küchenkräuter bei den nur geringen Mengen, in denen diese meist verwendet werden, jedoch nicht sehr ins Gewicht. In etwa der gleichen Größenordnung liegt der C-Vitamingehalt vieler *Wildkräuter* (Löwenzahn, Geißfuß, Scharbockskraut, Melde, Brennessel, Wegwarte, Sauerampfer, Kerbel u. v. a.), welche zumeist gerade in der vitaminarmen Jahreszeit des Frühjahrs am wohlschmeckendsten sind, auf deren Nutzung die Küche unter normalen Verhältnissen allerdings kaum je angewiesen sein wird; wo geeignete Wildkräuter (vgl. F. KLOCKENBRING) jedoch preiswert zur Verfügung stehen, können sie als Bestandteil von Rohsalaten, Milchmischgetränken usw. eine zusätzliche C-Quelle der Kost werden. Ähnliches gilt auch für gewisse sehr C-reiche, meist jedoch wenig genutzte *Wildfrüchte* wie Hagebutten (vgl. S. 25; STEPP; PEZOLD; SCHROEDER und BRAUN), Sanddorn-, Ebereschen- sowie schwarze und rote Holunderbeeren. Eine preiswerte C-Quelle für die vitaminarme Jahreszeit stellt *rohes Sauerkraut* (15–20 mg C in 100 g) dar. Ein besonders billiger C-Vitaminträger ist schließlich die *Rohkartoffel* (Tab. 34); sie fand, von RIETSCHEL 1938 erstmals empfohlen, in der Notzeit der Kriegs- und Nachkriegszeit für die C-Anreicherung der Säuglings- und Kleinkinderkost ausgedehnte Verwendung (BAYER; CATEL; DE RUDDER).

Tabelle 34
Durchschnittlicher C-Vitamingehalt roher Kartoffeln
(in mg je 100 g; nach WACHHOLDER et al.)

Oktober	21,5–32,0 mg
November	15,6–26,0 mg
Februar	7,4–19,2 mg
April	6,4–13,8 mg
Juni	6,8–12,8 mg

Die geriebene Rohkartoffel[1]) ist küchentechnisch infolge ihres aufdringlichen Geschmacks nur sehr schwierig in einer auch dem Erwachsenen zusagenden Form

[1]) Im Interesse der besseren Sauberkeit empfiehlt es sich, die für den Rohgenuß bestimmten Kartoffeln zu schälen. Dieses soll möglichst erst kurz vor dem Reiben, Zerschlagen oder Auspressen geschehen; ein kurzfristiges, 2-3 Stunden nicht überschreitendes Aufbewahren der geschälten, nicht zerschnittenen Kartoffeln in stehendem Wasser ist unbedenklich.

zuzubereiten; am ehesten läßt sie sich noch in Schleimsuppen[1]) und pikanten Schrotbreien (S. 194 f.) unterbringen. Zweckmäßiger ist die Verarbeitung der Kartoffel zum Rohsaft; aber auch in dieser Form wird ihre Verwendung – wenigstens unter normalen Ernährungsbedingungen und beim Erwachsenen – wohl meist nur auf Einzelfälle beschränkt bleiben (S. 96). In der Not sollte man sich der Rohkartoffel jedoch erinnern[2]).

Über einige wenig bekannte C-Vitaminquellen siehe ferner S. 25.

Trockenobst und *Trockengemüse* (S. 54) sind, ebenso wie die meisten *Obstkonserven* (S. 53 f.), relativ arm an Vitamin C; noch ungünstiger steht es in der Regel um den C-Gehalt von *Konfitüren, Marmeladen* und *Fruchtsirupen,* ausgenommen einzelne Erzeugnisse aus sehr C-reichen Früchten (Hagebuttenmarmelade, Sanddornsirup). Produkte dieser Art sollten nie als alleinige C-Vitaminträger, sondern stets nur in Verbindung mit geeigneten Frischvegetabilien oder Rohsäften gegeben werden; als *Hilfsmittel zur Variation des Aromas* von Milchmischgetränken, Quarkspeisen, Fruchtsuppen, Frischkornbreien usw. sowie zur Abdeckung des Eigengeschmacks von Hefe oder Weizenkeimen sind Trockenobst, Obstkonserven[3]), Fruchtsirupe u. ä. jedoch von großem Wert. Trockenobst wird dabei im Hinblick auf seinen hohen Rohfasergehalt bevorzugt für ballastreiche Kostformen (Obstipationskost, S. 146 f.) verwendet.

Das der C-Anreicherung dienende Obst und Gemüse ist so frisch, wie es jahreszeitmäßig überhaupt nur möglich ist, einzukaufen und ohne unnötige *Lagerung* baldigst dem Verbrauch zuzuführen. Weichobst und Blattgemüse dürfen bei Zimmertemperatur nicht länger als 1 Tag, bei Kellertemperatur (10–12º C) höchstens 2 Tage gelagert werden. Grundsätzlich sollte ein Kühlraum für die Aufbewahrung der Frischvegetabilien zur Verfügung stehen. Selbst wenn viele Obstarten bei sachgemäßer Lagerung (vgl. S. 63, 77; DIENST; CREMER et al.) über eine gewisse Zeit haltbar sind (Tab. 35 S. 92), muß im Interesse einer besseren Erhaltung des C-Vitamins die Lagerungsdauer so kurz wie möglich gehalten werden. Bei langfristiger Lagerung von Obst, Gemüse oder Rohsäften ist die *Tiefkühlkonservierung* (S. 63 f.) das zuverlässigste Verfahren zur Erhaltung des C-Gehalts. Die verschiedenen Tiefgefriererzeugnisse, insbesondere Obst und Rohsäfte, sind deshalb in der Regel, wenn entsprechende Frischprodukte nicht zur Verfügung stehen, für die Anreicherung der Kost mit Vitamin C durchaus geeignet. Besonders zu beachten ist jedoch, daß alle *Tiefkühlvegetabilien nach dem Auftauen unverzüglich zu verbrauchen* sind.

Die *Reinigung* (vgl. S. 77) des zum Rohverzehr bestimmten Obstes und Gemüses hat mit besonderer Sorgfalt zu erfolgen. Ist die Herkunft des Rohgemüses – wie das in der Praxis meist der Fall ist –, nicht genau bekannt, so tut man im Hinblick auf die Möglichkeit einer Verunreinigung mit Bakterien oder Wurmeiern

---

[1]) Frisch geriebene Rohkartoffeln werden durch ein feines Sieb in die doppelte Menge Hafer-, Gersten- oder Reisschleim eingebracht und pikant abgeschmeckt (DE RUDDER).

[2]) Die meisten der in den Gefangenen- und Internierungslagern der Kriegs- und Nachkriegszeit beobachteten Skorbutepidemien wären z. B. allein dadurch vermeidbar gewesen, daß man regelmäßig einen Teil der verausgabten Kartoffeln hätte in roher Form verzehren lassen.

[3]) Bei der Verwendung von geweichtem Trockenobst und Konserven ist zu beachten, daß das Einweich- bzw. Konservenwasser, das einen größeren Teil der wasserlöslichen Vitamine und Mineralien enthält, für die Bereitung des Gerichts (Milchmischgetränk, Frischkornbrei usw.) stets mitverwertet wird.

gut daran, sich bezüglich der Gründlichkeit der Reinigung vorsorglich stets so zu verhalten, als entstamme das Gemüse einem jauchegedüngten Boden (SCHLEGEL); das gilt vor allem für die Blatt- und Stengelgemüse (Kohl, Spinat, Kopfsalat, Endivien usw.), ebenso auch für Erdbeeren. Zur besseren Beseitigung eventuell anhaftender Wurmeier kann man das Gemüse für 1 Stunde in Salzwasser einlegen; danach ist unter fließendem Wasser oder durch mehrmaligen Wasserwechsel nachzuspülen.

Tabelle 35
Lagerungsfähigkeit einiger Obstarten bei Kaltlagerung
(0° bis −1° C; nach HEISS, z. n. CREMER et al.)

Schwarze Johannisbeeren	1½ Wochen
Erdbeeren	1½–2 Wochen
Heidelbeeren, Himbeeren, Brombeeren	2 Wochen
Sauerkirschen	2–3 Wochen
Süßkirschen, Reineclauden, Aprikosen	3–4 Wochen
rote Johannisbeeren	4 Wochen
Stachelbeeren, Weintrauben, Pfirsiche, Zwetschgen, Mirabellen	4–6 Wochen
Preißelbeeren	3 Monate
Quitten	3–4 Monate

Von größter Bedeutung ist die sorgfältige Reinigung der pflanzlichen Rohprodukte zu *Epidemiezeiten* und in sanitär unerschlossenen Gebieten, wo gewisse zusätzliche Maßnahmen erforderlich werden. Obst-, Knollen- und Gemüsefrüchte werden nach gründlicher Vorreinigung auf einem Sieb 10 Sekunden in siedendes Wasser getaucht. Blattgemüse empfiehlt R. KUNZ für 15 Minuten in eine 6%ige Zitronensäurelösung (3–4mal verwendbar) einzulegen. Zum Schutz gegen das Poliomyelitisvirus soll das Waschen in verdünnter, schwachvioletter Kaliumpermanganatlösung mit anschließendem Abspülen in abgekochtem Wasser vorgenommen werden. Die wirksamste Maßnahme gegen Infektionen mit Bakterien und Amöben[1]) besteht im Eintauchen des vorgereinigten Gemüses in eine frisch bereitete 5%ige Chlorkalk- oder eine 0,2%ige Clorina-Lösung[2]) unter anschließendem gründlichen Nachwaschen mit Trinkwasser; dieses Vorgehen dürfte jedoch nur unter besonderen Umständen erforderlich werden (Seuchengegenden, warme Länder).

Die mechanische *Zerkleinerung* der rohen Vegetabilien (vgl. S. 77 f.), für welche man sich je nach zu bewältigender Menge und gewünschtem Zerkleinerungsgrad der verschiedensten maschinellen Hilfen (Zerschlagwerke: Starmix, Multimix, Progreß-Küchenmeister usw.) bedient, führt an sich zu nur unbedeutenden C-Vitaminverlusten (HELLSTRÖM u. a.). In den zerkleinerten Produkten kommt es jedoch zu ziemlich rascher Zerstörung (Oxydation) der Askorbinsäure (S. 25 f., 64)[3]); sie müssen deshalb *baldmöglichst zum Verbrauch kommen*.

Viele Früchte enthalten Vitamin C besonders reichlich in der Schale und den schalennahen Anteilen; bei Orange und Apfel beträgt so die C-Konzen-

---

[1]) Wirkt jedoch nicht gegen Amöbenzysten und gegen Wurmeier.
[2]) Clorina = p-Toluolsulfonchloramidnatrium (Hersteller: Chemische Fabrik von Heyden AG, München). Der Zusatz von 1 ccm Essigessenz auf je 5 Liter verbessert die Wirkung (MÜLHENS).
[3]) Durch Zusatz von Zitronensäure oder Essigsäure läßt sich die Geschwindigkeit der oxydativen Zerstörung des C-Vitamins wesentlich herabsetzen.

tration in der Schale etwa das Dreifache derjenigen des Fruchtfleisches[1]). Bei allen dafür geeigneten Obstarten sollte deshalb der *Schalenanteil* nach Möglichkeit mitverwertet werden[2]).

Die *Höhe der Rohobst-, Rohgemüse- oder Rohsaftzulage* richtet sich weitgehend nach dem durchschnittlichen Vitamingehalt der im einzelnen dafür verwendeten Produkte (Tab. 32, S. 88). In der Regel müssen dem Erwachsenen mit der Frischkostzulage je nach Zusammensetzung der Grundkost etwa *40–75 mg Vitamin C pro Tag* zugeführt werden – beim Kranken oftmals mehr –, um eine volle Deckung des C-Bedarfs zu gewährleisten.

2. Rohsäfte

Rohsäfte werden durch kaltes Auspressen oder Zentrifugieren aus frischem Obst oder Gemüse gewonnen; sie enthalten einen großen Teil der Nährstoffe, insbesondere der wasserlöslichen Vitamine und der Mineralien, nicht dagegen die Schlackenstoffe des pflanzlichen Gewebes. Als *C-Vitaminträger sind die Rohsäfte dem Rohobst und dem Rohgemüse etwa gleichwertig;* infolge ihrer Zellulose- und Pektinarmut sind sie jedoch leichter verdaulich und auch für die Kostformen verwendbar, für welche das Rohobst und Rohgemüse auf Grund seiner Voluminosität nicht in Frage kommt.

Jede beliebige, je nach Gegend und Jahreszeit verfügbare Obst- oder Gemüseart einschließlich der eßbaren Wildfrüchte und Wildkräuter sowie der Würzkräuter kann zu Saft verarbeitet werden. Für die Auswahl der Rohprodukte – auch hier werden natürlich die vitaminreichsten Vegetabilien bevorzugt! – und ihre Behandlung (Lagerung, Reinigung, Zerkleinerung) gelten dabei die gleichen Gesichtspunkte wie für Rohobst und Rohgemüse (S. 87 f.).

Kernobst wird vor der Entsaftung von Stiel und Kerngehäuse sowie etwaigen wurmstichigen Teilen befreit, *Steinobst* zerschnitten und entsteint. Bei *Beerenfrüchten* und Trauben empfiehlt sich die Entfernung der gröberen Stiele, bei Stachelbeeren die Zerkleinerung im Zerschlagwerk o. ä. *Zitrusfrüchte* werden zur besseren Saftergiebigkeit schon am Vortage aus dem Kühlraum genommen und bis zum Auspressen bei Zimmertemperatur gelagert. Beim *Gemüse* werden die welken Teile entfernt.

Für die eigentliche Saftgewinnung stehen zahlreiche Geräte zur Auswahl (*Saftzentrifugen, Saftpressen;* vgl. ZACHARIAS und THUMM):

1. Elektrisch betriebene Fruchtsaftzentrifugen (Modelle Bauknecht, Braun, Progress, Stamm, Starmix u. a.)
2. Fruchtpreßvorsätze zum Fleischwolf (Modelle Alexander, Bosch, Combi, Progress, Starmix u. a.)
3. Elektrisch betriebene Fruchtsaftpressen (Modelle Bauknecht, Braun, Zitruspresse Moulinex u. a.)

---

[1]) Die Kartoffel weist die höchste C-Konzentration im Bereich des etwa 5 mm unter der Oberfläche liegenden Kambiummantels auf.
[2]) Bei Zubereitungen mit Zitrusfrüchten (Milchmischgetränken, Fruchtsuppen usw.) kann durch die Mitverwendung der zerschlagenen Schale zudem das Aroma wesentlich verbessert werden; es ist jedoch darauf zu achten, daß die Schale nur von *chemisch unbehandelten, nicht gewachsten Früchten* stammt.

4. Handbetriebene Fruchtsaftpressen, Hand-Saftpressen (Modelle Alexander, Bébé, Columbia, Simplex u. a.)
5. Saftpreßtuch
6. Haushalts-Zitronenpresse und -Pampelmusenpresse.

In den *Zentrifugen* wird das Obst und Gemüse durch eine schnell rotierende Raffelscheibe zerrissen und gelangt sodann mehr oder weniger breiig in einen mit der Raffel verbundenen Siebkorb, in dem der Saft ausgeschleudert wird. Eine kontinuierliche Arbeitsweise ist bei einigen Geräten möglich. In den *Pressen* wird das Obst und Gemüse durch eine Schnecke zerkleinert und der Saft durch ein Sieb abgepreßt (Fruchtpreßvorsatz zum Fleischwolf, Saftpressen); bei Modellen anderer Art gewinnt man den Saft durch unmittelbaren Druck auf das zerkleinerte Gut (z. B. Bébé-Presse)[1]. Die Saftgewinnung mittels Preßtuch ist nur bei sehr saftreichen Produkten (Beeren, Trauben, Tomaten) lohnend. Die Haushalts-Zitronen- oder -Pampelmusenpresse kommt praktisch nur zur Saftgewinnung aus Zitrusfrüchten und auch hierbei nur für kleinere Volumina in Frage. Zur Herstellung größerer Mengen von Zitronen- oder Apfelsinensaft in der Großküche eignet sich der Starmix-Zitronenpressenaufsatz.

Tabelle 36

Saftergiebigkeit der wichtigsten Obst- und Gemüsearten in der elektrischen Fruchtsaftzentrifuge (Modell Stamm)

Rohsaftausbeute aus 1 kg:	
Orangen, Weintrauben, Rhabarber, Tomaten, Gurken	700–900 ccm
Zitronen	700–800 ccm
Brombeeren	600–850 ccm
Äpfel, Himbeeren, Johannisbeeren, Quitten, Rettich	600–800 ccm
Birnen	500–850 ccm
Sauerampfer, Brennesseln	500–800 ccm
Mohrrüben	500–750 ccm
Holunderbeeren, Sauerklee	500–700 ccm
Heidelbeeren	500–650 ccm
Sellerie	400–700 ccm
Stachelbeeren, Zwiebeln, Spinat, Löwenzahn, Mangold	400–600 ccm
Kartoffeln (nach Absetzenlassen der Stärke), Endivie	400–500 ccm
Kirschen, Kohlarten	300–600 ccm
Spitzwegerich	300–400 ccm

In der nicht elektrifizierten *Haushaltsküche* sind wichtige Hilfsmittel für die Zerkleinerung des Rohmaterials Glasreibe (für Kernobst), Metallreibe (für Wurzelgemüse), Bircher-Raffel (insbesondere für Wurzelgemüse) und für die Entsaftung die einfachen handbetriebenen Fruchtsaftpressen verschiedener Hersteller (Bébé, Simplex u. a.). Aus saftreichem Obst und Gemüse lassen sich damit leicht die im kleinen benötigten Rohsaftmengen gewinnen.

Die *Saftausbeute* ist bei den einzelnen Vegetabilien sehr unterschiedlich (Tab. 36); schon bei der gleichen Obst- oder Gemüseart unterliegt sie je nach Sorte, Reifegrad usw. erheblichen Schwankungen. Auch die Art der Saftgewinnung ist von wesent-

---

[1] Der durch Zerkleinerung des rohen Ausgangsprodukts erhaltene Brei muß so ausgepreßt werden, daß möglichst viele seiner Inhaltsstoffe in den Rohsaft übergehen; dieses wird am besten erreicht durch Auspressung des Breies in nur kleineren Portionen (Herabsetzung der Filterwirkung des Rückstands) und eine möglichst intensive Auspressung, so daß der verbleibende Rückstand weitgehend trocken ist (HEUN).

lichem Einfluß auf die Ausbeute (Tab. 37); je nach zu entsaftendem Produkt und verfügbaren Geräten ist deshalb für jeden Fall das geeignetste Verfahren auszuwählen.

Tabelle 37

Prozentuale Saftausbeute aus Stachelbeeren, Tomaten, Rettich und Spinat bei verschiedenen Arten der Saftgewinnung (nach ZACHARIAS und THUMM)

	Saftausbeute in %			
	Zentrifuge	Fruchtpreßvorsatz	Elektrische Saftpresse	Handbetriebene Saftpresse
Stachelbeeren	60	74	83	71
Tomaten ...	70	75	82	74
Rettich	66	46	45	44
Spinat	45	27	43	52

Tabelle 38

C-Vitamingehalt einiger frischer Rohsäfte (in mg je 0,1 l)

Saft schwarzer Johannisbeeren	ca. 100 mg
Zitronensaft	ca. 50 mg
Pampelmusensaft	ca. 45 mg
Orangensaft	ca. 40 mg
Spinatsaft	ca. 30 mg
Tomaten-, Himbeer-, Ananassaft	ca. 25 mg
Rettichsaft	ca. 20 mg
Kartoffelsaft (im Jahresmittel)	ca. 12 mg
Stachelbeersaft	ca. 8 mg
Apfelsaft, Traubensaft	ca. 2 mg

Die *Zusammensetzung der Rohsäfte* kann, ebenso wie diejenige der Ausgangsvegetabilien selbst, in weiten Grenzen schwanken; ihr Vitamingehalt entspricht nach den bisher vorliegenden, allerdings noch nicht sehr zahlreichen Untersuchungen (SCHEUNERT; HEUN und DILLER u. a.) in grober Annäherung etwa dem des zu ihrer Herstellung verwendeten Obstes oder Gemüses (Tab. 38). Der C-Vitaminverlust beim Vorgang der Saftpressung wird unterschiedlich angegeben (Spinat 11%, Tomaten 4%, Rettich 1%; ZACHARIAS); durchweg dürfte er bei sachgemäßer Gewinnung des Rohsaftes nicht ernsthaft ins Gewicht fallen. Bei längerem Stehenlassen an der Luft erleiden die Säfte dagegen, oftmals schon innerhalb weniger Stunden, empfindliche Verluste. Bei Tomatensaft und Spinatsaft wird die nach 2stündigem Stehen bei Zimmertemperatur eingetretene C-Einbuße mit 5–15% veranschlagt; in sauren oder durch Zitronensaft gesäuerten Pflanzensäften ist das Vitamin beständiger. Grundsätzlich sollen selbstbereitete Rohsäfte, auch im Hinblick auf die sich mit der Zeit entwickelnden Aromaverluste[1]) und Veränderungen im Aussehen (Verfärbungen usw.), baldmöglichst verbraucht werden. Ist eine kurzfristige Aufbewahrung einmal nicht zu umgehen, so erfolgt sie am besten im Kühlraum ($+ 4°$ C) und unter Luftabschluß (in voll gefüllten, gut verschlossenen Flaschen).

Die frischen Rohsäfte sind auf Grund eines gewissen *Trübstoffgehalts* (Eiweiß-, Stärke-, Zellulose-, Pektinpartikel u. a.) durchweg von mehr oder weniger intransparenter, zum Teil dabei auch von leicht dickflüssiger Beschaffenheit. Die Trübung ist praktisch völlig belanglos; es ist nicht ratsam sie, etwa durch Filtration o. ä. zu entfernen, weil damit ein Teil der Vitamine verloren gehen würde (HEUN).

Während manche Obst- und Gemüsearten (z. B. Orangen, Erdbeeren, Tomaten) sich gut zur Herstellung *ungemischter Säfte* eignen („Einfruchtsäfte" nach E. HEUN), werden die meisten anderen (z. B. Johannisbeeren, Spinat, Kohl, Steckrüben usw.) aus geschmacklichen Gründen besser nur zur Bereitung von *gemischten Säften* und Milchmischgetränken verwendet („Zweifruchtsäfte"); eine dritte Gruppe von Säften („Zusatzsäfte") läßt sich wegen ihres sehr starken Eigengeschmacks nur in kleiner Menge anderen Säften oder Milchmischgetränken zumischen, wie z. B. Zitronen-, Rhabarber-, Rettichsaft, die meisten Wildkräuter- und alle Würzkräutersäfte (Basilikum-, Bohnenkraut-, Borretsch-, Schnittlauchsaft usw.). Durch geeignete Mischungen lassen sich so, insbesondere auch aus den billigen Gemüsesäften, Rohsaft- und Milchmischgetränke von hervorragendem Wohlgeschmack herstellen; die Variationsmöglichkeiten sind sehr zahlreich. Dabei lassen sich auch die vitaminärmeren Säfte (Apfel-, Birnen-, Trauben-, Karottensaft usw.) mit Vorteil zur Aromaverbesserung der vitaminreicheren benutzen.

Auch *Kartoffelrohsaft* läßt sich, wenn andere Vitaminträger nicht zur Verfügung stehen, zur Kostanreicherung mit Vitamin C verwenden (S. 90 f.). 1 kg Kartoffeln ergeben etwa 0,4–0,5 l reinen, d. h. von der Stärke befreiten Rohsaft[2]). Der Kartoffelsaft stellt an sich eine gute und außerordentlich billige C-Quelle dar (C-Gehalt je nach Jahreszeit etwa 8–20 mg in 0,1 l); CATEL verabfolgte ihn in großem Umfang und mit dem besten Erfolg an Frühgeborene (10–20 ccm täglich) und junge Säuglinge (25 ccm täglich) mit der Flaschennahrung, an ältere Säuglinge (bis 60 ccm täglich) mit den Breimahlzeiten sowie an Kleinkinder und Schulkinder (100 bis 300 ccm täglich) in Verdünnung mit Wasser, Tee oder Milch. Beim Erwachsenen verursacht der ausgesprochene Eigengeschmack des Kartoffelsafts, der sich auch in Saftmischungen und Milchmischgetränken nur unvollkommen verdecken läßt, leider häufig einen unüberwindlichen Widerwillen. Trotz langen Bemühens gelang es uns bisher nicht, eine Zubereitungsform zu finden, mittels derer sich auf die Dauer größere Mengen Kartoffelsaft unauffällig in der Gemeinschaftskost unterbringen lassen.

---

[1]) Bei einigen Gemüsesäften mit schärferem Eigengeschmack, so z. B. bei Steckrübensaft, führt einstündiges offenes Stehenlassen infolge des Entweichens flüchtiger Aromastoffe zu einer Milderung und Verbesserung des Geschmacks. Wird durch Zitronensaftzugabe zuvoi angesäuert, ist ein derartiges kürzeres Abstehenlassen scharf schmeckender Gemüsesäfte unbedenklich.

[2]) Der durch Pressen oder Zentrifugieren gewonnene Kartoffelsaft wird durch ein Sieb gegeben, in gut verschließbare Flaschen gefüllt und für 1 Stunde in den Eisschrank gestellt; der überstehende reine Saft läßt sich dann von der zu Boden gesunkenen Stärke abgießen. Mit dem Stehenlassen dunkelt der Kartoffelsaft ziemlich schnell nach.

2. Rohsäfte

Unter den *käuflichen Säften* sind nur reine Obstsäfte (Rohsäfte, Muttersäfte), d. h. unvergorene Rohsäfte ohne jeden Zusatz, oder leicht gesüßte Obstsäfte für die Kostanreicherung mit Vitamin C empfehlenswert, nicht dagegen durch Wasserzusatz trinkfertig gemachte Obstsüßmoste, Obstlimonaden u. ä. Auf kaltem Wege hergestellte Obstsirupe sind, wenn sie besonders vitaminreichen Obstarten entstammen (z. B. gezuckerter Sanddornsaft), ebenfalls durchaus geeignet; es ist hierbei jedoch zu beachten, daß bei längerem Aufbewahren der an sich gut haltbaren Sirupe in offenem Zustand der C-Gehalt abnimmt. Im übrigen sind Obstsirupe, ebenso wie Obstdicksäfte, gute Aromaträger zur geschmacklichen Variation aller obsthaltigen Rezepturen. Auch die käuflichen Gemüse-, Würzkräuter- und Wildpflanzenpreßsäfte[1]) eignen sich gut als Zusatz für Rohsaftgetränke, Milchmischgetränke, Rohkostsalate u. ä.; der hauptsächliche Wert dieser nicht immer sehr vitaminreichen Erzeugnisse besteht in der Möglichkeit einer vielseitigen Aromanuancierung bei pikanten Zusatzgerichten aller Art. Der C-Vitamingehalt der fabrikmäßig hergestellten Obst- und Gemüsesäfte (Tab. 39) liegt meist deutlich unter dem der entsprechenden selbstbereiteten Frischsäfte. Als ausschließliche Träger der C-

Tabelle 39
C-Vitamingehalt einiger käuflicher Pflanzensäfte
(in mg je 0,1 l; nach verschiedenen Autoren)

Sanddornsaft, „herb"	380 mg
Sanddornsaft, „gezuckert"	190 mg
Johannisbeersaft (schwarz)	60–100 mg
Hagebuttensaft	60–100 mg
Orangensaft in Dosen	35 mg
Zitronensaft in Dosen	35 mg
Pampelmusensaft in Dosen	30 mg
Holundersaft	26 mg
Tomatensaft in Dosen	16 mg
Himbeersirup	12 mg
Ananassaft in Dosen	9 mg
Traubensaft	2 mg
Apfelsaft	1 mg

Vitaminanreicherung kommen die käuflichen Säfte für die Großküche in der Regel allein schon deshalb nicht in Betracht, weil sie – bezogen auf ihren Vitamingehalt – meist wesentlich teurer sind als selbsthergestellte Säfte. Auch aus grundsätzlichen Erwägungen heraus, insbesondere im Hinblick auf die bessere Gewährleistung eines vollwertigen Vitamingehalts, sollte man stets wenigstens einen Teil der C-haltigen Vegetabilien in frischer Form zuführen[2]).

---

[1]) Im Handel befinden sich Spinat-, Rettich-, Sellerie-, Tomaten-, Endivien-, Weißkohl-, Sauerkraut-, Rote Beete-, Möhren-, Gurken-, Kürbis-, Petersilien-, Brunnenkresse-, Zwiebel-, Löwenzahn-, Brennesselsaft u. a.
[2]) Zur Höhe der jeweils erforderlichen Rohsaftzulage siehe S. 93.

3. Keimlingshaltige Getreideerzeugnisse

Das Getreide ist eine reiche Quelle für fast alle Faktoren des *B-Vitaminkomplexes* und für *Vitamin E*. Die einzelnen Teile des Getreidekorns[1]) sind dabei jedoch von sehr unterschiedlicher Zusammensetzung. Träger der Vitamine sind praktisch nur der Keimlingsanteil und die Randschicht, während der Mehlkörper nur unbedeutende Mengen davon enthält. Wird bei der Ausmahlung des Getreides der vitaminarme Mehlkörperanteil in Form des Feinmehls aus dem Gesamtverband des Getreidekorns herausgelöst, so verbleibt die Masse der Vitamine (mit dem größten Teil der Mineralien, des Fetts und der Rohfaser) in dem „Abfall" des Mahlprozesses (Tab. 16, S. 49), den abgetrennten Schalen- und Keimlingsanteilen *(Kleie)*, und geht damit der Ernährung des Menschen verloren. Die Kleie andererseits stellt ein sehr reichhaltiges natürliches Vitaminkonzentrat dar; sie wird in dieser Hinsicht nur noch von den *isolierten Keimlingen* selbst übertroffen, die sich gegenüber der Kleie durch wesentlich höhere B_1- und E-Vitaminwerte und einen geringeren Schlackengehalt auszeichnen. Solange allgemein am überwiegenden Feinmehlkonsum festgehalten wird (S. 48 f.), kann die Wiederherstellung der ursprünglichen natürlichen Relation von stärkehaltigen und vitaminhaltigen Anteilen der Getreidekost nur durch eine nachträgliche Wiederanreicherung der Nahrung mit Getreidekeimlingen, Kleie oder ähnlich zusammengesetzten Vitaminträgern (Hefe) erreicht werden.

Nur Getreideerzeugnisse mit mehr oder weniger reichlichem Keimlingsgehalt – insbesondere isolierte Getreidekeime und Kleie, in gewissem Umfang auch das volle Korn selbst (Vollkornschrot, Vollkornmehl) – sind lohnende Quellen für die Vitaminanreicherung der Kost. Für die Praxis kommen dabei vor allem in Frage *Weizenkeime*, *Weizenkleie* und *Weizenschrot* (Tab. 40 u. 41).

Tabelle 40
Der chemische Grundaufbau von Weizenkeimen, Weizenkleie und Weizenvollkornschrot

100 g Handelsgewicht enthalten	Eiweiß	Fett	Kohlenhydrate	Hemizellulosen	Zellulose	Mineralien	Kal.
	g	g	g	g	g	g	
Weizenkeime	25	10	38	11	2,5	4,5	350
Weizenkleie	15	4	20	27	10,0	6,5	175
Weizenvollkornschrot.	13	2	66	7	2,5	1,8	350

---

[1]) Aufbau des Weizenkorns:
Frucht- und Samenschale (Außenhülle) 5%
Aleuronschicht = Ölschicht 7–9% } Kleie 17%
Keimling 2–3%
Mehlkörper = Endosperm 83–85%.

3. Keimlingshaltige Getreideerzeugnisse

Tabelle 41

Die wichtigsten in Weizenkeimen, Weizenkleie und Weizenvollkornschrot enthaltenen Vitamine

100 g Handelsgewicht enthalten	B_1	B_2	Nikotin-säure	B_6	Pantothen-säure	Fol-säure	E
	mg	mg	mg	mg	mg	γ	mg
Weizenkeime	10,0[1])	0,8	4,0	0,7	1,0	700	25
Weizenkleie	0,6	0,6	17,0	2,5	2,5	400	14
Weizenvollkornschrot	0,4	0,25	5,6	0,7	1,0	80	6

a) Weizenkeime

Als Weizenkeime bezeichnet man die ruhenden Keimanteile der Weizenkörner, die bei der Herstellung der feinen Weizenmehle in der Mühle abgetrennt werden. Als embryonale Anlage der Weizenpflanze enthält der Keim einen reichen Vorrat an *B-Vitaminen* (Tab. 41) und *Vitamin E* (25 mg in 100 g), ferner Provitamin A (Karotin, 650 I.E. in 100 g), Provitamin D_2 (Ergosterin), Vitamin K und Inosit (0,8 g in 100 g). Weizenkeime sind neben der Trockenhefe das B-vitaminreichste aller Nahrungsmittel. 40 g Weizenkeime[2]) enthalten etwa ebensoviel Vitamin B_1 wie 1 kg Weizenvollkornmehl. Der E-Vitamingehalt der Weizenkeime wird nur noch von dem einiger pflanzlicher Öle übertroffen.

Neben dem Vitaminreichtum ist es der beträchtliche Gehalt an *Eiweißen, Fetten, Kohlenhydraten* und *Mineralien* (Tab. 40), der den Weizenkeimen den höchsten Nährwert aller Getreideprodukte verleiht. Das relativ lysinreiche Keimlingseiweiß besitzt eine höhere biologische Wertigkeit als die übrigen Getreideproteine (vgl. Schultz und Thomas). Das Weizenkeimfett baut sich zu etwa 50% aus Linolsäure und zu 10% aus Linolensäure (S. 35f.) auf. Unter den Mineralien sind Phosphat in einer leicht resorbierbaren Form (1,1 g P in 100 g) und Kalium (0,8 g K in 100 g) besonders reichlich vertreten; enthalten sind ferner Magnesium, Kalzium, Natrium, Eisen, Kupfer, Mangan, Kobalt, Aluminium, Barium u. a. Weizenkeime sind praktisch kochsalzfrei.

Die in den Mühlen in großen Mengen anfallenden Weizenkeime finden bisher überwiegend in der Viehfütterung Verwendung. Die Nährstoffe der Keimlinge werden jedoch auch vom menschlichen Darm sehr gut verwertet (v. Noorden; Bachmann und Pels-Leusden; Heupke; Lang; Stepp u. a.).

Auf die Nützlichkeit der Weizenkeime für die Krankenkost hat zu Beginn des Jahrhunderts wohl erstmals J. Chevalier aufmerksam gemacht. In Deutschland wurden sie durch H. Boruttau (1912), A. Schmidt (1913) und O. Weiss (1916) empfohlen, besonders für Rekonvaleszenten, Stillende, Kinder und Jugendliche

---

[1]) Durchschnittswert nach Stepp, Kühnau und Schroeder.
[2]) Ein gehäufter Eßlöffel stabilisierter Weizenkeime (20 g) enthält etwa 2 mg B_1, 0,15 mg B_2 und 0,8 mg Nikotinsäureamid.

sowie für Tuberkulosekranke. C. v. NOORDEN bestätigte den großen diätetischen Wert der Getreidekeimlinge „überall, wo der Ernährungszustand der Nachhilfe bedarf"; er teilte auch (zusammen mit J. FISCHER 1917) eine erste chemische Analyse der Weizenkeime mit und betonte ihre „hohe biologische Wertigkeit" sowie ihren Gehalt an „wichtigen Ergänzungsstoffen" (1919). Zur Frage der Verdaulichkeit äußert sich v. NOORDEN dahingehend, daß „von keinem anderen vegetabilischen Rohmaterial bisher solche gute Ausnutzung festgestellt worden" sei wie von den Keimlingen. Erst lange Zeit später konnte die biochemische Forschung durch die Identifizierung der zahlreichen enthaltenen Vitamine den Mechanismus der zunächst rein empirisch gefundenen günstigen Wirkung der Weizenkeimzufuhr aufklären. In der Zwischenzeit war allerdings der Wert dieses billigen „Abfallprodukts" der Hochmüllerei für die Diätetik bei der Ärzteschaft weitgehend wieder in Vergessenheit geraten. Erst in neuester Zeit beginnt man, die Weizenkeime als Vitaminträger für die Krankenkost wieder mehr zu verwenden. Im ganzen werden die in diesem natürlichen Vitaminkonzentrat liegenden Möglichkeiten für die menschliche Ernährung jedoch viel zu wenig genutzt.

Für Speisezwecke geeignete reine Weizenkeime[1]) werden von den Mühlen an Großküchen, Krankenhäuser usw. en gros billig[2]) abgegeben, von verschiedenen Firmen auch in handlichen Abpackungen im Kleinhandel vertrieben. Diese *unbehandelten Mühlenweizenkeime* sind nur begrenzt haltbar; auf Grund ihres hohen Ölanteils bekommen sie, selbst bei sachgemäß kühler und trockener Lagerung, nach etwa 4–6 Wochen einen ranzigen Beigeschmack, durch den ihr Genußwert erheblich herabgesetzt wird. Besser haltbar sind die auf physikalischem („fermentativem") Wege *„stabilisierten" Weizenkeime*, wie sie in verschiedener Form im Handel sind[3]); aber auch diese erleiden mit der Zeit geschmackliche Veränderungen. Weizenkeime sind deshalb stets so frisch wie möglich zu verbrauchen. Auch im Aroma unterscheidet sich das stabilisierte von dem unbehandelten Produkt[4]).

Das eigentliche Problem bei der *küchenmäßigen Verwertung der Weizenkeime* liegt in der Verdeckung ihres eigentümlichen, fade-bitteren Geschmacks, der von vielen Menschen als nicht angenehm empfunden wird. Bei sachgemäßem Vorgehen läßt sich die im allgemeinen in Frage kommende Tagesmenge von 1–3 Eßlöffeln Weizenkeimen jedoch ohne allzu große Schwierigkeiten in den meisten Kostformen unterbringen (S. 119 f., 137 f.). Als Zusatz für Milchmischgetränke, Quarkspeisen, Suppen und alle stärker sauren (saures Obst oder Sauermilch enthaltenden) Gerichte empfiehlt sich die bevorzugte Verwendung von stabilisierten Weizenkeimen; für alle anderen Zubereitungen sind die billigeren unbehandelten Mühlenweizenkeime geschmack-

---

[1]) Die *Speiseweizenkeime* unterscheiden sich von den zwar noch billigeren, für den menschlichen Verzehr jedoch weniger geeigneten *Futterweizenkeimen* dadurch, daß sie von allen sonstigen Mahlprodukten (Schalenanteile usw.) weitgehend befreit sind.
[2]) Engros-Preis für Speiseweizenkeime bei direktem Bezug von der Großmühle zur Zeit (Januar 1959) 80–90 DM je 100 kg.
[3]) Z. B. „Keimdiät-Keime – W" der Firma Keimdiät GmbH Augsburg.
[4]) Bei unbehandelten Mühlenweizenkeimen tritt das ursprüngliche Frischkornaroma kräftiger hervor als bei stabilisierten Weizenkeimen; die letzteren schmecken dagegen indifferenter und bittern, was für die diätetische Verwendung wichtig ist, in flüssigen und sauren Zubereitungen weniger stark nach.

lich ebensogut, für Frischkornbreie sogar meist besser geeignet[1]). Zur Schonung des Vitaminbestandes und zur Vermeidung ungünstiger Aromaveränderungen sollen die Weizenkeime nach Möglichkeit nicht mitgekocht oder in anderer Weise einer stärkeren Erhitzung ausgesetzt werden.

b) Weizenkleie

Als Kleie bezeichnet man die Gesamtheit der beim Vermahlen des Getreides anfallenden Bestandteile, die nicht dem Mehlkörper entstammen (Schalenanteile, Aleuronzellen, Keimlinge; S. 98). Die diätetische Bedeutung der Kleie liegt in ihrem hohen Gehalt an B-Vitaminen, Vitamin E, Mineralien und Schlackenstoffen (Tab. 40 u. 41, S. 98 u. 99). Gegenüber den Weizenkeimen liegt der besondere Wert der Weizenkleie in dem reichlichen Vorkommen von *Nikotinsäureamid* und *Vitamin B_6*; der exogene Tagesbedarf des Menschen an Nikotinsäureamid (5 mg) ist bereits in 30 g, derjenige an Vitamin B_6 (1 mg) in 40 g Weizenkleie enthalten.

Die frühere Annahme, daß der menschliche Darm die Nährstoffe der Kleie nicht ausnutzen könne, ist durch Ernährungsversuche am Menschen seit langem widerlegt (HINDHEDE; HEUPKE u. a.). So hat W. HEUPKE in zahlreichen, unter den verschiedenartigsten Bedingungen angestellten Verdauungsversuchen nachweisen können, daß beispielsweise das Eiweiß der Kleie im Darm des Menschen zu mindestens 75% verwertet wird. Mit einer entsprechenden Ausnutzungsquote kann für die Vitamine gerechnet werden.

Eine für die menschliche Ernährung geeignete reine, besonders gezogene Weizenkleie ist in jedem guten Mühlenbetrieb en gros preiswert zu beziehen. Für den Bezug in kleineren Mengen ist Kleie auch durch den einschlägigen Handel lieferbar[2]).

Der Zusatz von Weizenkleie kommt praktisch nur für Zubereitungen der Krankenkost in Frage, bei denen neben der Vitaminanreicherung auf die *Zufuhr von Ballaststoffen* Wert gelegt wird (Obstipationskost, Entfettungskost); am besten läßt sie sich verabfolgen in Form von Aufläufen und Rohbreien (S. 196, 199)[3]). Zur Komplettierung des B-Vitaminspektrums sind neben der Kleie stets auch Weizenkeime oder Trockenhefe zuzugeben, die sich in den Kleiegerichten sehr vorteilhaft unterbringen lassen.

c) Weizenvollkornschrot

Weizenvollkornschrot ist ein Mahlprodukt, das in mehr oder weniger grober Zerkleinerung (gequetscht, geschrotet oder gemahlen) alle Vitamine und son-

---

[1]) Die Weizenkeimmarken „Vitagold" und „Dr. Ritters Weizenkeime" verhalten sich geschmacklich wie unbehandelte Mühlenweizenkeime.
[2]) Z. B. die „Stabilisierte Heilkleie" nach Dr. F. GRANDEL der Firma Keimdiät GmbH Augsburg oder die Steinmetz-Kleie der Fa. Steinmetz-Getreide-Erzeugnisse Krempe/Holst.
[3]) Eine einfache und schmackhafte Form der Kleiedarreichung stellt ferner die schwedische *Kruska* dar, für deren Herstellung Weizenkleie (13 g) mit jeweils etwa der doppelten Menge grober Hafergrütze (25 g) und geweichtem Backobst, meist Rosinen (25 g pro Einzelportion), in reichlich Wasser gargekocht wird (v. SCHROEDER).

stigen Bestandteile des gereinigten ungeschälten Weizenkorns, einschließlich des Keims, in ihrem ursprünglichen Verteilungsverhältnis enthält. Weizenschrot ist somit Träger sowohl des *B-Vitaminkomplexes* als auch von *Vitamin E*. Von Weizenkeimen und -kleie unterscheidet es sich neben dem höheren Stärkegehalt vor allem durch die im Verhältnis geringere Vitaminkonzentration (Tab. 40 u. 41, S. 98 u. 99); diese ist immerhin aber noch so groß, daß der exogene Tagesbedarf des Menschen z. B. an Vitamin B_1 (1,5 mg) mit 375 g, an Pantothensäure (3 mg) mit 300 g, an Vitamin B_6 (1 mg) mit 140 g und an Nikotinsäureamid (5 mg) mit nur 90 g Weizenschrot zugeführt wird.

Die *Verdaulichkeit* des Vollkornschrots ist, wie sich aus der ausgedehnten praktischen Erfahrung mit den verschiedenen Arten von Schrotkost in der Ernährung des Menschen ergibt, eine recht gute. Schon vom Darm des älteren Säuglings wird feines Weizenvollkornschrot in gekochter Form ausgezeichnet verwertet. Allgemein ist die Ausnutzung bei fein zermahlenen Vollkornschroten besser als bei grob zerschlagenen, auch bei gekochten oder gebackenen besser als bei rohen[1]).

Frisches, höchstens 1–2 Tage altes Weizenschrot (Backschrot, Type 1700) wird en gros von jeder Mühle geliefert; es kann unbedenklich etwa 8 Tage gelagert werden, ohne ernstlich an Geschmacksqualitäten oder in seiner Vitaminwertigkeit zu verlieren. Im kleinen kann Weizenvollkornschrot auch in Frischhaltepackungen durch den einschlägigen Handel bezogen werden[2]).

Je kürzer der zeitliche Abstand zwischen dem Vermahlen des Weizens und der Zubereitung des Schrotes ist, um so besser sind die Inhaltsstoffe des Getreidekorns in ihrem ursprünglichen Zustand erhalten, um so größer ist das Quellungsvermögen, um so frischer das Aroma. Beim Lagern erleidet das Schrot mit der Zeit gewisse chemische Umsetzungen; das Kleieeiweiß verändert sich, Fettstoffe werden ranzig (Anstieg der Säurezahl, Abnahme von Esterzahl und Jodzahl; TROPP und WEYER), ein Teil der Vitamine, insbesondere Vitamin E, geht zugrunde. Auch im Fütterungsversuch am Tier hat man die mit der Lagerung des gemahlenen Getreides eintretenden Qualitätsminderungen nachweisen können (BICKEL). Zweifelsohne ist der *biologische Wert des Getreides am größten im ganz frisch gemahlenen Korn*. Wo die Möglichkeit dazu besteht, sollte deshalb – nicht zuletzt auch aus Gründen der größeren Wirtschaftlichkeit[3]) – das Schrot am Tage des Verbrauchs aus Vollweizen von der Küche selbst hergestellt werden.

Reiner *Speiseweizen* (ungebeizter, keimfähiger Vollweizen) kann billig von jeder Mühle bezogen werden. Kleinabpackungen von Vollweizen werden von verschiedenen

---

[1]) Ist eine gute Ausnutzung weniger erwünscht (Fettsucht, chronische Obstipation), wird man deshalb ein grobes Schrot bevorzugen und dieses möglichst in roher Form zuführen (Frischkornbreie, S. 130).

[2]) Z. B. Kraftkorn-Weizenschrot der Donath-Mühle Stockheim bei Bad Wörishofen, Kollath-Frischkornschrot der Achimer Simonsbrot-Fabrik, Achim bei Bremen, oder die Weizen-Kraftkost der Fa. Steinmetz-Getreide-Erzeugnisse Krempe/Holst.

[3]) Die Mühlenpreise für Vollweizen (Inlandsweizen) liegen um etwa 20% unter denen für Backschrot. Im Gegensatz zum Schrot kann der Vollweizen über längere Zeit gelagert werden.

Firmen[1]) über den einschlägigen Handel vertrieben. Roggen[2]) läßt sich in gleicher Weise verarbeiten wie Weizen. Das Schroten des Getreides ist ein sehr einfacher Vorgang, wenn man sich einer elektrischen Schrotmühle, wie sie in verschiedenen Größen im Handel sind, oder eines Elektromixers[3]) (Starmix, Bosch-Küchenmaschine o. ä.) bedient. Für die Haushaltsküche gibt es eigens entwickelte kleinere Schrotmühlen mit elektrischem oder Handbetrieb[4]). Wo Geräte dieser Art fehlen, eignet sich zum Schroten von Weizen notfalls auch die Kaffeemühle, die je nach gewünschtem Feinheitsgrad verstellt werden kann.

Für die Vitaminaufwertung der Kost findet Weizenschrot sowohl in roher Form (Frischkornbreie; S. 130 f., 197 f.) als auch in gekochter oder gebackener Form (Schrotbreie, Schrotaufläufe; S. 128 f., 194 f.)[5]) Verwendung. In beiden Fällen dient das Schrot jedoch, auch wenn es allein schon relativ vitaminreich ist, nur als *Basis für die Anreicherung mit konzentrierteren B-Vitaminträgern* (Weizenkeime, Trockenhefe). In kaum einer anderen Zubereitungsform lassen sich so große Mengen an Weizenkeimen und Trockenhefe unterbringen wie in den Schrotgerichten der genannten Art.

4. Hefe

Die Hefen sind einzellige pflanzliche Organismen von etwa 3–10 μ Größe, die im System der Mikroorganismen zu den Eumyzeten (Fungi, Pilze) gehören. Da sie kein Chlorophyll besitzen, das die grünen Pflanzen zur Ausnutzung des Sonnenlichts für die endotherme Reaktion der Stärkebildung befähigt, sind sie auf vorgebildete Kohlenhydrate (Zucker) angewiesen, aus deren Spaltung sie die Energie für ihre Lebensprozesse gewinnen. Hefen kommen in einer unübersehbaren Vielzahl von Formen und Rassen in der Natur vor; jede Hefeart wiederum (Bäckerei-, Brauerei-, Brennerei-, Wein-, Holzzuckerhefe usw.; Tab. 42) bildet eine große Zahl von Varianten mit den verschiedensten biologischen Eigenschaften. Die als Vitaminquellen für die menschliche Ernährung in Frage kommenden Hefen gehören zu den Gattungen *Torula utilis* (Holzzuckerhefe) und *Saccharomyces cerevisiae* (Brauereihefe, Bäckereihefe; Tab. 43).

Die Hefen sind reich an *B-Vitaminen;* einige Hefearten enthalten den B-Vitaminkomplex in einer Konzentration, wie sie in keinem anderen Naturprodukt zu finden ist. Das Vitaminvorkommen erstreckt sich dabei auf das gesamte Spektrum der B-Vitamine (Tab. 44), mit Ausnahme lediglich – wie bei allen Vegetabilien – von Vitamin B_{12}[6]). Torulahefe und Bäckereihefe enthalten auf Grund ihres äroben Stoffwechsels ursprünglich im Verhältnis weniger B_1-Vitamin, dagegen reichlicher Vitamin B_2 (Bestandteil zahlreicher

---

[1]) Achimer Simonsbrotfabrik, Achim bei Bremen; Donath-Mühle, Stockheim bei Bad Wörishofen; Firma Batscheider, Deisenhofen bei München u. a.
[2]) Z. B. Vollroggen der Donath-Mühle, Stockheim bei Bad Wörishofen.
[3]) Zu nennenswerten Vitaminverlusten scheint es beim Schroten des Getreides im Mixgerät nicht zu kommen (OCKER).
[4]) Z. B. Elektro-Schrot-Mouli der Firma Ludwig Bartsch, Bad Homburg v. d. H., oder die Handschrotmühle der Firma August Beer, Velbert (Rhld.).
[5]) Weitere Zubereitungsweisen (Schrotsuppen, -klöße usw.) siehe bei S. BOMMER.
[6]) Vitamin B_{12} kommt in Hefe, wenn überhaupt, nur in unbedeutender Menge vor.

oxydierender Fermente!) als die anärobe Brauereihefe; durch Modifikation der Kulturbedingungen lassen sich in der industriellen Hefefabrikation heute jedoch Torulahefen erzeugen, deren B_1-Gehalt dem der Brauereihefe nicht nachsteht[1]). Die übrigen Faktoren des B-Komplexes finden sich in Wuchs-

Tabelle 42
Einteilung der Hefen

Unterscheidungsmerkmal	Arten
Abstammung, Vermehrungsweise[2])	*Sporenbildende (ascosporogene) Hefen (sexuelle Vermehrung)*: Saccharomyces cerevisiae (Brauerei-, Bäckerei-, Brennereihefe), Saccharomyces ellipsoides (Weinhefe), Saccharomyces fragilis (Milchzuckerhefe), Endomyces-Arten u. a. *Nichtsporenbildende (asporogene) Hefen (keine sexuelle Vermehrung)*: Torula-, Candida-Arten, Schizosaccharomyceten (Rumhefe, Arrakhefe) u. a.
Ursprüngliches Vorkommen	Wildhefen (Torula), Kulturhefen (Saccharomyces)
Biochemisches Verhalten	*Wuchshefen* (Züchtung im Lüftungsverfahren: Torula- und Candida-Hefen) *Gärhefen*[3]) (Züchtung bei weitgehendem Luftabschluß: Brauerei-, Brennerei-, Weinhefen)
Gärungsform	*Untergärige Hefen* = Unterhefen (Weinhefen, Brauereihefen) *Obergärige Hefen* = Oberhefen (meiste Brauereihefen, Brennerei- und Bäckereihefen)
Gewinnung, Verwendung	Brauerei- = Bierhefe, Brennereihefe = Branntweinhefe, Weinhefe, Bäckereihefe, Holzzuckerhefe, Sulfitablaugehefe, Kartoffelschlempenhefe, Molkenhefe usw.
Konsistenz, Handelsform	Flüssige Hefe, halbflüssige Hefe, Preßhefe, Trockenhefe (Hefeflocken, Hefegrieß, Hefepulver)
Eignung als Nahrungsmittel	Nährhefe, Speisehefe (menschliche Ernährung), Futterhefe (Tierfütterung)

[1]) So gibt es Torulahefen (z. B. die Waldhof-Torula-Trockenhefe V Spezial), die bis zu 30 mg% Vitamin B_1 enthalten. In einer englischen Melassehefe konnte der B_1-Gehalt auf 95 mg% gesteigert werden (BUTSCHEK et al.).

[2]) Sowohl die sporenbildenden als auch die nichtsporenbildenden Hefen vermehren sich im allgemeinen vegetativ (asexuell) durch Sprossung (Sproßpilze); bei den nichtsporenbildenden Hefen ist diese Vermehrungsweise die einzig bekannte.

[3]) Die Einteilung in Wuchshefen und Gärhefen ist nicht streng durchführbar, da die durch diese Bezeichnung hervorgehobenen Eigenschaften – auch bei der gleichen Spezies – einander stark überschneiden und zudem erheblich von äußeren Faktoren abhängen (H. KIRCHHOFF). So steht z. B. die bei Luftzutritt wachsende Bäckereihefe nach ihrem sonstigen biochemischen Verhalten den Gärhefen nahe.

4. Hefe

hefen und Gärhefen in annähernd gleichem Verteilungsverhältnis. Vitamin E kommt in der Hefe nicht vor, reichlich jedoch Provitamin D_2 (Ergosterin).

Unter den weiteren Nährstoffen der Hefe steht an erster Stelle das *Eiweiß* (Tab. 43); mit einem Proteingehalt von durchschnittlich 50% gehören die Trockenhefen zu den konzentriertesten und billigsten Eiweißquellen der Nahrung über-

Tabelle 43
Der chemische Grundaufbau der als Vitaminträger geeigneten Hefearten

100 g Handelsgewicht enthalten	Eiweiß g	Fett g	Kohlenhydrate g	Mineralien g	Kalorien
Trockenhefen (Torulahefe, Brauereihefe)	40–60	3–6	15–25	6–9	300–400
Halbflüssige Brauereihefe	6,5–8	0,4–0,8	1,5–2,5	0,8–1,2	35–45
Bäckereipreßhefe[1])	16–18	1–2	4–6	1,5–2,5	100–110

Tabelle 44
Die wichtigsten in Torula-, Brauerei- und Bäckereihefe enthaltenen Vitamine[2])

100 g Handelsgewicht enthalten	B_1 mg	B_2 mg	Nikotinsäure mg	B_6 mg	Pantothensäure mg	Folsäure mg
Torulatrockenhefe ...	15	10	40	3	5	3
Brauereitrockenhefe .	18	5	50	4	13	1
Halbflüssige Brauereihefe[3])	3	0,8	8	0,8	2	0,2
Bäckereipreßhefe	1	2	15	0,5	1,5	0,4

[1]) Die Zusammensetzung der *Brauereipreßhefe* entspricht hinsichtlich der Hauptnährstoffe und der Mineralien etwa derjenigen der Bäckereipreßhefe.

[2]) Bei einem Produkt, das im biologischen Prozeß gewonnen wird, wie es bei der Hefe der Fall ist, muß je nach der benutzten Rasse, den Züchtungsbedingungen, dem Alter usw. stets mit gewissen Schwankungen in der chemischen Zusammensetzung gerechnet werden. So weichen auch die Schrifttumsangaben über den Vitamingehalt der einzelnen Hefen teilweise erheblich voneinander ab; diese Unterschiede sind jedoch nicht immer real, sondern gehen zum Teil, besonders bei vielen älteren Untersuchungen, auf die Uneinheitlichkeit und Unvergleichbarkeit der jeweils benutzten Hefeproben (z. B. fehlende Beziehung auf den Trockensubstanzanteil) sowie auf methodische Schwierigkeiten (verschiedene Bestimmungsverfahren usw.) zurück (JUST; KRETZSCHMAR). Auf Grund der zahlreich vorliegenden neueren Hefevitaminanalysen (Übersicht bei VOGEL; KRETZSCHMAR; BUTSCHEK et al.; KIRCHHOFF) kann für die Handelshefen im Mittel mit den obenstehenden Werten gerechnet werden. Bei einigen Speisehefen wird vom Hersteller auch ein bestimmter Mindestvitamingehalt garantiert.

[3]) *Brauereipreßhefe* weist etwa den doppelten Vitamingehalt der halbflüssigen Brauereihefe auf.

haupt[1]). Das Hefeeiweiß wird vom menschlichen Darm gut ausgenutzt (bei Trockenhefe zu 85-90%); auf Grund seiner Aminosäurenzusammensetzung (Tab. 45) ist es biologisch gegenüber den übrigen pflanzlichen Eiweißen relativ hochwertig und besonders geeignet zur Ergänzung von Nahrungseiweißen einer geringeren Wertigkeit.

Tabelle 45
*Prozentualer Gehalt der Hefe an essentiellen Aminosäuren,
bezogen auf Hefetrockensubstanz[2])*
(Durchschnittswerte von Analysen verschiedener Autoren der letzten Jahre;
nach H. KIRCHHOFF)

	Bäckereihefe %	Brauereihefe %	Torulahefe %
Isoleucin	2,45	2,76	3,70
Leucin	3,29	3,83	3,80
Lysin	3,30	3,53	3,11
Methionin	1,12	1,05	0,60
Phenylalanin	2,23	2,29	2,01
Threonin	2,49	3,26	2,50
Tryptophan	0,74	0,82	0,68
Valin	3,21	3,23	3,30

Das Hefeeiweiß nimmt ernährungsphysiologisch eine Mittelstellung zwischen pflanzlichen und tierischen Proteinen ein. Seine *biologische Wertigkeit* wurde lange Zeit im wesentlichen nur auf Grund tierexperimenteller Befunde beurteilt. Es zeigte sich, daß es insbesondere die schwefelhaltigen Aminosäuren sind, die im Hefeeiweiß, besonders im Torulaeiweiß, nur in relativ geringer Menge vorkommen; darin vornehmlich begründet sich die im Vergleich zu den animalischen Proteinen nicht so hohe biologische Wertigkeit der Hefe beim Tier. Da jedoch der Bedarf des Menschen an schwefelhaltigen Aminosäuren im Verhältnis geringer ist, hat das Eiweiß der Torulahefe für den Menschen einen höheren biologischen Wert als im Tierversuch. CREMER und LANG bestimmten am Menschen die mittlere biologische Wertigkeit der Torulatrockenhefe mit 52; sie liegt somit in der gleichen Größenordnung wie diejenige von Rohkasein (56) und Erdnußeiweiß (56), über dem von Weizengluten (42), jedoch unter dem von Trockenfleisch (67) und Volleipulver (94). Der hohe Gehalt des Hefeeiweißes an Lysin und Valin läßt die Hefe besonders geeignet erscheinen zur *Kombination mit Getreideeiweiß*; in der Tat genügen schon relativ kleine Mengen Torulahefe, um die Wertigkeit des Broteiweißes wesentlich zu verbessern (LANG). Die Armut der Hefen an schwefelhaltigen Aminosäuren läßt sich andererseits leicht durch *Milcheiweiß* ausgleichen. Bei Mischung von 50% Torulaeiweiß mit 50% tierischem Eiweiß entspricht die biologische Wertigkeit der Gesamtmischung derjenigen des reinen tierischen Proteins (LANG). Der aus einer Zulage von täglich 20 g Torulatrockenhefe sich ergebende Eiweißzusatz der Kost kommt dementsprechend in der Stickstoffbilanz des Menschen voll zur Auswirkung (KRAUT und LEHMANN).

10-13% des Gesamtstickstoffs der Hefe entstammen stickstoffhaltigen Nichteiweißverbindungen, wobei es sich neben freien Aminosäuren vor allem um *Nukleinsäuren* und ihre Abkömmlinge handelt; die Hefen gehören damit zu den purin-

---

[1]) 1 kg Trockenhefe enthält die gleiche Eiweißmenge wie 2½ kg Rindfleisch.
[2]) Der Anteil der Trockensubstanz am Gesamtgewicht beträgt bei Bäckereipreßhefe etwa 25-30%, bei halbflüssiger Brauereihefe etwa 12-15%, bei Trockenhefen (Brauerei-, Torulatrockenhefe) etwa 90%.

reichen Nahrungsmitteln. Das *Hefefett* besteht zum größten Teil aus Glyzeriden, Phytosterinen (Ergosterin), Squalen u. a. Trockenhefe ist eine der reichsten natürlichen Lezithinquellen und wird in dieser Hinsicht nur noch vom Eigelb übertroffen. Die Fettsäuren des Hefefetts setzen sich zu 4–6% aus hochungesättigten Fettsäuren (Linolsäure, Linolensäure) zusammen. Unter den *Mineralien* der Hefe sind Kalium- und Phosphatsalze mengenmäßig die bedeutendsten (Tab. 46). Die handelsüblichen Nährhefen sind, ebenso wie Bäckereihefe und frische halbflüssige Brauereihefe, praktisch kochsalzfrei.

Mit ihrem reichen Vitamin- und Eiweißgehalt stellt die Hefe ein Produkt dar, dessen hoher Wert für die menschliche Ernährung durch eine große Zahl von Untersuchungen und eine sehr ausgedehnte praktische Erfahrung seit langem bewiesen und heute allgemein anerkannt ist (v. NOORDEN; ZIEGELMAYER; SCHEUNERT; STEPP; HEUPKE; GLANZMANN; DIRR; LANG; CREMER; KRAUT; STENGER; MELLINGHOFF u. v. a.).

Tabelle 46
Mineralgehalt der Torulatrockenhefe Waldhof
(nach Angabe des Herstellerwerks)

100 g Handelsgewicht enthalten:	
Kalium	2,2 –2,8 g
Natrium	0,05–0,1 g
Kalzium	0,3 –0,5 g
Magnesium	0,25–0,3 g
Phosphat	2,8 –4,0 g
Schwefel	0,3 –0,4 g
Eisen	8–15 mg
Kupfer	1– 2 mg
Mangan	2– 5 mg
Zink	8–10 mg
Kobalt	0,05 mg

Seit Anfang des Jahrhunderts finden Trockenhefen verschiedener Herkunft als Speise- und Futterhefen in größerem Stil Verwendung. Entstammte die Nährhefe anfangs noch überwiegend der in den Brauereien als Nebenprodukt anfallenden Bierhefe, so gewann in der Folgezeit mit der Entdeckung schnell wachsender Wuchshefen (Torula) und der Auffindung der verschiedensten für diese geeigneten, billigen und in großer Menge verfügbaren Nährmedien (Zuckerrüben- und Kartoffelrückstände, Sulfitablauge usw.) die großtechnische Hefeerzeugung in eigens hierfür geschaffenen Produktionsanlagen immer mehr an Bedeutung. Insbesondere die Holzverzuckerungsindustrie brachte ein großes Angebot an Nährsubstraten für die Hefegewinnung; die Züchtung der Torulahefe auf Holzbasis hat sich infolgedessen als billigste und mengenmäßig bedeutendste durchgesetzt. So konnten in den Notjahren, besonders während des zweiten Weltkrieges, in Deutschland große Mengen von Hefe[1]) der menschlichen Ernährung zugeführt werden. Lag in der Notzeit die ernährungsphysiologische Bedeutung der Hefe vor allem in ihrem Eiweißgehalt, so liegt sie heute vornehmlich in ihrem Vitaminreichtum.

Lebende Hefezellen geben ihre an das Zelleiweiß gebundenen Vitamine im Darm nur sehr unvollständig frei, so daß diese größtenteils ungenutzt den

---
[1]) Deutsche Jahresproduktion 1944: 18 000 t.

Körper wieder verlassen[1]). Aus abgetöteter (kurz aufgekochter bzw. industriell getrockneter) Hefe werden die Vitamine dagegen wesentlich besser, aus Trockenhefe sogar fast quantitativ resorbiert. Hinzu kommt, daß lebende Hefe die physiologische Koliflora schädigen (BAUMGÄRTEL und ZAHN) und bei empfindlichen Personen die Darmwand reizen kann, während abgetötete Hefe in dieser Hinsicht indifferent ist. Zur Sicherstellung einer optimalen Ausnutzbarkeit und Verträglichkeit muß deshalb *lebende Hefe* (Bäckereipreßhefe, halbflüssige Brauereihefe) vor dem Zusatz zur Kost *durch kurzes Aufkochen abgetötet* werden; der Vitaminbestand erleidet dabei keine ins Gewicht fallende Einbuße.

An der *Unschädlichkeit der abgetöteten Hefe* als Nahrungsmittel kann nach den zahlreichen Untersuchungen und den sehr umfangreichen praktischen Erfahrungen, die darüber vorliegen, kein Zweifel bestehen. Irgendwelche Organschäden durch einen zu reichlichen Hefegenuß beim Gesunden hat man bisher nicht feststellen können, selbst nicht bei Gaben von 100 g Trockenhefe pro Tag[2]). Auch für Kinder erwies sich die langfristige Hefezufuhr als gut bekömmlich (S. 163). Bei der Zulage von Hefe zur *Krankenkost* gelten natürlich die gleichen Beschränkungen wie für jedes andere entsprechend eiweiß-, purin- und kaliumreiche Nahrungsmittel (S. 155, 156). Im Rahmen eiweiß-, purin- und kaliumarmer Kostformen ist die Verabfolgung größerer Hefemengen deshalb nicht möglich. Der Harnsäureblutspiegel des Gesunden wird auch bei langzeitiger Zufuhr der als Kostzulage in Frage kommenden Hefemengen (10–20 g pro Tag) nicht nennenswert verändert (HEUPKE et al.; CREMER und BEISIEGEL; ALBERS; VÖLKER; SCHLÜSSEL; NÖCKER; DIRR u. a.).

Der kräftige Eigengeschmack der verschiedenen für die Vitaminsubstitution in Betracht kommenden Hefen (Torulahefe, Brauereihefe, Bäckereihefe) findet, wenn er in den hefeangereicherten Gerichten zu deutlich durchdringt, beim Verpflegungsteilnehmer natürlich wenig Anklang. *Man ist deshalb gezwungen, die Hefe in der Kost so unterzubringen, d. h. ihr charakteristisches Aroma durch eine geeignete Zubereitungsweise so weitgehend zu verdecken, daß der Hefegeschmack nicht mehr als störend empfunden werden kann.* In der Praxis am einfachsten zu handhaben ist dabei die Torulatrockenhefe; mit dieser allein kann man auf die vielfältigste Art und Weise (S. 120 f.) in

---

[1]) Wenn nach der Aufnahme von frischer, lebender Brauerei- oder Bäckereihefe dennoch in manchen Fällen eindeutige Wirkungen einer B-Vitaminzufuhr festzustellen sind, so liegt das daran, daß die lebenden Hefen stets einen gewissen Anteil abgestorbener, im Zerfall befindlicher Zellen enthalten, aus denen dann die Vitaminresorption erfolgt (STEPP).

[2]) Die im Tierversuch nach langzeitiger übermäßiger Hefefütterung beobachteten *Leberschädigungen* (HOCK und FINK; SCHWARZ) zeigen sich praktisch nur, wenn die Hefe die einzige Eiweißquelle der Nahrung ist. Es handelt sich dabei um Mangelwirkungen, wie sie sich unter ähnlichen einseitigen Ernährungsbedingungen auch mit anderen Nahrungsmitteln hervorrufen lassen; sie beruhen nicht auf der Anwesenheit eines toxischen Stoffes (GOUNELLE und COFMAN; LANG; HOCK), sondern offenbar auf der relativen Armut der Hefe an schwefelhaltigen Aminosäuren (S. 106), am Fehlen von Vitamin E u. a. Für die menschliche Ernährung spielen Nebenwirkungen dieser Art keine Rolle.

voll ausreichendem Umfang die Hefeanreicherung betreiben. In vielen Küchen, insbesondere in der *Haushaltsküche* und in den *allgemeinen Großküchen*, wird man sich deshalb, wenn man Hefe zur Vitaminaufwertung der Kost benutzt, mit der Torulahefe begnügen. Der Wert der Brauereihefe und der Bäckereihefe liegt vornehmlich darin, daß sie auf Grund ihres andersartigen Aromas auch die Hefeanreicherung solcher Rezepturen ermöglichen, bei denen der Torulazusatz geschmacklich weniger vorteilhaft ist. Es gibt Zubereitungen, die mit Brauereihefe, und andere, die mit Bäckereihefe schmackhafter sind als mit Torulahefe. Die Verwendung dieser Hefen neben der Torulahefe ermöglicht so eine viel größere Variationsbreite im Aroma und in der Aufmachung der hefehaltigen Zusatzgerichte; in der *Diätküche* hat es sich deshalb bewährt, stets mehrere Hefearten nebeneinander vorrätig zu halten.

a) Trockenhefen

Als Trockenhefe oder Dauerhefe bezeichnet man eine durch Trocknung in eine haltbare, leicht versandfähige Form überführte Hefe, die in Flocken oder gemahlen in den Handel gebracht wird. Durch die üblicherweise zur Anwendung kommenden Trocknungsverfahren werden die Hefezellen abgetötet[1]) und die Hefevitamine für den Darm resorbierbar (S. 108). Gegenüber den Frischhefen (halbflüssige Brauereihefe, Bäckereipreßhefe) liegen die wesentlichen Vorzüge der Trockenhefe in ihrem höheren Vitamingehalt (Tab. 44, S. 105), ihrer besseren Ausnutzbarkeit für den Darm (KUEN und PÜRINGER), ihrer einfacheren küchentechnischen Handhabung und ihrer besseren Lagerungsfähigkeit. *Trockenhefe ist deshalb die bei weitem zweckmäßigste Hefeform für die Kostanreicherung in der Küche.* Sie ist erhältlich als *Torulatrockenhefe* und als *Brauereitrockenhefe*.

Die schnell wachsende, hinsichtlich ihres Stickstoffbedarfs autotrophe Wuchshefe *Torula utilis* wird großindustriell auf den zuckerhaltigen Produkten gezüchtet, die bei der Zellstoffgewinnung aus Holz abfallen (S. 107); sie kommt ausschließlich als Trockenhefe (Torulahefe) auf den Markt[2]). Brauereitrockenhefe[3]) wird aus besonders ausgewählten, gereinigten und entbitterten, meist untergärigen *Brauereihefen* gewonnen, die als Nebenprodukt bei der Bierherstellung anfallen (S. 110).

---

[1]) Es gibt auch *lebende Trockenhefen*, wie z. B. die bei 30–45° C schonend getrockneten Trockenbackhefen und die unter ähnlichen Bedingungen gewonnene medizinische Hefe (Faex medicinalis) des Deutschen Arzneibuchs. Beide Hefen sind nur nach Abtötung (kurzes Erhitzen auf 100° C) für die Vitaminanreicherung der Kost verwendbar. In der Regel wird man aus Gründen der Einfachheit und Billigkeit jedoch von vornherein nichtlebende Trockenhefen (handelsübliche Torula- oder Brauereitrockenhefe) vorziehen.
[2]) Im Handel als „Hefeflocken" der Zellstoffabrik Waldhof in Mannheim-Waldhof und als „Edelhefe" der Firma Dr. Ritter & Co., Köln-Deutz.
[3]) Im Handel z. B. als Vitamin-Bierhefeflocken der Cenovis-Werke GmbH München.

Als Vitaminträger sind Torula- und Brauereitrockenhefe praktisch gleichwertig. Die für die Kostanreicherung meist in Frage kommende Menge beträgt für beide Hefen etwa 10–20 g (= 2–4 Eßlöffel) pro Tag[1]). Torulahefe ist auf Grund ihres milderen Aromas im allgemeinen besser in der Kost unterzubringen als Brauereihefe, die bei Zugabe in größerer Menge leicht einen schwach bitteren Beigeschmack hinterläßt (vgl. S. 175). Ein nicht unwesentlicher Unterschied zwischen beiden Trockenhefen liegt auch im Preis; Torulahefe ist billiger als Brauereitrockenhefe (Tab. 78, S. 170).

Hefeextrakte sind meist aus Brauereihefe durch Hitze- oder enzymatische Aufschließung gewonnene pastenartige Produkte von kräftigem, würzigem, fleischextraktähnlichem Aroma. Ihr Vitamingehalt entspricht größenordnungsmäßig etwa dem der Trockenhefen; allein aus preislichen Gründen kommen sie jedoch, außer in Hotel- oder Restaurantküchen, als B-Vitaminträger für die Kostanreicherung meist weniger in Betracht. Der hauptsächliche Wert der Hefeextrakte liegt bekanntlich auch nicht so sehr in ihrem Nährstoffgehalt wie in ihren Qualitäten als *Würzstoff*. Als solcher sind sie eine gute Hilfe für die geschmackliche Variation hefehaltiger Zubereitungen.

b) Halbflüssige Brauereihefe

Als Brauereihefe (Bierhefe) bezeichnet man Reinzuchtrassen von *Saccharomyces cerevisiae*, die in den Brauereien in großen Mengen gezüchtet und zur Vergärung der Bierwürze (Malz[2]) und Hopfen) benutzt werden. Die Brauereihefe fällt bei der Bierherstellung in großem Überschuß (etwa 5 kg Hefe auf 100 kg Malz) an und stellt für die Brauereien, in denen die Hefe keiner weiteren Verarbeitung (Nährhefe, Futterhefe) zugeführt wird, ein ziemlich wertloses Abfallprodukt dar. Viele Brauereien dürften sich bereitfinden, wöchentlich einige Liter dieser Überschußhefe in ihrer halbflüssigen Rohform kostenlos oder gegen ein nur geringes Entgelt an Krankenhausküchen und ähnliche Interessenten abzugeben[3]).

Der Vitamingehalt der unbehandelten halbflüssigen Brauereihefe schwankt in der Regel in weiteren Grenzen als derjenige der handelsüblichen Hefen. Im Durchschnitt führt man mit 3–4 Eßlöffeln halbflüssiger Brauereihefe (50 g) ca. 1,5 mg Vitamin B_1 und 5 mg Nikotinsäureamid, d. h. an beiden Vitaminen etwa die exogene Tagesbedarfsmenge zu[4]); bei den übrigen Faktoren des B-Komplexes wird die Höhe der wünschenswerten Tageszufuhr mit diesem Hefequantum jedoch nicht erreicht (vgl. Tab. 44, S. 105). Da sich größere

---

[1]) Ein gehäufter Eßlöffel (5 g) Torulatrockenhefe enthält etwa 0,75 mg B_1, 0,5 mg B_2 und 2 mg Nikotinsäureamid, die gleiche Menge Brauereitrockenhefe etwa 0,9 mg B_1, 0,25 mg B_2 und 2,5 mg Nikotinsäureamid.
[2]) Im Malz hat die Hefe ein vitaminreiches Substrat zur Verfügung, aus welchem sie die B-Vitamine speichert. Ein großer Teil der in der Brauereihefe enthaltenen Vitamine entstammt somit letzten Endes auch dem Getreide.
[3]) So bezieht unsere Klinik seit Jahren von einer nahegelegenen Brauerei, die eine eigene Hefereinzucht besitzt, regelmäßig eine nach Abschluß der 14tägigen Hauptgärung gewonnene hochvergärende, untergärige, halbflüssige Brauereihefe.
[4]) Benutzt man anstelle der halbflüssigen Brauereihefe eine *Brauereipreßhefe*, so wird die gleiche Vitaminmenge bereits mit der halben Menge Hefe (25 g) zugeführt.

Mengen auf die Dauer in der Tageskost nicht sehr vorteilhaft unterbringen lassen, wird die *halbflüssige Brauereihefe* in der Regel *nur als zusätzlicher B-Vitaminträger* (neben anderen Hefearten oder Weizenkeimen) für die Kostanreicherung in Betracht kommen; als solcher hat sie jedoch, insbesondere im Hinblick auf ihre Billigkeit, für die Diätküche durchaus ihren Wert.

Den für die Aufnahme von halbflüssiger Brauereihefe geeigneten Milchmischgetränken und Suppen (Bierhefesuppen) wird diese einfach als solche oder nach Verarbeitung zum *Hefegetränk* zugesetzt; in beiden Fällen sind die Hefezellen durch kurzes Aufkochen abzutöten (S. 108). Durch die Vergärung der frischen Brauereihefe mit einer Mehlabkochung zum Hefegetränk (S.175 f.) wird der durchdringende Hefegeschmack milder und aromatischer, was die Unterbringung insbesondere in Milchmischgetränken erleichtert. Der Vitamingehalt erfährt bei der Vergärung zum Hefegetränk eine geringe Zunahme (um etwa 10%; SACHSSE).

c) Bäckereipreßhefe

Bäckereipreßhefe (Backhefe, Lufthefe, Pfundhefe, Bärme) ist eine aus stärke- oder zuckerhaltigen Rohstoffen hergestellte obergärige lebende Kulturhefe der Gattung *Saccharomyces cerevisiae*, die durch Abschöpfen, Absieben, Zentrifugieren o. ä. von der teilweise oder völlig vergorenen Nährflüssigkeit getrennt, mit Wasser nachgewaschen, durch Abpressen in eine feste, versandfähige, längere Zeit haltbare Form gebracht und hauptsächlich zur Lockerung des Teiges bei Backwaren verwandt wird.

Der Geruch einer guten Bäckereipreßhefe muß rein und frisch, darf nicht unangenehm sein. Die Oberfläche der Stücke muß glatt sein. Die Stücke müssen lose in der Papierumhüllung liegen; sie dürfen also nicht klebrig sein, sondern müssen eine Neigung zum Austrocknen zeigen. Die Hefestücke müssen eine gewisse Festigkeit haben und beim Zerbrechen muschelartige Bruchflächen zeigen. Wird die Hefe einige Tage bei 25–30° C liegen gelassen, so darf sie nicht weich oder schmierig werden. Die Farbe, die je nach den verwendeten Rohstoffen heller oder dunkler ist, darf bei der Aufbewahrung nicht wesentlich dunkler werden (HAGER).

Bäckereihefe ist relativ reich an *Vitamin B_2* und *Nikotinsäureamid* (Tab. 44, S. 105); ihr B_1-Gehalt ist jedoch im Vergleich zu anderen Quellen dieses Vitamins nur gering. Im ganzen steht die Bäckereihefe in ihrer Bedeutung als Lieferant des B-Vitaminkomplexes, ebenso wie die halbflüssige Brauereihefe, hinter den Trockenhefen weit zurück; auch sie ist als alleiniger Träger der B-Vitaminanreicherung in der Regel nicht ausreichend, sondern bedarf der *Ergänzung durch andere natürliche B-Konzentrate* (Weizenkeime, Trockenhefe). Das hauptsächliche Anwendungsgebiet der Bäckereipreßhefe ist die Vielzahl von süßen Milchmischgetränken und Fruchtsuppen, zu deren Grundaroma der Backhefegeschmack häufig besser paßt als der pikant-würzige Trockenhefegeschmack; insbesondere das Aroma von weizenkeimhaltigen Zubereitungen dieser Art wird durch einen Bäckerhefezusatz oft sehr vorteilhaft abgerundet[1].

---

[1] Auch zu Mangelzeiten wird man für die B-Vitaminanreicherung der Kost am ehesten auf Bäckereihefe zurückgreifen, die sich mit Graumehl und ähnlichen billigen Produkten in jeder Küche in beliebiger Menge weiterzüchten läßt (vgl. russisches Hefegetränk; S. 112).

Zweckmäßiger als die Verwendung der Bäckereipreßhefe in Form einfacher Aufschwemmungen ist, insbesondere für den Zusatz zu Milchmischgetränken, ihre vorherige Vergärung zum *Hefegetränk* (S. 175 f.). Von der Hefeaufschwemmung unterscheidet sich dieses durch seinen angenehmeren, weniger durchdringenden, aromatischen Geschmack und durch einen um etwa 10% höheren Vitamingehalt (SACHSSE). Hefegetränke sind, ebenso wie Hefeaufschwemmungen, vor dem weiteren Gebrauch kurz aufzukochen.

Eine besonders milde Backhefezubereitung, die auch ohne weitere Zusätze genießbar ist, stellt das *russische Hefegetränk* dar, wie es während des zweiten Weltkrieges und in den Nachkriegsjahren als Bestandteil der Truppen- und Kriegsgefangenenverpflegung in verschiedenen Gegenden der Sowjetunion Verwendung fand (A. RÜHL):

1 kg Weizenmehl wird mit 8 l siedenden Wassers überbrüht und unter möglichster Vermeidung von Klumpenbildung gleichmäßig verschlagen. Dem dabei entstehenden dicken Brei werden nach Abkühlenlassen auf etwa 25° C 30–50 g Bäckereipreßhefe zugegeben. Der Ansatz bleibt sodann zur Reifung 24 Stunden bei etwa 25° C stehen (durchwärmter Küchenraum, Herd- oder Ofennähe, Gärraum o. ä.). Nach Ablauf der Reifungszeit werden sodann 4 l abgekochten kalten Wassers und 0,2 l Hopfensud (10 g = 4 Eßlöffel Hopfenblüten auf 1 l) hinzugegeben. Als Hefegetränk ausgegeben wird die nach mehrstündigem Stehenlassen geklärte Schicht ohne Bodensatz. Der Ansatz ergibt etwa 10 l des fertigen Getränks, welches vor dem Genuß kurz aufzukochen ist. Das Hefegetränk ist täglich neu für die Ausgabe am folgenden Tage anzusetzen. Dabei wird der nach der Entnahme des Getränks verbleibende Hefebodensatz jeweils als Mutterhefe für den neuen Gäransatz benutzt. Ein Hefestamm kann auf diese Weise längere Zeit, gegebenenfalls sogar monatelang fortgezüchtet werden; nach Möglichkeit sollte jedoch allmonatlich ein frischer Stamm genommen werden.

Das russische Hefegetränk zeichnet sich durch ein erfrischend-säuerliches Aroma aus, welches die Herkunft aus Bäckereihefe nicht mehr so aufdringlich spürbar werden läßt, wie die einfachen Hefeaufschwemmungen. Für die Verwendung in der Krankenkost, wofür es erstmals von A. RÜHL empfohlen wurde, ist das Getränk an sich durchaus geeignet; dem Vorzug, daß es von einem Teil der Kranken auch ohne weitere Zutaten genommen wird, steht allerdings der Nachteil seines relativ geringen Hefegehalts gegenüber. Nach längeren Versuchen mit diesem Getränk wandelten wir es deshalb zu konzentrierteren Zubereitungen mit einem etwa 10- bis 20fach höheren Ausgangshefegehalt ab (Herstellung S. 175). 0,2 l eines solchen hefereichen Getränks (aus 25 g Bäckereipreßhefe) enthalten etwa 0,3 mg B_1, 0,6 mg B_2 und 4 mg Nikotinsäureamid. Im Gegensatz zu dem ursprünglichen russischen Rezept sind diese konzentrierteren Zubereitungen allerdings, ebenso wie das Hefegetränk aus halbflüssiger Brauereihefe, nur in Form geeigneter Beimischungen, insbesondere als Zusatz zu Milchmischgetränken, genießbar.

5. Die kombinierte Zufuhr von Weizenkeimen und Hefe

Das Verteilungsverhältnis der einzelnen Faktoren des B-Vitaminkomplexes ist bei Weizenkeimen und Hefen keineswegs gleich. Weizenkeime enthalten

5. Die kombinierte Zufuhr von Weizenkeimen und Hefe

relativ mehr Vitamin B_1 als die Hefen, diese dagegen reichlicher die übrigen B-Vitamine (Tab. 47). Ein weiterer Unterschied besteht hinsichtlich des Gehalts an Vitamin E, das sich in Weizenkeimen reichlich findet, in den Hefen jedoch fehlt. Obgleich die Vitaminspektren sehr unterschiedlich zusammengesetzt sind, stellt dennoch – wie die praktische Erfahrung bestätigt – sowohl der Getreidekeimling für sich als auch die Hefe (Trockenhefe) für sich eine vollwertige Quelle für den B-Vitaminkomplex dar, sofern die Zufuhr nur

Tabelle 47
Durchschnittliches Verteilungsverhältnis der einzelnen B-Vitamine in Weizenkeimen und Hefe
(bezogen auf Vitamin B_1 = 100)

	B_1	B_2	Nikotinsäure	B_6	Pantothensäure	Folsäure
Weizenkeime	100	8	40	7	10	7
Torulahefe	100	70	270	20	30	20
Brauereihefe	100	30	270	20	70	6
Bäckereihefe	100	200	1500	50	150	40

in ausreichender Menge erfolgt. Bei alleiniger Verwendung von Weizenkeimen sind allerdings relativ große Mengen erforderlich, um auch den vollen exogenen Bedarf an den Vitaminen B_2, B_6, Nikotinsäureamid und Pantothensäure zu decken; bei alleiniger Verwendung von Hefe entfällt andererseits die Anreicherung mit Vitamin E. *Weizenkeime und Hefe ergänzen sich dagegen sehr vorteilhaft*[1]); die Hefe komplettiert den in den Weizenkeimen nur relativ schwach vertretenen Teil des B-Vitaminkomplexes (B_2, Nikotinsäureamid, B_6, Pantothensäure)[2]), während die Weizenkeime das Fehlen des E-Vitamins in der Hefe ausgleichen. Für die Praxis stellt deshalb die *kombinierte Zufuhr von Weizenkeimen und Hefe das zweckmäßigste Verfahren der B-Vitaminanreicherung* dar; mit einer im ganzen geringeren Zusatzmenge substituiert man so die Vitamine im breiteren Spektrum und deshalb wirkungsvoller als bei alleiniger Verwendung nur der Keimlinge oder nur der Hefe.

Die *Höhe der Weizenkeim- und Hefezulage* richtet sich nach den jeweils gegebenen Bedingungen (Zusammensetzung der Grundkost, gesteigerter Bedarf infolge besonderer körperlicher Belastung, Krankheit usw., vgl. S. 44 f.). Als allgemeiner Richtwert für eine B- und E-Vitaminanreicherung in ungefährer Höhe des *Optimalbedarfs* kann die

---

[1]) Auch zur Aufwertung des an sich biologisch nicht sehr hochwertigen Keimlingseiweißes ist Hefeeiweiß besonders gut geeignet (vgl. S. 106).
[2]) Hierbei benötigt man an Bäckereihefe auf Grund ihres relativ hohen Gehalts an B_2, Nikotinsäureamid, B_6 und Pantothensäure kleinere Mengen, bezogen auf die Trockensubstanz, als an Torula- oder Brauereihefe.

„Große B-Zulage"
von 40 g Weizenkeimen (= 2 gehäufte Eßlöffel)[1]) und
15 g Torulatrockenhefe (= 3 gehäufte Eßlöffel)
gelten. Diese Kombination, die als täglicher Kostzusatz vornehmlich für die *Krankenkost* in Betracht kommt, deckt, zum Teil im Überschuß, den exogenen Tagesbedarf[2]) des Erwachsenen an Vitamin B_1 (4facher Tagesbedarf), B_2, Nikotinsäureamid (1½facher exogener Tagesbedarf) und Vitamin E, dazu den größeren Teil des Bedarfs an Vitamin B_6, Pantothensäure und Folsäure (Tab. 80, S. 172); die enthaltenen Mengen an den Wirkstoffen des B-Komplexes und Vitamin E dürften in den weitaus meisten Fällen für die Komplettierung der Kost ausreichen. Die Weizenkeim- und Hefemenge kann im übrigen, wo eine besonders hohe Zufuhr angebracht erscheint, beliebig erhöht werden. Bei vielen Kostformen, insbesondere in der *normalen Großküchenverpflegung*, kommt man andrerseits mit einem geringeren Keimlings- und Hefezusatz pro Tag aus:

„Kleine B-Zulage"
20 g Weizenkeime (= 1 gehäufter Eßlöffel)[1]) und
8 g Torulatrockenhefe (= 1½ gehäufte Eßlöffel).

Die „kleine B-Zulage" enthält Vitamin B_1 immerhin noch in der Höhe des doppelten exogenen Tagesbedarfs[2]) und die Vitamine B_2, Nikotinsäureamid und E in Höhe des halben Tagesbedarfs oder darüber[3]). Hierbei ist zu berücksichtigen, daß die Grundkost, besonders wenn es sich um eine Vollkost handelt, stets schon einen mehr oder weniger großen B- und E-Vitamingehalt aufweist, der zu demjenigen der Weizenkeim- und Hefezulage hinzukommt.

Anhang

6. Träger essentieller Fettsäuren

Die reichlichsten Vorkommen an essentiellen Fettsäuren (S. 35 f.) finden sich in gewissen *pflanzlichen Ölen* (Leinöl, Walnußöl, Sonnenblumenöl, Weizenkeimöl, Sojaöl usw.; Tab. 14, S.36), von denen *Sonnenblumenöl* hierzulande das billigste ist[4]). Öle dieser Art lassen sich in der verschiedensten Weise ohne besondere Mühe in der Kost unterbringen, am zweckmäßigsten in Rohkostsalaten, Frischkornbreien, Milchmischgetränken, Suppen u. ä. (vgl. Tab. 54, S. 123). Dem gedämpften Gemüse ist

---

[1]) Diese Maßangabe bezieht sich auf stabilisierte Weizenkeime; bei unbehandelten Mühlenweizenkeimen füllen 40 g fast 3 und 20 g etwa 1½ gehäufte Eßlöffel (vgl. S. 173, 174).
[2]) Als exogener Tagesbedarf ist hier eine Vitaminmenge in Höhe der jeweiligen wünschenswerten Tageszufuhr (Tab. 1, S. 8) zugrundegelegt.
[3]) Der relativ geringe Gehalt an Vitamin B_6 und Pantothensäure kann unbedenklich in Kauf genommen werden, da diese beiden Vitamine in besonders vielen tierischen und pflanzlichen Nahrungsmitteln reichlich enthalten sind und die Gefahr eines rein alimentären Mangels hier praktisch nicht besteht.
[4]) Der Preis des Sonnenblumenöls liegt um etwa 30–35% unter dem des Olivenöls und nur wenig über dem der einfachen sog. Tafelöle.

6. Träger essentieller Fettsäuren

das Öl erst zuzusetzen, nachdem dieses vom Feuer ist; beim Dünsten wird das mit etwas Wasser erhitzte Öl dem Gemüse zugesetzt und dann vorsichtig gargedünstet. Stärkeres Erhitzen ist möglichst zu vermeiden (S. 37).

Reich an essentiellen Fettsäuren, wenngleich in dieser Hinsicht hinter den vorgenannten Pflanzenölen zurückstehend, sind ferner Walnuß, Sonnenblumenkerne, Leinsamen und Sojabohne (Tab. 48)[1]).

Tabelle 48
Zusammensetzung von Walnuß, Sonnenblumenkernen, Leinsamen und Sojabohne

100 g Handelsgewicht enthalten	Eiweiß	Fett	Anteil essent. Fettsäuren am Fettsäureaufbau	Kohlenhydrate	Mineralien	Kalorien
	g	g	%	g	g	
Walnuß, entschalt ..	16	60	75	15	1,7	670
Sonnenblumenkerne, enthülst	28	50	65	9	3	600
Leinsamen	20	35	75	13	5	450
Sojabohne	40	20	60	30	5	470

Frisch zerschlagene *Walnußkerne* lassen sich vorteilhaft als Zusatz zu Frischkornbreien verwenden.

Für Speisezwecke geeignete reine *Sonnenblumenkerne*[2]) werden durch vorsichtige Enthülsung der Samen der einjährigen Sonnenblume (Helianthus annuus) gewonnen; sie enthalten das unverletzte Silberhäutchen und sind noch keimfähig. Die angenehm nußartig schmeckenden Kerne werden von vielen Menschen am liebsten als solche unzerkleinert zwischen und zu den Mahlzeiten verzehrt; in geschrotetem Zustand[3]) eignen sie sich vor allem als Zusatz zu Frischkornbreien.

Leinsamen, der reife Samen von Linum usitatissimum, wurde schon vor Jahrtausenden für die menschliche Ernährung verwendet; auf Grund seines hohen Schleimstoff- und Schlackengehalts ist er seit langem auch ein bewährtes Mittel gegen Obstipation. Leinsamenschrot[3])[4]) eignet sich vorzüglich als Zusatz zu Frischkornbreien und warmen Fruchtsuppen, deren Aroma dadurch wesentlich verbessert wird[5]). Schlegel empfiehlt Leinsamenschleim in Mischung mit Rohsäften für die Magenschonkost.

[1]) 25 g Walnußkerne, 30 g enthülste Sonnenblumenkerne, 40 g Leinsamen (= fast 3 gehäufte Eßlöffel Leinsamenschrot) oder 85 g Sojavollmehl enthalten etwa die gleiche Menge essentieller Fettsäuren (8–10 g) wie 15 g (= 1 Eßlöffel) Sonnenblumenöl.
[2]) Im Handel als Heli-Sonnenblumenkerne der Nuß-Mühle Zieler & Co., Hamburg-Wandsbek.
[3]) Das Schroten von Sonnenblumenkernen und Leinsamen erfolgt mit Hilfe der gleichen Geräte wie das Schroten des Weizens (S. 103). Beide Produkte sind nach dem Schroten baldmöglichst zu verbrauchen.
[4]) Eine grob zerschlagene Leinsaat in Frischhaltepackung wird als Linusit durch die Firma J. G. Fink, Sindelfingen (Württ.), vertrieben.
[5]) Der geringe Gehalt des Leinsamens an einem blausäurehaltigen Glykosid (Linamarin), das sich zudem vornehmlich in der keimenden Leinsaat finden soll, ist bei den beschränkten Mengen, in denen der (nicht keimende) Leinsamen üblicherweise zum Verzehr kommt, toxikologisch belanglos. Auch bei über Jahre fortgesetztem regelmäßigen Genuß von täglich 50–60 g Leinsamenschrot wurden keine Nebenwirkungen beobachtet.

Sojavollmehl läßt sich in der Küche bekanntlich in sehr vielfältiger Weise verwenden (Suppen, Saucen, Breie, Aufläufe, Klöße usw.; vgl. Schrotbreie S. 194f.); es ist nicht nur eine billige Quelle für essentielle Fettsäuren, sondern enthält auch größere Mengen eines relativ hochwertigen Eiweißes (Tab. 48, S. 115) und reichlich B-Vitamine[1]).

7. Die Milch

Milch und Milchprodukte stellen in Anbetracht ihres reichen Nährstoffgehalts, ihrer guten Geschmacksqualitäten, ihrer vielseitigen Verwendbarkeit in der Küche und ihrer Billigkeit eine für die Vitaminanreicherung besonders gut geeignete Grundlage dar. *Die Milch enthält alle vom menschlichen Körper benötigten Nahrungsfaktoren und ist deshalb besser als jedes andere Nahrungsmittel in der Lage, Mängel in der Kostzusammensetzung auszugleichen.* Im einzelnen beruht der ernährungsphysiologische Wert der Milch sowohl auf ihrem Gehalt an Hauptnährstoffen (*Eiweiß, Fett, Milchzucker*) und *Mineralien* (Tab. 49) als auch auf dem breiten Spektrum der enthaltenen *Vitamine* (Tab. 50).

Tabelle 49

Der chemische Grundaufbau der verschiedenen Milcharten und sonstiger Milchprodukte

100 g enthalten	Eiweiß g	Fett g	Zucker g	Mineralien g	Kalorien
Vollmilch	3,4	3,6	4,8	0,75	67
Magermilch	3,7	0,2	4,8	0,8	37
Buttermilch	3,7	0,5	3,7	0,8	35
Eiweißmilch	3,2	2,2	1,5	0,5	40
Joghurt	3,3	2,8	3,9	0,8	56
Aletosal „normal"	2,8	3,0	4,4	0,5	57
Aletosal „fettfrei"	3,0	—	4,4	0,5	30
Kondensmilch, ungezuckert	11,2	11,4	14,0	2,0	206
Kondensmilch, gezuckert	10,5	10,1	51,0	2,0	339
Kaffeesahne	3,5	10,0	4,0	0,7	124
Schlagsahne	2,7	30,0	3,0	0,6	302
Labmolke	0,5	0,2	4,0	0,5	21
Sauermolke	0,5	0,2	3,5	0,7	15
Vollmilchpulver	23,1	23,1	42,4	8,0	474
Magermilchpulver	35,5	1,5	45,6	8,0	330
Buttermilchpulver (Eledon)	30,8	14,0	40,0	6,5	420
Eiweißmilchpulver (Kaseinolakt)	41,0	28,5	20,0	6,5	515
Magerquark	17,6	0,1	4,1	1,0	90

---

[1]) 100 g Sojavollmehl enthalten im Durchschnitt etwa 1 mg B_1, 0,25 mg B_2, 2 mg Nikotinsäureamid, 1 mg B_6 und 1,5 mg Pantothensäure.

7. Die Milch

Tabelle 50
Der durchschnittliche Vitamingehalt von 1 l Vollmilch

	Vitamingehalt	
	absolut	in % der wünschenswerten exogenen Tageszufuhr des Erwachsenen
Vitamin A	1500 I.E. ⎫	35%
Karotin	250 I.E. ⎭	
Vitamin B_1	0,4 mg	25%
Vitamin B_2	1,2 mg	70%
Nikotinsäureamid	0,9 mg	20%
Vitamin B_6	0,7 mg	70%
Pantothensäure	3,2 mg	150%
Biotin	30 γ	15% [1]
Folsäure	50 γ	25% [1]
Vitamin B_{12}	3 γ	300%
Inosit	180 mg	20%
Vitamin C	15 mg	20%
Vitamin D_3	100 I.E.	25%
Vitamin E	1 mg	10%
Vitamin K	0,3 mg	100% [1]

Das *Milcheiweiß* besitzt mit die höchste biologische Wertigkeit aller Nahrungsproteine. Im Eiweiß von 1 l Milch sind die meisten essentiellen Aminosäuren in einer den optimalen Tagesbedarf übersteigenden, die übrigen (Methionin, Phenylalanin) in einer dem Minimalbedarf noch durchaus genügenden Menge enthalten. Milcheiweiß ist besonders leicht verdaulich, ebenso das *Milchfett*, welches in Form der Milch das bekömmlichste aller Speisefette darstellt. Die Bedeutung des *Milchzuckers* liegt hauptsächlich in seiner günstigen Wirkung auf die vitaminproduzierenden Darmbakterien (S. 7, 85f.). Unter den zahlreichen *Mineralien* der Milch ist vor allem das *Kalzium* wichtig, welches sich hier reichlicher und besser resorbierbar findet als in jedem anderen Nahrungsmittel. Mit 1 l Vollmilch wird der volle Tagesbedarf des Erwachsenen sowohl an Kalzium als auch an Phosphor gedeckt; beide Mineralien liegen in der Milch in einem besonders günstigen Mengenverhältnis vor (vgl. S. 85).

Alle bekannten *Vitamine* finden sich in mehr oder weniger großer Menge in der Milch (Tab. 50), besonders reichlich B_2, Pantothensäure, B_{12} und K. Gewissen Schwankungen unterliegt der Vitamingehalt (A, Karotin, B_1, B_2, C u. a.) in Abhängigkeit von Jahreszeit und Fütterung; praktisch fallen diese jedoch nicht sehr ins Gewicht. Bedeutsamer sind die *Vitaminverluste bei der* unter Hitzeeinwirkung erfolgenden *industriellen Verarbeitung der Milch*.

Beim molkereimäßigen *Pasteurisieren* gehen im Durchschnitt etwa 10% des B_1- und 20% des C-Gehalts [2] verloren, während Vitamin A (und Karotin), B_2, Nikotin-

---

[1] Auf den „wahren", d. h. den Gesamtbedarf bezogen, da normalerweise ein exogener Bedarf nicht besteht.

[2] Die *Kurzzeiterhitzung* auf 71–74° C mit einer etwa 40 sec. währenden Heißhaltung ist für das C-Vitamin der Milch schonender als die *Dauererhitzung* auf 62 bis 65° C über 30 min.

säureamid, B_6, Pantothensäure, Biotin, B_{12} und D im wesentlichen erhalten bleiben; Vitamin C ist in pasteurisierter, tiefgekühlter Milch sogar besser haltbar als in roher Milch, da die schädigenden Peroxydasen nicht mehr aktiv sind. Zu größeren Verlusten, insbesondere an Vitamin C (25–50%), B_1 (20–50%), B_2, B_6 und A (30%), kommt es bei der Herstellung der haltbaren *Sterilmilch*; mit etwa den gleichen Vitamineinbußen ist bei evaporierter Milch *(Kondensmilch)* und Trockenmilch *(Milchpulver)* zu rechnen, wobei die Verluste bei den einzelnen Herstellungsverfahren jedoch unterschiedlich sind.

Auf Grund ihres Vitamingehalts und ihres günstigen Einflusses auf die Vitaminsynthese der Darmflora (S. 85f.) stellt die Milch zwar ein vortreffliches Hilfsmittel zum Ausgleich eines unzureichenden Vitamingehalts der Kost dar. *Zur ausschließlichen oder überwiegenden Deckung des Bedarfs reicht bei den meisten Vitaminen ihr Vorkommen in der Milch jedoch nicht aus.* Für den Ersatz jedes größeren Vitamindefizits der Nahrung (vitaminarme Diätformen usw.) und bei allen Zuständen eines erhöhten Vitaminbedarfs ist deshalb die *gleichzeitige Verabfolgung konzentrierterer Vitaminträger* (Rohobst usw., Weizenkeime, Hefe) unerläßlich.

Für die Praxis der Vitaminanreicherung in der Küche liegt der eigentliche Wert der Milch und vieler Milchprodukte in ihrer Fähigkeit, das starke Eigenaroma zahlreicher vitaminreicher Vegetabilien, insbesondere gewisser Gemüse und Gemüsesäfte, der Weizenkeime und der Hefen, so abzumildern und zu variieren, daß sie ohne Schwierigkeiten in genügender Menge in der Kost untergebracht werden können. Je nach Diätform und Art des anzureichernden Gerichts läßt sich die Milch dabei in der verschiedensten Form benutzen (Tab. 49, S. 116).

Für die Aufnahme von Vegetabilien der genannten Art sind die vitaminärmeren Milchen *(Steril-, Kondens-, Trockenmilch)*, was ihre Aromawertigkeit anbetrifft, grundsätzlich ebenso geeignet wie Frischmilch. Als Milchbasis für Milchmischgetränke und milchhaltige Suppen wird man allein aus Billigkeitsgründen dennoch meist Frischmilch (Vollmilch, Magermilch) oder Sauermilchen bevorzugen. Zur weiteren Variation der Zusammensetzung oder des Geschmacks sind daneben die verschiedenen Trockenmilchen, Kondensmilch usw. bei vielen Rezepturen nicht zu entbehren; wo die Umstände es erfordern (bestimmte Diätformen, ungünstige Frischmilchanlieferung), kann man diese auch als alleinige Milchgrundlage von Milchmischgetränken u. ä. verwenden.

Alle Arten von *Sauermilch* (Dickmilch, Buttermilch, Joghurt usw.) sind wegen ihres besonders günstigen Einflusses auf die Darmflora (Wirkung der Milchsäure), ihrer guten Verträglichkeit (feinere Kaseingerinnung im Magen) und ihres stärkeren Aromas wichtige Hilfsmittel für die Vitaminanreicherung der Kost. Zur Herstellung von Milchmischgetränken sind sie hervorragend geeignet. Für viele Patienten ist Sauermilch zudem bekömmlicher als Frischmilch[1]).

Kurzes *Aufkochen der Milch* führt zu einem C-Vitaminverlust von etwa 10%; praktisch fällt dieser nicht ins Gewicht. Für den Erwachsenen wird man dennoch,

---

[1]) Die Salzsäureproduktion des Magens nach Aufnahme von Buttermilch bzw. Vollmilch verhält sich wie 38 : 100; bei etwa gleichem Eiweißgehalt erspart die Buttermilch dem Magen somit fast zwei Drittel der für die Verwertung von gewöhnlicher Vollmilch erforderlichen Salzsäuremenge (J. BROCK). Ähnliches ist auf Grund der vorliegenden Befunde (vgl. ADAM) für andere Sauermilchen, für Säuremilchen und für einen Großteil der sauren Rohsaft-Milchmischgetränke anzunehmen (vgl. S. 123).

allein aus Gründen des für die Mehrzahl der Menschen angenehmeren Aromas, meist der rohen Milch den Vorzug geben; im Hinblick auf die zunehmende Verlagerung der tuberkulösen Erstinfektion in das Erwachsenenalter soll diese möglichst nur staatlich anerkannt tuberkulosefreien Rinderbeständen entstammen. Bei bestimmten Diätformen ist die Milch nur in gekochtem Zustand verwendbar (Darmschonkost, Pankreasschonkost u. a.).

Wird rohe Milch für Milchmischgetränke, Quarkspeisen usw. benutzt, welche für *Kinder* bestimmt sind, so sollte – wie für jeden Rohmilchgenuß im Kindesalter – möglichst *Vorzugsmilch* („Kindermilch", „Säuglingsmilch", „Kurmilch") verwendet werden. Steht nur die handelsübliche pasteurisierte Frischmilch zur Verfügung, so empfiehlt sich in der Regel, ganz besonders beim Kleinkind, ein kurzes Aufkochen. Die sonstigen Milchprodukte (Buttermilch, Joghurt, Quark usw.) können für Kinder unbedenklich benutzt werden, wenn sie einer Molkerei entstammen, in welcher die Milch mit einer einwandfreien Kurzzeit-Erhitzung entkeimt wird.

XI. Die Unterbringung der pflanzlichen Vitaminträger in der Kost

Je nach Kostform, Mahlzeit und Art des unterzubringenden Vitaminträgers kann die im Einzelfall zweckmäßigste Darreichungsform sehr verschieden sein (Tab. 51–53, S. 120, 121).

1. Herkömmliche Gerichte

Am leichtesten läßt sich meist das *Rohobst* in den Speiseplan einfügen. Wo es irgend möglich ist, soll dieses im Interesse der bestmöglichen Vitaminerhaltung ohne besondere weitere Verarbeitung als einfache Obstzulage gereicht werden. In anderen Fällen, vor allem für die Krankenkost, wird man das Obst zur Verbesserung von Geschmack und Bekömmlichkeit dafür geeigneten Zubereitungen (Milchmischgetränken, Quarkspeisen, Rohsalaten usw.; Tab. 51) zusetzen. *Rohgemüse* läßt sich als Rohsalat oder in Form des Zusatzes zu anderen Gerichten verabfolgen. Ein sehr einfaches und praktisches Verfahren ist es, dem gegarten Gemüse, wenn es vom Feuer kommt, einen bestimmten Teil ($1/5$ bis $1/6$ der Gewichtsmenge) fein zerkleinerten Rohgemüses beizumischen; hierfür eignen sich besonders Spinat, Mangold, Sauerkraut, Weißkohl, Rotkohl, Grünkohl, Wirsing, nicht jedoch Spargel, Bohnen, Rosenkohl, Steckrüben und Porree. Durch das Untermischen von Rohgemüse wird nicht nur der C-Vitamingehalt des Gemüsegerichts, sondern häufig auch sein Aroma wesentlich verbessert[1]). Durch den Zusatz von Gemüserohsäften zum gekochten Gemüse, zu Suppen und zu Saucen läßt sich ein ähnlicher Effekt erzielen. Viele Rohgemüse lassen sich sehr schmackhaft in Brotaufstrichen unterbringen. Als zusätzlicher Brotbelag zum Wurst-, Käse- und Quarkaufstrich eignen sich neben Rettich und Radieschen gut auch der

---

[1]) Als alleiniges Verfahren zur C-Vitaminanreicherung der Kost kommt dieses Vorgehen, das infolge der Wärmeeinwirkung zwangsläufig mit größeren C-Verlusten verbunden ist als andere Formen der Frischkostdarreichung, allerdings nicht in Betracht.

C-reiche rohe Kohlrabi[1]) und die rohe Steckrübe, in Scheiben geschnitten oder geraffelt. *Rohsäfte* lassen sich den verschiedenartigsten Zubereitungen ohne besondere Schwierigkeiten zugeben (Tab. 51).

Tabelle 51
Möglichkeiten der Verwendung von Rohobst, Rohgemüse und Rohsäften als Zusatz zur Kost

Rohobst	*Obstrohsäfte*
Einfache Obstzulage	Rohsaftgetränke
Rohobstsalate	Zusatz von Obstrohsäften zu
Rohobstzusatz zu	Gemüserohsaftgetränken
Milchmischgetränken	Milchmischgetränken
Quarkspeisen	Fruchtsuppen
Gemüserohsalaten	Fruchtsaucen
Frischkornbreien	Kompotten
Fruchtspeisen	Rohobstsalaten
Fruchtsaucen	Gemüserohsalaten
Fruchtsuppen	Frischkornbreien
Biersuppen	
Speiseeis	*Gemüserohsäfte*
Brotbelag	
Rohgemüse	Rohsaftgetränke
	Zusatz von Gemüserohsäften zu
Gemüserohsalate	Obstrohsaftgetränken
Zusatz von Rohgemüse zu	Milchmischgetränken
gekochtem Gemüse	Rohkostsalaten
Milchmischgetränken	Gemüsesuppen
Quarkaufstrichen	pikanten Suppen und Saucen
Frischkornbreien	gekochtem Gemüse
Brotbelag, kalten Platten	

Die unauffällige Unterbringung ausreichender Mengen von *Weizenkeimen* und *Trockenhefe* in der Kost gestaltet sich meist nicht ganz so einfach wie die von Rohkost und Rohgemüse. Es steht jedoch auch hier eine große Zahl allgemein küchenüblicher Zubereitungen zur Auswahl (Fleisch- und Gemüsegerichte, Suppen, Saucen, Aufläufe usw.; Tab. 52 und 53), denen man ohne nennenswerte Beeinträchtigung ihrer Geschmacksqualitäten ein gewisses Quantum an Weizenkeimen oder Trockenhefe zusetzen kann. Die Trockenhefe, deren Verwendbarkeit zum Würzen, Füllen, Panieren usw.[2]) besonders vielseitig ist (vgl. auch KLAPKA et al.), läßt sich dabei im allgemeinen besser

---

[1]) Mit 10 Scheibchen (= 50 g) rohen Kohlrabis werden so im Durchschnitt 25 mg Vitamin C zugeführt.

[2]) Bewährt hat sich auch die Verwendung der Tockenhefe in Form der *Hefebrösel* nach W. ZIEGELMAYER: Aus 500 g Hefeflocken und 500 g Weizenmehl (Type 1050) wird mit 0,5 l Wasser unter Zufügung von etwas Salz ein Teig bereitet, flach etwa 1-1½ cm hoch ausgerollt und bei mittlerer Hitze im Ofen etwa ½ Stunde gebacken. Das Gebäck wird dann in kleinere Stücke zerteilt und diese an der Luft bei geringer Wärme im Ofen getrocknet und sodann vermahlen. Die so erhaltenen Hefebrösel dienen als Zusatz zu Suppen, Saucen, Gemüsegerichten u. ä., zum Füllen, Panieren usw.

1. Herkömmliche Gerichte

Tabelle 52
Möglichkeiten des Zusatzes von Weizenkeimen zur Kost

Für den Weizenkeimzusatz sind geeignet:
Schrotbreie, Schrotaufläufe
Frischkornbreie
Pikante Suppen
Kohl- und Spinatgerichte
Eintopfgerichte
Pikante Aufläufe und Kochpuddings
Milchmischgetränke
Dickmilch
Quarkgerichte
Creme- und Puddingspeisen
Brotmehl (Keimlingsbrot)

Tabelle 53
Möglichkeiten des Zusatzes von Trockenhefe (Torulahefe, Brauereihefe) zur Kost

Für den Trockenhefezusatz sind geeignet:
Pikante Suppen und Saucen
Gemüsegerichte
Eintopfgerichte
Pikante Aufläufe, Pfannengerichte, Kochpuddings, Klöße, Salate usw. mit Fleisch, Fisch, Teigwaren, Gemüse, Pilzen
Füllungen für Pasteten, Eierkuchen u. ä.
Kartoffelbrei, Kartoffelsalat u. a. Kartoffelgerichte
Schrotbreie, Schrotaufläufe
Frischkornbreie
Milchmischgetränke
Quarkspeisen, Quarkaufstriche
Fruchtsuppen
Brotmehl

und in größeren Mengen zugeben als Weizenkeime; die meisten Speisen werden durch den Trockenhefezusatz sogar würziger, voller und kräftiger. Auch wenn die Vitamine der Hefe durch das küchenmäßige Kochen und Backen nur relativ wenig geschädigt werden, so sollte die Trockenhefe dennoch keiner unnötigen Erhitzung ausgesetzt und – ebenso wie die Weizenkeime – den Speisen nach Möglichkeit erst dann zugesetzt werden, wenn diese vom Feuer sind. Sehr zweckmäßig ist die Verwendung von Trockenhefe an Stelle von Streukäse für pikante Gerichte aller Art; kommt sie in der Streudose auf den Tisch, wird sie von vielen Verpflegungsteilnehmern, wie die Erfahrung lehrt, ausgiebig zum Nachwürzen des Essens benutzt.

Sehr vorteilhaft lassen sich Weizenkeime und Hefe auch, zu 5–10% bzw. 1,5 bis 2,5% dem Backmehl zugesetzt[1]), im Brot verbacken (v. NOORDEN; SCHEUNERT;

---

[1]) Verschiedentlich hat man wesentlich höhere Keimlings- und Hefezusätze angewendet. So empfahl PANHUYSEN ein 50% Weizenkeime enthaltendes Brot einer besonderen Herstellung (Verfahren nach LAUBENHEIMER) als schmackhaft und haltbar; v. NOORDEN und SALOMON benutzten mit bestem Erfolg ein Roggenbrot, dessen Backmehl 10% Trockenhefe enthielt.

H. MÜLLER; Übersicht bei MENDEN und CREMER). Manche Autoren halten das Verbacken mit dem Brot für die aussichtsreichste Methode, um die Weizenkeim-[1]) und Hefeanreicherung der Kost auch für weitere Kreise der Bevölkerung zu verwirklichen. Trockenhefe läßt sich ohne besondere Schwierigkeiten auch im Dauerbrot, in Trockenfertiggerichten und Halbkonzentraten, in Streichwurst und in zuckerhaltigen Kakao-Milchpulver-Gemischen unterbringen.

Trotz der Vielzahl der Anreicherungsmöglichkeiten ist es in der Praxis nicht immer ganz leicht, geschmacklich so pointierte Nahrungsmittel, wie Weizenkeime, Hefe und manche Rohgemüse es sind, täglich in ausreichender Menge im Speiseplan unterzubringen. Vor allem die Höhe der möglichen Zusätze an Weizenkeimen – bei manchen Diätformen aber auch die an Hefe und an Rohgemüse – ist zu begrenzt, als daß sich allein durch Anreicherung der herkömmlichen Gerichte mit diesen Produkten die Zufuhr der erforderlichen Vitaminmenge immer gewährleisten ließe. Halbflüssige Brauereihefe und Bäckereihefe lassen sich zudem in Anbetracht ihres aufdringlichen, wenig zusagenden Geruchs und Geschmacks den gemeinhin küchenüblichen Speisen ohnehin kaum zusetzen. Neben der Anreicherung der hierfür geeigneten herkömmlichen Gerichte empfiehlt sich deshalb, insbesondere für die Krankenkost, die Verwendung gewisser eigens für die Aufnahme von Weizenkeimen, Hefe und bestimmter Gemüse hergestellter *spezieller Zusatzgerichte* (Tab. 54), mittels derer die genannten Vitaminträger sich unschwer auch in größeren Mengen zuführen lassen.

2. Spezielle Zusatzgerichte

a) Milchmischgetränke

Milchmischgetränke enthalten in einer Milchgrundlage (Vollmilch, Magermilch, Buttermilch usw.), die in der verschiedensten Weise mit Eiweiß-, Fett- und Kohlehydratträgern angereichert werden kann, einen Zusatz an Rohobst, Rohgemüse oder Rohsaft und eine Reihe weiterer Zutaten, mittels derer sich ihr Aroma sehr abwechslungsreich variieren läßt (Tab. 55, S. 124; Herstellung: S.174 f.). Getränke dieser Art, die sich wegen ihres erfrischenden Wohlgeschmacks und ihres hohen Nährwerts einer allgemein zunehmenden Beliebtheit erfreuen, sind hervorragend geeignet auch für die *Krankenkost*.

Rohsaftmischungen mit Sahne oder Milch sind in der Diätbehandlung der Magenkrankheiten schon seit Jahrzehnten gebräuchlich (FRANKE und BOEHME; COBET; PEZOLD u. a.). H. SCHNEIDER empfahl schon 1941 Milchmischgetränke als Bereicherung der Kost für Gesunde und Kranke. Der große praktische Wert dieser Getränke für die Diätetik wurde jedoch erst von EGGERS und NEUMEYER voll herausgestellt, die zugleich auch auf die vielseitige Abwandlungs- und Anreicherungsmöglichkeit der Milchmischungen aufmerksam machten. Auf Grund ihrer guten Bekömmlich-

---

[1]) Mit Weizenkeimen angereicherte Brote werden von verschiedenen Firmen in den Handel gebracht, so das Weizenkeimbrot der Wepu-Brotfabrik H. Merten Ascheberg i. Westf., das Weizenkeim-Diätbrot (10% Keimlingszusatz) der Pema-Brotfabrik Weißenstadt/Oberfr. und das Weizenkeim-Diätbrot der Achimer Simonsbrotfabrik Achim bei Bremen.

2. Spezielle Zusatzgerichte

Tabelle 54
Spezielle Zusatzgerichte für die Vitaminanreicherung der Kost

	Geeignet zur Aufnahme von [1])
Milchmischgetränke	Rohobst, Rohgemüse, Rohsäften, Weizenkeimen, Trockenhefe, halbflüssiger Brauereihefe, Bäckereihefe
Fruchtsuppen	Rohobst, Rohsäften, Weizenkeimen, Trockenhefe, halbflüssiger Brauereihefe, Bäckereihefe
Bierhefesuppen	halbflüssiger Brauereihefe, Rohobst, Rohsäften
Pikante Suppen	Trockenhefe, Weizenkeimen
Schrotbreie und -aufläufe	Weizenkeimen, Kleie, Trockenhefe
Frischkornbreie	Weizenkeimen, Kleie, Trockenhefe, Rohobst, Rohgemüse, Rohsäften
Quarkspeisen und -aufstriche	Trockenhefe, Weizenkeimen, Rohobst, Rohgemüse, Rohsäften
Gemüserohsalate	Rohgemüse, Rohobst, Rohsäften
Rohsaftgetränke	Rohsäften, Rohobst

keit und ihrer leichten Anpaßbarkeit an die verschiedensten Krankenkostformen fanden die Milchmischgetränke in der Folgezeit in den Krankenhäusern und Sanatorien rasch Anklang; eine wesentliche Erweiterung ihrer ursprünglichen diätetischen Indikationen brachte der Vorschlag zur Benutzung der Milchgetränke als Vehikel für die Kostanreicherung mit konzentrierten B-Vitaminträgern (HEEPE).

Milchmischgetränke sind eine ausgezeichnete Grundlage und ein gutes Geschmackkorrigens sowohl für Rohobst-, Rohgemüse- und Rohsaft- als auch für Weizenkeim- und Hefezusätze. Mit $\frac{1}{2}$ bis 1 l eines entsprechend angereicherten Milchmischgetränks läßt sich in einer besonders leicht verdaulichen Form [2]) mühelos der *gesamte Tagesbedarf des Erwachsenen an Vitaminen zuführen*.

Die Herstellung eines wohlschmeckenden Milchmischgetränks wird der Köchin oder Diätassistentin im allgemeinen keine besonderen Schwierigkeiten bereiten. Die Verdeckung des Weizenkeim- oder Hefearomas hat oft jedoch eine ganz bestimmte *geschmackliche Abstimmung des Grundrezepts* zur Voraus-

---

[1]) Fast alle Zubereitungen eignen sich daneben zur Anreicherung mit Sonnenblumenöl und anderen an essentiellen Fettsäuren reichen pflanzlichen Ölen.

[2]) In Form des Milchmischgetränks wird die Milch für viele Menschen bekömmlicher. Die bessere Verdaulichkeit geht dabei zum Teil auf den gleichen Mechanismus zurück wie die bekannte bessere Verträglichkeit der Säuremilchen in der Säuglingsernährung; die Pflanzensäuren des Obstes führen in ähnlicher Weise, wie es durch den Säurezusatz bei den Säuremilchen (oder durch die Spontansäuerung bei den Sauermilchen) geschieht, zu einer feinflockigeren Gerinnung und leichteren fermentativen Angreifbarkeit des Kaseins. Auch der bloße Verdünnungseffekt dürfte eine Rolle spielen; es sei an die alte diätetische Erfahrung erinnert, daß die Milch in Verdünnung mit Tee, Kaffee, Schleim (S. 142) usw. von empfindlichen Kranken meist besser vertragen wird als die einfache Frischmilch (vgl. auch S. 118).

Tabelle 55
Allgemeiner Aufbau der Milchmischgetränke

Milchbasis (vgl. Tab. 49, S. 116)	Milchzucker[1])
Vollmilch	Vanillezucker
Buttermilch	Honig
Dickmilch	Fruchtsirup
Vollmilch-Joghurt	
Magermilch-Joghurt	*C-Vitaminanreicherung*
Magermilch	Rohobst aller Art
Kondensmilch	Rohgemüse aller Art
Aletosalmilch	Rohsäfte aller Art
Eiweißmilch	*B-Vitaminanreicherung*
Anreicherung mit Eiweiß, Fett oder Kohlehydraten	Torula-Trockenhefe
	Hefegetränk aus Brauereihefe
	Hefegetränk aus Bäckereihefe
Quark	Stabilisierte Weizenkeime
Magermilchpulver	
Vollmilchpulver	*Weitere Geschmackszusätze*
Sahne	Obstkonserven
Schlagsahne	Trockenobst
Ei	Kakao
Nüsse	geriebene Blockschokolade
Nußmus	Nougat
Mandeln	Marzipan
Mandelmus	Zimt
Kokosnuß	Vanille
Kokosflocken	Anis
Sonnenblumenöl	Süßstoff
Olivenöl	Nescafe
Mayonnaise	schwarzer Tee
Butter	Wein
Mehl- und Mondaminabkochungen	Kognac
Schleim (Reis-, Gersten- und Haferschleim)	Rum
	Kochsalz
Dextrin-Maltose-Gemische (z. B. Alete-Zucker)	Würzkräuter
	Glutamat
Kochzucker	Muskat
Traubenzucker	Ingwer

setzung, die auch der Geübte bei Mischgetränken, die in dieser Hinsicht nicht eigens geprüft wurden, meist nicht auf Anhieb trifft. Im Gegensatz zu den mit Keimlingen und Trockenhefe viel leichter anzureichernden Schrotbreien, Frischkornbreien u. a. läßt sich nämlich bei einem Milchmischgetränk nie ganz sicher voraussagen, ob oder in welchem Umfang es einen Weizenkeim- oder Hefezusatz ohne geschmackliche Beeinträchtigung verträgt wird. In der Praxis empfiehlt es sich für die Bereitung keimlings- oder hefeangereicherter Milchmischgetränke deshalb, um langes Herumprobieren zu vermeiden, von einer Sammlung *erprobter Rezepte* auszugehen.

---

[1]) Vergleichsweise Süßkraft der wichtigsten Zuckerarten (bezogen auf Rohrzucker = 100; W. LINTZEL): Fruchtzucker 105, Rohrzucker 100, Invertzucker 79, Traubenzucker 52, Malzzucker 35, Milchzucker 28.

2. Spezielle Zusatzgerichte

Ganz allgemein lassen sich Weizenkeim- und Hefezusätze in sahnehaltigen Grundrezepten besser, in fett- und kalorienarmen dagegen weniger gut unterbringen. Bananen, Quark, Bienenhonig und alkoholische Getränke (Wein, Cognac, Rum) eignen sich zur Abpufferung des Keimlings- und Hefegeschmacks meist besonders gut. Sauermilchen (Buttermilch, Dickmilch usw.) und sehr saure Obstarten oder Obstsäfte werden in größerer Menge besser nicht mit Weizenkeimen zusammengebracht, da der Eigengeschmack der letzteren sonst unvorteilhaft verstärkt wird; für die Zugabe von Hefe gilt das viel weniger. Bei zahlreichen Rezepten dämpfen Weizenkeime das Aroma der Hefe und umgekehrt. Der gleichzeitige Zusatz von Keimlingen und Hefe ist deshalb auch aus diesem Grunde (vgl. S. 112f.) oft zweckmäßig; auch die verschiedenen Hefearten (Torula-Trockenhefe, Hefegetränk aus Brauerei- und Bäckereihefe) lassen sich in vielen Milchmischgetränken nebeneinander verwenden.

In ihrem Grundaufbau können die Milchmischgetränke beliebig variiert werden; im einzelnen richtet sich die Zusammensetzung nach der Kostform, deren Bestandteil die Zubereitung ist. Für die verschiedenen diätetischen Erfordernisse lassen sich so sehr *unterschiedliche Getränketypen* herstellen (Tab. 56)[1]).

Tabelle 56
Die verschiedenen Typen von Milchmischgetränken

Typ	Indikation
Beschränkt fetthaltige, zuckerreiche Getränke	Leberschonkost, Galleschonkost, Fieberkost, Aufbaukost, Mastkost, Basedowkost, Vollkost
Hochkalorische, fett- und zuckerreiche Getränke	Mastkost, Aufbaukost, Basedowkost, Fieberkost
Fettreiche, zuckerarme Getränke	Magenschonkost, Vollkost
Fett- und milchzuckerreiche Getränke	Obstipationskost, Vollkost
Beschränkt fetthaltige, ungezuckerte Getränke	Diabeteskost, Vollkost
Fettarme, ungezuckerte Getränke	Darmschonkost, Diabeteskost, Entfettungskost
Fett- und eiweißarme Getränke	Pankreasschonkost
Fett- und kalorienarme Getränke	Entfettungskost
Kochsalzarme Getränke	Herz-Kreislauf- und Nierenschonkost

In der Diätpraxis gehören die Milchmischgetränke zu den wichtigsten aller der Vitaminanreicherung dienenden speziellen Zubereitungen; sie werden in der größten Zahl von Abwandlungen und Einzelrezepten benötigt, da sie praktisch allen Kostformen beigegeben und nahezu jedem Kranken verabfolgt werden können. *Der allgemeine diätetische Wert der Milchmischgetränke geht weit über den der bloßen Vitaminanreicherung hinaus.* Als Zusatzgerichte ermöglichen sie nicht nur eine Aufwertung der Nahrung hinsichtlich ihres Vitamingehalts, sondern bei entsprechend aufgebauten Rezepten in sehr

---

[1]) Ein Teil der fettreichen Milchmischgetränke läßt sich auch, nicht jedoch mit Zusätzen von Torula-Trockenhefe oder Brauereihefe, zu *Speiseeis* gefrieren; hierzu muß stets sehr reichlich nachgezuckert werden.

wirkungsvoller Weise auch eine Anreicherung mit Eiweiß, Fett, Kohlenhydraten und Mineralien; bei ausschließlicher Verabfolgung gewährleisten sie als *flüssige Vollkost* die Versorgung des Körpers mit allen lebensnotwendigen Nährstoffen (vgl. flüssige Kost, S. 156, 157). Bei zahlreichen Erkrankungen eröffnet die Anwendung der mit pflanzlichen Vitaminträgern angereicherten Milchmischgetränke der Diätetik neue Möglichkeiten.

Tabelle 57
Allgemeiner Aufbau der Fruchtsuppen

Milchbasis (vgl. Tab. 49, S. 116)	Vanillezucker
Vollmilch	Honig
Magermilch	Fruchtsirup
Aletosalmilch	
Buttermilch	*Obstbasis*
	Rohobst aller Art
Anreicherung mit Eiweiß, Fett oder Kohlenhydraten	Obstsäfte aller Art
	Trockenobst aller Art
Milchpulver	Obstkonserven aller Art
Vollmilchpulver	
Ei	*B-Vitamin-Anreicherung*
Sahne	Stabilisierte Weizenkeime
Butter	Torula-Trockenhefe
Sonnenblumenöl	Bäckereihefe
Nüsse	Halbflüssige Brauereihefe
Mandeln	
Kokosnuß	*Weitere Geschmackszusätze*
Kokosflocken	
Leinsamenschrot	Vanille
Haferflocken	Kakao
Zucker	Nougat
Traubenzucker	Zimt
Milchzucker[1])	Wein
	Süßstoff

b) Fruchtsuppen

In Fruchtsuppen auf Milchbasis (Tab. 57; Herstellung S. 189), die am besten als warme Frühstückssuppe gereicht werden, lassen sich Weizenkeime und Hefe sehr vorteilhaft unterbringen. Neben mehr oder weniger großen Mengen an *Vitamin C* enthalten diese Suppen die Faktoren des *B-Vitaminkomplexes* im Durchschnitt noch reichlicher als die Milchmischgetränke. Ebenso wie diese eignen sich die Fruchtsuppen bei entsprechender Abwandlung (S. 189 f.) als Zusatzgericht für nahezu alle Formen der Krankenkost (137 f.).

c) Bierhefesuppen

Das zweckmäßigste Verfahren zur küchenmäßigen Verwertung der halbflüssigen Brauereihefe ist ihre Verarbeitung zur Bierhefesuppe (Tab. 58; Her-

---

[1]) Vgl. Fußnote zu Tab. 55, S. 124.

stellung: S. 191). Diese durch ein erfrischendes Bier- und Fruchtaroma ausgezeichneten, am besten als Kaltschale zu reichenden Suppen können je nach Kostform alkoholfrei oder alkoholhaltig (mit Bierzusatz) zubereitet werden; in beiden Fällen ist ihre diätetische Verwendbarkeit sehr vielseitig (S. 137 f.). Mit den Bierhefesuppen werden vor allem die Vitamine des *B-Komplexes* zugeführt; in der alkoholfreien Zubereitung stellen sie mit die billigste Form der B-Anreicherung überhaupt dar. Vitamin C ist in einem Teil der Bierhefesuppen nur sehr knapp enthalten; sie bedürfen dann der Ergänzung durch C-reichere Zusatzgerichte.

Tabelle 58
Allgemeiner Aufbau der Bierhefesuppen

Bierhefebasis	*Obst*
Halbflüssige Brauereihefe	Frischobst aller Art
	Obstsäfte aller Art
Anreicherung mit Eiweiß, Fett oder Kohlenhydraten	Obstkonserven aller Art
	Trockenobst aller Art
Vollmilch	
Magermilch	*Weitere Geschmackszusätze*
Vollmilchpulver	Vanille
Magermilchpulver	Anis
Gelatine	Ingwer
Ei	Kardamom
Sahne	Kakao
Nüsse	Nougat
Nußmus	Nescafe
Mandeln	Süßstoff
Mandelmus	Bier
Zucker	Rotwein
Milchzucker[1])	Weißwein
Vanillezucker	Kognac
Honig	Rum
Fruchtsirup	Arrac
Schleime (Reis, Gerste, Hafer)	
Mondamin	

d) Pikante Suppen

Pikante Suppen einer Zusammensetzung (Tab. 59; Herstellung S. 193), wie sie allgemein küchenüblich ist, eignen sich hervorragend zur Anreicherung mit Trockenhefe und Weizenkeimen. Suppen dieser Art lassen sich in vielfältiger Weise variieren und zahlreichen Diätformen anpassen; für die verschiedenen Arten der Schonkost ist der größere Teil von ihnen jedoch weniger geeignet. Entsprechend angereicherte pikante Suppen gehören zu den *B-vitaminreichsten Zubereitungen, welche die Küche herstellen kann;* es bereitet keine besondere Mühe, den vollen Tagesbedarf des Erwachsenen an B-

---
[1]) Vgl. Fußnote zu Tab. 55, S. 124.

Vitaminen in $^1/_8$ bis $^1/_4$ l einer solchen Suppe unterzubringen. Vitamin C ist in den meisten pikanten Suppen in nur geringer Menge oder gar nicht enthalten.

Tabelle 59
Allgemeiner Aufbau der pikanten Suppen

Suppenbasis	*Gemüse*
Fleischbrühe	Gemüse aller Art
Gemüsebrühe	Hülsenfrüchte
Pilzwasser	Soja
Kartoffelwasser	Pilze
Anreicherung mit Eiweiß, Fett oder Kohlenhydraten	*B-Vitamin-Anreicherung*
	Trockenhefe
Fleisch aller Art	Weizenkeime
Schinken	
Ei	*Weitere Geschmackszusätze*
Sahne	
Butter	Gekörnte Brühe
Margarine	Hefeextrakt
Speck	Bratensaft (Fond)
Schmalz	Tomatenmark
Sonnenblumenöl	Zwiebeln
Sonstige Pflanzenöle	Würzkräuter
	Pfeffer
Kartoffeln	Paprika
Haferflocken	Muskat
Reis	Maggi-Würze
Nudeln u. ä.	Glutamat
	Alete-Würz-ABC
	Salz

e) Schrotbreie, Schrotaufläufe

Die aus feiner oder gröber geschrotetem Weizenvollkorn[1]) durch Kochen bzw. Backen hergestellten Schrotbreie und Schrotaufläufe (Tab. 60; Herstellung: S. 194), an sich schon sehr B-vitaminreiche Gerichte, eignen sich gut zur Aufnahme größerer Mengen von Trockenhefe und Weizenkeimen.

Wenn hier für die Vitaminanreicherung der Kost nur die Schrotbreie und Schrotaufläufe empfohlen werden, so sei doch darauf hingewiesen, daß es neben diesen noch eine Reihe von weiteren Möglichkeiten zur Bereitung schmackhafter Getreidegerichte von mehr oder weniger weitgehendem Vollkorncharakter gibt (Getreidegrützen, Getreideflockenbreie[2]) u. a.; Rezeptsammlung bei S. BOMMER sowie O.

---

[1]) Für die Herstellung von Schrotbreien und Schrotaufläufen läßt sich auch Schrot von anderen Getreidearten verwenden (Roggen, Hafer, Gerste, Buchweizen).
[2]) *Getreidegrützen* werden aus groben Grützen, d. h. enthülsten, in gröbere Stücke zerbrochenen Getreidekörnern (Gerste, Hafer, Buchweizen, Hirse, Weizen, Roggen), *Getreideflockenbreie* dagegen aus Flocken, d. h. enthülsten, gedämpften, feucht gewalzten und sodann getrockneten Körnern von Hafer, Weizen und anderen Getreidearten bereitet.

2. Spezielle Zusatzgerichte

v. SCHROEDER); für die Anreicherung mit Hefe und Weizenkeimen sind diese jedoch, insbesondere wegen ihres im Vergleich zum Schrot nicht so kräftigen Aromas, weniger empfehlenswert. Die Gerichte aus Schrot haben gegenüber denen aus Grützen und Flocken den Vorzug, daß ihr Ausgangsprodukt, das Schrot, noch alle Bestandteile des vollen Getreidekorns enthält[1]) und daß es in der jeweils benötigten Menge in der Küche selbst frisch hergestellt werden kann (S. 103); Schrot ist zudem billiger als Grützen und Flocken.

Tabelle 60
Allgemeiner Aufbau der Schrotbreie und Schrotaufläufe

Vollkornbasis	Obst und Obstsäfte aller Art (für süße Breie)
Weizenvollkornschrot	
Roggenvollkornschrot	*B-Vitamin-Anreicherung*
Anreicherung mit Eiweiß, Fett oder Kohlenhydraten	Trockenhefe (Torula) Weizenkeime
Vollmilch	*Schlackenanreicherung*
Magermilch	
Milchpulver	Weizenkleie, Grobgemüse, Trockenobst
Sahne	*Weitere Geschmackszusätze*
Ei	
Fleisch aller Art	Muskat
Fleischwurst	Glutamat
Schinken	Würzkräuter
Butter	Alete-Würz-ABC
Margarine	gekörnte Brühe
Sonnenblumenöl	Bratensaft
Sonstige Pflanzenöle	Maggi-Würze
Speck	Kümmel
Schmalz	Zwiebel
Sojavollmehl	Tomatenmark
Paniermehl	Hefeextrakt
Zucker (für süße Breie)	Salz
Fruchtsirup (desgleichen)	Kokosflocken
Gemüse, Obst	Zimt
	Anis
Gemüse aller Art	Vanille
Pilze	Kakao
	Süßstoff

Den verschiedenen Diätformen kann man die Schrotbreie und Schrotaufläufe, die meist viel schmackhafter sind als vergleichbare Gerichte aus feinem Grieß oder Weißmehl, durch entsprechende Abwandlungen (kalorienarm, kalorienreich, pikant, süß, salzarm usw.) sehr weitgehend anpassen.

---

[1]) Die handelsüblichen Getreidegrützen und -flocken stellen, streng genommen, keine eigentlichen Vollkornprodukte dar, da sie gewisse Schalenanteile nicht mehr enthalten. Auch wenn der ernährungsphysiologische Wert der äußeren Schalenschicht kein besonders großer sein mag, so ist gerade dieser Teil des Getreidekorns doch an der Ausbildung des vollen Aromas der Getreidespeisen sehr wesentlich mitbeteiligt.

Weizenkeimzusätze werden durch das Schrot gut verdeckt; der Zusatz der würzigen Trockenhefe (Torula) bedeutet für die pikanten Schrotgerichte in geschmacklicher Hinsicht sogar meist eine Verbesserung. *Schrotbreie und -aufläufe lassen sich so mit am leichtesten von allen Zusatzgerichten mittels Hefe und Keimlingen anreichern*; mit 150–200 g eines in geeigneter Weise bereiteten Schrotgerichts läßt sich der volle Tagesbedarf des Erwachsenen an B-Vitaminen zuführen.

Die Schrotzubereitungen sind durch eine starke, meist lange vorhaltende Sättigungswirkung ausgezeichnet; in pikanter Form ergeben sie an Stelle von Kartoffelspeisen mit Gemüse und Fleisch-, Eier- oder Quarkzulagen abwechslungsreiche, billige und nahrhafte Mittagsgerichte. Ebenso wie das Brot können Schrotbreie und Schrotaufläufe, wenn es aus diätetischen Gründen angebracht erscheint, ohne irgendeinen Nachteil als einzige Form des Getreideverzehrs für alle Mahlzeiten des Tages, neben Obst und Gemüse sogar als alleinige Kohlenhydratquelle[1]) der Kost, benutzt werden[2]). Der Schrotbrei eignet sich als leichtest verdauliche aller Arten von Vollkornnahrung für jede Schonkost; für viele Magenpatienten sind schongerecht zubereitete Schrotbreie (vgl. S. 102, 140)[3]) besser bekömmlich als Brot.

f) Frischkornbreie (Getreiderohbreie)

Rohbreie aus Vollkornschrot oder Kleie (Frischkornbreie; Tab. 61; Herstellung: S. 197 f.), die einfachsten und billigsten aller Vollkornspeisen, lassen sich praktisch gleich gut[4]) mit B-Vitaminen anreichern wie die hitzezubereiteten Schrot- und Kleiegerichte. In ihrer Ausnutzbarkeit für den menschlichen Darm stehen die Frischkornbreie hinter den letzteren zwar zurück[5]); dafür hat der Rohverzehr des Getreides in Form der Frischkornbreie jedoch den Vorteil, daß auch *die Zufuhr aller jener Vitamine und sonstiger Inhalts-*

---

[1]) In *roher* Form (vgl. Frischkornbreie, s. o.) läßt sich Schrot dagegen nur in sehr begrenzter Menge, niemals etwa als alleiniger Kohlenhydratträger, für die menschliche Ernährung verwenden.

[2]) Es sei daran erinnert, daß der Schrotbrei jahrtausendelang eine der wichtigsten Ernährungsgrundlagen des Menschen bildete (S. BOMMER) und auch heute noch in weiten Teilen der Welt die häufigste Form des Getreideverzehrs darstellt.

[3]) Für die verschiedenen Formen der Schonkost und für die Ernährung des Säuglings und des Kleinkindes wird fein zermahlenes, für die Obstipationskost dagegen grobes Weizenschrot verwendet. In der Ernährung des gesunden Erwachsenen spielt der Zerkleinerungsgrad des in den Schrotgerichten enthaltenen Schrotes keine wesentliche Rolle.

[4]) Ein gewisser Unterschied besteht insofern, als die hitzezubereiteten Schrotgerichte relativ mehr Trockenhefe, die Frischkornbreie dagegen mehr Weizenkeime aufnehmen können; im Gesamt-B-Vitamingehalt wirkt sich das jedoch nicht sehr wesentlich aus.

[5]) Solange Frischkornbreie nur als Zusatzgerichte Verwendung finden, liegt hierin für die Ernährung des Gesunden und für die meisten Krankenkostform n kein wesentlicher Nachteil (vgl. Fußnote 1, s. o.). Bei manchen Diätformen (Obstipationskost, Entfettungskost, Diabeteskost) sind die schwerere Aufschließbarkeit und die Voluminosität der Frischkornbreie durchaus erwünscht.

2. Spezielle Zusatzgerichte

Tabelle 61
Allgemeiner Aufbau der Frischkornbreie

Vollkornbasis	Olivenöl
Weizenschrot	Nüsse
Roggenschrot	Mandeln
	Mayonnaise
Obstzusatz	
Frischobst aller Art	*Kohlehydratanreicherung*
Obstsäfte aller Art	Rohrzucker
Trockenobst aller Art	Milchzucker[1])
Obstkonserven aller Art	Bienenhonig
	Fruchtsirup
Gemüsezusatz	
Rohgemüse aller Art	*B-Vitamin-Anreicherung*
Gemüserohsäfte	Weizenkeime
	Trockenhefe
Eiweißanreicherung	
Vollmilch	*Schlackenanreicherung*
Joghurt	Weizenkleie
Buttermilch	Leinsamenschrot
Magermilch	Trockenobst in größerer Menge
Aletosal-Milch	
Milchpulver	*Weitere Geschmackszusätze*
	Zimt
Fettanreicherung	Vanille
Sahne	Nougat
Sonnenblumenkerne	Kokosflocken
Sonnenblumenöl	Süßstoff

stoffe optimal gewährleistet ist, die durch den Koch- oder Backprozeß in Mitleidenschaft gezogen werden.

Für die Herstellung von Getreiderohbreien lassen sich die mannigfaltigsten Getreideprodukte (Flocken, Grützen, Schrot oder ganze Körner von Weizen, Roggen, Hafer usw.) verwenden. Weitere Verbreitung fanden Getreidespeisen dieser Art in Form des Haferflockenrohbreis nach M. BIRCHER-BENNER („Bircher-Müsli"), wie es auch heute noch, insbesondere als Bestandteil der verschiedensten Diätformen, vielerorts benutzt wird. In Deutschland treten anstelle der Rohbreie auf Haferflockenbasis neuerdings solche aus Weizen- oder Roggenvollkornschrot mehr in den Vordergrund (BOMMER; KOLLATH; SCHLEGEL u. a.; vgl. GROTE; EVERS)[2]); besonders durch das Wirken von W. KOLLATH sind die Schrotrohbreie im letzten Jahrzehnt in weiteren Kreisen bekannt geworden. Vor den Haferflockenrohbreien zeichnen sich die Schrotrohbreie durch ihr volleres und kräftigeres Aroma aus; *zur Anreicherung mit Weizenkeimen und Trockenhefe sind Frischkornbreie aus Weizenschrot deshalb viel besser geeignet als das ursprüngliche Haferflockenmüsli.*

---

[1]) Vgl. Fußnote zu Tab. 55, S. 124.
[2]) L. R. GROTE benutzt für sein „Glotterbader Weizenfrühstück" 2–3 Tage bei Zimmertemperatur geweichten, unzerkleinerten Vollweizen, J. EVERS für die nach ihm benannte Diät in ähnlicher Weise behandelten (3–5 Tage bis zu etwa 0,5 cm langer Auskeimung geweichten) Vollweizen und -roggen.

XI. Die Unterbringung der pflanzlichen Vitaminträger in der Kost

Mit einer Portion (200–250 g) eines entsprechend angereicherten Frischkornbreis läßt sich der volle Tagesbedarf des Erwachsenen an den *Vitaminen der B-Gruppe* und ein größerer Teil des übrigen Vitaminbedarfs decken. Im Unterschied zu den hitzezubereiteten Schrotgerichten enthalten viele Frischkornbreie nicht unbeträchtliche Mengen an *Vitamin C*; auch der *E-Vitamingehalt* ist bei den letzteren auf Grund ihrer höheren Aufnahmefähigkeit für Weizenkeime meist größer.

Die *allgemeine diätetische Bedeutung* der Frischkornbreie geht über ihre bloße Nützlichkeit für die Vitaminaufwertung der Kost weit hinaus; ihr Wert liegt dabei insbesondere in der vorzüglichen Sättigungswirkung[1]), dem hohen Schlackengehalt[2]) und der guten Anreicherungsmöglichkeit mit hochungesättigten Fettsäuren, Milchpulver und Milchzucker (Tab. 62)[3]). Die vielseitigen therapeutischen Möglichkeiten, welche die Verabreichung von Frischkornbreien zur Krankenkost bietet, werden von den meisten Ärzten und Krankenhäusern bisher jedoch kaum genutzt.

Tabelle 62
Die wichtigsten Indikationen zur Verordnung von Frischkornbreien

Vitaminmangelzustände:
wirksam: Alle wasserlöslichen und fettlöslichen Vitamine

Chronische Obstipation:
wirksam: Schlackenstoffe, B-Vitamin-Komplex, Milchzucker, Leinsamen-Schleimstoffe

Lebererkrankungen:
wirksam: B-Vitamin-Komplex, Vitamin E, hochungesättigte Fettsäuren, Milcheiweiß

Fettsucht:
wirksam: Schlackenstoffe, B-Vitamin-Komplex, Kalium

Arteriosklerose-Prophylaxe:
wirksam: Hochungesättigte Fettsäuren, Vitamine A, E, B_6

Chronische Infektionskrankheiten, Rekonvaleszenzzustände aller Art:
wirksam: Vitamine, Milcheiweiß, Mineralien

Hochleistungskost für Gesunde:
wirksam: Vitamine, hochungesättigte Fettsäuren, Milcheiweiß, Mineralien

Die *Verträglichkeit* der Frischkornbreie ist, langsames Essen und gründliches Kauen vorausgesetzt, bei der großen Mehrzahl der Menschen eine gute.

---
[1]) Im Hinblick auf seinen hohen Sättigungswert wird der Frischkornbrei am zweckmäßigsten zum ersten Frühstück gereicht.

[2]) Frischkornbreie sind auf Grund ihrer geringeren Ausnutzbarkeit für den Darm voluminöser als entsprechende hitzezubereitete Schrotgerichte.

[3]) Von Menschen, die dazu übergegangen sind, regelmäßig täglich einen Frischkornbrei zu sich zu nehmen, kann man meist hören, daß sich ihre Gesundheit und Leistungsfähigkeit seither nachhaltig verbessert haben. Viele frühere Patienten unserer Diätberatung essen seit Jahren anstelle des Frühstücksbrötchens einen keimlingsangereicherten Frischkornbrei mit Milch; es ist allein der eindeutige günstige Effekt auf das körperliche Befinden, der sie veranlaßt hat, diese kleine Kostkorrektur für dauernd beizubehalten.

2. Spezielle Zusatzgerichte

Zweifelsohne spielt dabei die *Gewöhnung* des Magendarmkanals an das Rohgetreide für die Bekömmlichkeit und Ausnutzbarkeit dieser Gerichte eine nicht unbeträchtliche Rolle. Anfängliche Blähungsbeschwerden mit Völlegefühl, die sich nach dem Übergang auf den regelmäßigen Genuß eines Frischkornbreis gelegentlich einstellen, verschwinden im überwiegenden Teil der

Tabelle 63
Allgemeiner Aufbau der Quarkspeisen und Quarkaufstriche

Milchbasis
Magerquark
Vollmilchquark
Vollmilch
Magermilch
Buttermilch
Joghurt
Kondensmilch
Aletosalmilch
Magermilchpulver
Vollmilchpulver

Obstzusatz
Frischobst aller Art
Obstrohsäfte aller Art
Trockenobst aller Art
Obstkonserven aller Art

Gemüsezusatz
Rhabarber
Tomaten
Sellerieknolle
Karotten
Radieschen
Rettich
Gurken
Pfifferlinge
Zwiebeln
Küchenkräuter
Wildgemüse

Fettanreicherung
Sahne
Schlagsahne
Butter
Margarine
Olivenöl
Sonnenblumenöl

Mayonnaise
Ei
Nüsse
Nußmus
Mandeln
Mandelmus
Kokosnuß
Kokosflocken

Kohlenhydratanreicherung
Zucker
Traubenzucker
Milchzucker[1]
Vanillezucker
Honig
Fruchtsirup
Mondamin-Abkochung

B-Vitaminanreicherung
Trockenhefe (Torula)
Weizenkeime

Weitere Geschmackszusätze
Kakao
geriebene Blockschokolade
Nougat
Vanille
Zimt
Anis
Rotwein
Süßstoff
Würzkräuter
Sardellen
Pfeffer
Paprika
Glutamat
Kochsalz

---

[1] Vgl. Fußnote zu Tab. 55, S. 124.

Fälle binnen weniger Wochen. Die Erfahrung lehrt, daß auch bei den meisten Kranken der Verdauungsapparat sich gut auf die Zusatzgerichte aus rohem Schrot oder roher Kleie einstellt (vgl. S. 138f.)[1]).

g) Quarkspeisen, Quarkaufstriche

Süße und pikante Quarkgerichte (Tab. 63, S. 133; Herstellung: S. 199f.), wie sie in der Diätetik, insbesondere für die eiweißreiche Leberschonkost, schon seit längerem gebräuchlich sind, lassen sich bis zu einem gewissen Grade mit Torulatrockenhefe oder Weizenkeimen anreichern. Auch wenn sie in ihrer Aufnahmefähigkeit für die Träger des *B-Komplexes* und von *Vitamin C* hinter vielen anderen Zusatzgerichten zurückstehen, kann man diese besonders billigen und leichtverdaulichen Eiweißträger bei bestimmten Diätformen (Leber-, Galle-, Magen-, Darmschonkost, Entfettungskost, Aufbaukost usw.) dennoch sehr vorteilhaft für die Vitaminanreicherung mit heranziehen. Je nach Kostform lassen sich die Quarkzubereitungen in verschiedener Weise abwandeln (fettarm, fettreich, gezuckert, ungezuckert usw.; S. 200 f.).

h) Gemüserohsalate, Gemüserohsaftgetränke

Gemüserohsalate und -rohsaftgetränke (Herstellung: S. 202, 204) enthalten, ebenso wie Obstsalate und Obstsaftgetränke[2]), hauptsächlich *Vitamin C*. Zur Aufwertung C-armer Kostformen finden sie vor allem dann Verwendung, wenn der B-Vitaminbedarf bereits ausreichend gedeckt ist; zusammen mit keimlings- oder hefeangereicherten Zusatzgerichten werden die Rohsalate und Rohsaftgetränke insbesondere dann gegeben, wenn jene selbst (pikante Suppen, Schrotbreie, Schrotaufläufe usw.) keinen ausreichenden C-Vitamingehalt aufweisen.

Mit einer Portion (200 g) Gemüserohsalat oder Gemüserohsaftgetränk läßt sich mühelos ein größerer Teil des Tagesbedarfs, bei einigen Rezepten sogar der volle Bedarf des Erwachsenen an Vitamin C zuführen; die Voraussetzung hierzu ist jedoch, daß für die Bereitung der Zusatzgerichte entsprechend *C-vitaminreiches Gemüse* benutzt wird (S. 89).

Obgleich es sich bei einem Teil der Gemüserohsalate um an sich durchaus küchenübliche Gerichte handelt, so liegt doch in der Praxis eine gewisse Schwierigkeit erfahrungsgemäß darin, daß viele Köche und die meisten Hausfrauen gerade bei den wichtigsten C-Vitaminträgern (grobe Kohlarten, Spinat, Steckrüben) mit der Herstellungsweise schmackhafter Rohkostgerichte nur sehr wenig vertraut sind.

---

[1]) So ist beispielsweise die Verschlechterung der enteralen Kalziumresorption bei reichlichem Vollkornverzehr, die auf den hohen Phytingehalt der Außenhülle des Getreidekorns zurückgeht, nur eine vorübergehende; auch in dieser Hinsicht paßt sich der Darm der Nahrung sehr rasch an (CRUICKSHANK; WALKER et al.).

[2]) Die Bereitung wohlschmeckender Obstsalate und Obstsaftgetränke stellt in der Regel kein küchentechnisches Problem dar; auf diese wird hier deshalb nicht besonders eingegangen. Wem an Rezeptbeispielen gelegen ist, der sei auf die Sammlungen von PRÜFER, G. SCHMIDT sowie LOTTERMOSER und BORMANN verwiesen.

Ein paar Kohlblätter oder Rübenscheiben, mit etwas Salatöl übergossen, ergeben allein noch kein schmackhaftes Rohkostgericht. Die Bereitung eines guten Gemüserohsalats erfordert nicht weniger Kunstfertigkeit und Variationsfähigkeit als die einer guten Fleischspeise. Der Ungeübte ist deshalb auf die Benutzung einer geeigneten *Rezeptsammlung* angewiesen (S. 202 f.; vgl. ferner PRÜFER; BRAUCHLE; LOTTERMOSER und BORMANN; BUCHINGER; G. SCHMIDT).

Rohsalate und Rohsaftgetränke können nach Belieben zu jeder Mahlzeit gereicht werden. Entgegen einer verbreiteten Gepflogenheit lassen wir die Rohkostzulage im allgemeinen zum Hauptgericht oder als Nachtisch, nicht jedoch als Vorspeise einnehmen; von vielen Patienten wird sie so lieber genommen und besser vertragen.

3. Psychologisches zur Verwendung vitaminreicher Zusatzgerichte

Den meisten Menschen sind vitaminreiche Zusatzgerichte der vorstehend genannten Art zunächst unbekannt. Unbestreitbar wird etwa die Verabreichung eines Frischkornbreis anstelle der Frühstückssemmel oder eines Gemüserohsalats anstelle der gewohnten Nachtischsüßspeise von vielen Kranken schon als ein sehr fühlbarer Eingriff in ihre bisherigen Speisegewohnheiten empfunden. Arzt und Küche tun deshalb gut daran, bei der Vitaminaufwertung der Kost möglichst behutsam vorzugehen und an der gewohnten Kost nicht mehr zu ändern, als wirklich nötig ist. *Die beste Methode zur Vitaminanreicherung der Kost ist immer diejenige, die für den Verpflegungsteilnehmer nicht als solche in Erscheinung tritt.* Wo man allein durch die Anreicherung der herkömmlichen Gerichte einen ausreichenden Vitamingehalt der Kost sicherstellen kann – was bei der allgemeinen Großküchenverpflegung meist der Fall sein dürfte (S. 165 f.) –, sollte man sich deshalb damit begnügen. In vielen Fällen, insbesondere bei den meisten Krankenkostformen, ist daneben jedoch die Benutzung spezieller Zusatzgerichte nicht zu entbehren.

Dauert es an sich meist schon einige Zeit, bis ungewohnte Gerichte sich beim Verpflegungsteilnehmer durchgesetzt haben, so gilt das noch mehr, wenn dabei erst Vorurteile oder Voreingenommenheiten zu überwinden sind, wie das bei gewissen Kostzusätzen öfter der Fall ist. Nicht ganz selten begegnet man so z. B. einer rein psychologisch bedingten Aversion gegen den Genuß von Hefe, die auf irrige Vorstellungen über die Herkunft dieses Erzeugnisses („Sulfit*ablaugen*hefe") oder auf Erinnerungen an ihre Verwendung als „Ersatz"-Stoff in der Notzeit zurückgeht. Schon die häufigere Ausgabe von Rohkostgerichten kann das Mißtrauen des Patienten erwecken, der – wie wir es verschiedentlich erlebten – annimmt, daß die Küche die Hitzezubereitung nur aus Sparsamkeitsgründen unterlasse. Viele Menschen stehen dem Rohkost-, Obst- oder Milchgenuß von vornherein ablehnend gegenüber; sie werden dann natürlich auch dem Milchmischgetränk oder der Obstquarkspeise der Diätkost nur mit Zurückhaltung und Skepsis begegnen. Anderen – meist handelt es sich dabei um Magen-, Darm-, Leber- oder Gallenkranke – waren ärztlicherseits über Monate oder Jahre Rohobst, Rohgemüse, Vollkornerzeugnisse oder sogar die Milch streng verboten gewesen, wie es bedauerlicherweise oft vollkommen unnötig geschieht. Diese Patienten können nicht abrupt und kommentarlos auf eine Kost umgestellt werden, die Rohkostsalate, Frischkornbreie oder Milchmischgetränke enthält. Es bedarf in solchen Fällen nicht nur des Einfallreichtums und Einfühlungsvermögens der Diätassistentin, welche die vitaminreichen Zusatzgerichte dem Geschmack und den bisherigen Eßgewohnheiten des Patienten bestmöglich anzupassen hat, sondern auch der *belehrenden Aufklärung und einer geschickten suggestiven Führung des Kranken durch den Arzt*, wie sie bekanntlich den Erfolg einer jeden Diättherapie entscheidend mitbestimmt.

Es braucht nicht besonders betont zu werden, daß auch die vitaminangereicherten Zusatzgerichte *schmackhaft zubereitet* sowie *appetitlich und einladend angerichtet* sein sollen, so daß sie eine wirkliche Bereicherung des Speisezettels darstellen. Wenngleich der individuelle Geschmack natürlich auch hinsichtlich dieser Gerichte sehr variiert, so erfreuen sich doch bestimmte Aromen erfahrungsgemäß einer allgemeineren Beliebtheit, wie beim Obst etwa Erdbeere, Pfirsich, Ananas oder Orange. Mit diesen soll man nach Möglichkeit beginnen; so befreundet sich der Kranke leichter mit den für ihn neuen Zubereitungen und wird eher geneigt sein, diese dann später auch mit dem Aroma billiger Vitaminträger zu akzeptieren. Wichtig ist ferner, daß die Anwendung der verschiedenen Zubereitungsformen (Milchmischgetränk, Fruchtsuppe, Bierhefesuppe usw.), ebenso wie die Gestaltung des einzelnen Gerichts, unter *größtmöglicher Abwechslung* erfolgt. Der Phantasie der Diätassistentin sind dabei, solange die Grundsätze der jeweiligen Kostform innegehalten werden, keine Grenzen gesetzt.

Je schmackhafter und abwechslungsreicher die der Vitaminanreicherung dienenden Zusatzgerichte sind, um so seltener wird ihre Ablehnung durch den Verpflegungsteilnehmer sein. Sagt dem Kranken einmal eine Zubereitungsart gar nicht zu, so versucht man es mit einer der anderen, bis man seinen Geschmack getroffen hat. Werden z. B. die Frischkornbreie abgelehnt, so kann man die B-Vitaminanreicherung gleich wirksam mit Schrotbreien, Schrotaufläufen oder pikanten Suppen betreiben; entsprechendes gilt für die Austauschmöglichkeit der verschiedenen C-haltigen Zusatzgerichte. Die Erfahrung lehrt, daß man im Rahmen der Diätbehandlung praktisch jeden Patienten für diese Zubereitungen – kunstgerechte Herstellung und „optisch" ansprechendes Servieren vorausgesetzt – gewinnen kann. Hat der Kranke sich dann erst einmal an sie gewöhnt, so macht es in der Regel keine Schwierigkeiten, ihre Beibehaltung nötigenfalls auch über längere Zeit durchzusetzen. Viele Patienten behalten ihren keimlingsangereicherten Frischkornbrei oder Schrotauflauf, ihre Fruchtsuppe oder ihr Milchmischgetränk sogar für dauernd bei, auch wenn längst kein Anlaß zur Innehaltung einer Diätvorschrift mehr besteht. Die allgemeine Aufgeschlossenheit diesen Zubereitungen gegenüber ist, besonders bei den jüngeren Altersklassen der städtischen Bevölkerung, überraschend groß; die Milch- und Fruchtwerbung, das Aufkommen der Milchbars und die Propaganda für das KOLLATH-Frühstück sind bei vielen

Menschen offensichtlich nicht ohne Resonanz geblieben und haben hier den Boden bereiten helfen. *Die Zeitströmung kommt in dieser Hinsicht den Bemühungen der Ernährungslehre durchaus entgegen; es ist Sache des Arztes, sie auch der Diätetik nutzbar zu machen.*

XII. Die Vitaminanreicherung der Krankenkost

Die Anreicherung der Krankenkost mit den natürlichen Vitaminträgern hat „*diätgerecht*" zu erfolgen, d. h. die zu deren Aufnahme dienenden Zubereitungen müssen in ihrer Gesamtzusammensetzung der *jeweiligen Diätform bestmöglich angepaßt* sein. Nachfolgend soll aufgezeigt werden, daß eine solche Anpassung durch eine geeignete Auswahl und Abwandlung der vitaminangereicherten Zusatzgerichte für fast alle Krankenkostformen ohne besondere Schwierigkeiten möglich ist[1]).

In welchem Umfang die Kost im Einzelfall mit konzentrierten Vitaminträgern angereichert werden soll, hängt ganz von den jeweiligen Umständen ab (Diätform, wahrscheinliches Ausmaß der Vitaminbedarfssteigerung usw.); allgemein verbindliche Richtlinien lassen sich hierfür nicht geben. Bei den Vitaminen B_1, B_2, Nikotinsäureamid, E (vgl. „Große Zulage", S. 114) und C (vgl. S. 93) wird zur Erzielung eines genügenden Überschusses (S. 2, 73, 75) in den meisten Fällen eine *zusätzliche Anreicherung in der ungefähren Höhe der wünschenswerten exogenen Tageszufuhr* (Tab. 1, S. 8), bei den übrigen Vitaminen schon in geringerer Menge, ausreichend sein[2]). Wo besondere Umstände es zweckmäßig erscheinen lassen (manifeste Avitaminosen[3]) oder Hypovitaminosen, enterale Resorptionsstörungen, Ausschaltung der vitaminproduzierenden Darmflora durch Antibiotikabehandlung usw.), kann die Kost im übrigen unbedenklich sehr viel weitgehender mit Hefe, Weizenkeimen und C-Vitaminträgern aufgewertet werden (S. 87).

1. Magenschonkost

Bei der Magenschonkost und ähnlichen Diätformen ist die Gefahr einer Vitaminunterwertigkeit besonders groß (S. 56). Andrerseits ist gerade bei den Erkrankungen des Magens eine reichliche Vitaminzufuhr wichtig, da *Hypovitaminosen pathogenetisch nicht selten mitbeteiligt* sind und umgekehrt viele primäre Erkrankungen des Magen-

---

[1]) Auf die Indikationen einer therapeutischen Vitaminzufuhr, die über eine Komplettierung der Kost hinausgehen (pharmakodynamische Vitamintherapie; S. 82), kann hier nicht eingegangen werden; es sei dieserhalb auf das einschlägige Schrifttum verwiesen (Übersicht bei STEPP, KÜHNAU und SCHROEDER).

[2]) Die in Form der Anreicherung zugeführte Vitaminmenge summiert sich mit dem Vitamingehalt der Grundkost, so daß die Gesamtzufuhr an Vitaminen die als Normalbedarf anzunehmende Menge mehr oder weniger übersteigt.

[3]) Auch die manifesten Avitaminosen sind ein dankbares Anwendungsgebiet der Kostaufwertung mit natürlichen Vitaminträgern; Hefe und Weizenkeime wirken, eine ausreichende enterale Resorption vorausgesetzt, rasch und nachhaltig bei Beriberi und Pellagra, C-reiche Frischvegetabilien ebenso bei Skorbut.

darmkanals zu Störungen in der Vitaminaufnahme führen können (Enterokarenz; S. 42). Das Zusammenwirken der Faktoren des B-Komplexes, insbesondere der Vitamine B_1, B_2 und Nikotinsäureamid, ferner auch die Mitwirkung von Vitamin C, ist für die Aufrechterhaltung einer normalen Magendarmfunktion (Sekretion von Salzsäure, Fermenten und Schleim, Tonus und Motilität der Muskulatur, Resorptionsleistung usw.) von großer Bedeutung. Ein Mangel an diesen Vitaminen kann zu mannigfachen Störungen der Funktion des Verdauungskanals und seines Nervensystems führen (S. 40) und die Resistenz von Magen und Darm den verschiedenartigsten Schädlichkeiten gegenüber herabsetzen. Beim Fehlen der Vitamine B_1, B_2, Nikotinsäure oder Pantothensäure kommt es zum Versiegen der Salzsäuresekretion der Magenschleimhaut[1]), beim Fehlen von B_1 daneben zur Atonie des ganzen Magendarmkanals und zur Insuffizienz der Pankreaslipase mit gestörter Fettresorption; der Mangel an B_2 oder Nikotinsäureamid führt zu atrophischen und entzündlichen Schleimhautveränderungen, Nikotinsäureamidmangel auch zur Verminderung von Tonus und Motilität des Magens. Eine ungenügende Versorgung mit Vitamin C läßt den Magendarmkanal anfällig werden für entzündliche Schleimhautaffektionen. Seit langem ist bekannt, daß häufig Vitaminmangelzustände dieser Art[2]) bei Magendarmerkrankungen den gesamten Beschwerdekomplex komplizieren und wesentlich verschlimmern (McCarrison; Stepp; Schnetz u. a.).

„Eine chronische Gastritis, die sich langsam entwickelt hat, ist möglicherweise eine Folge ungenügender Vitaminversorgung. Wer aus Gewohnheit ausschließlich Weißbrot zu sich nimmt, ein Freund von Süßspeisen, Gebäck, Mehlprodukten aller Art ist und reichlich Zucker zu sich nimmt bei nur geringer Gemüse- und Obstzufuhr, wird unweigerlich zu wenig von den Vitaminen der B-Gruppe und von Vitamin C aufnehmen. So werden sich allmählich Magen-Darm-Erscheinungen entwickeln, die oft nicht richtig als Vitaminmangelerscheinungen gedeutet werden. Das Übel wird nur ärger, wenn nun ‚Diät' im alten Sinne[3]) empfohlen wird" (W. Stepp).

Verschiedene klinische[4]) und experimentelle[5]) Beobachtungen sprechen dafür, daß auch bei der Entstehung von *Magen- und Duodenalgeschwüren* Vitaminmangelzustände eine Rolle spielen; wie weit dieser Zusammenhang als allgemeingültig zu betrachten ist, läßt sich noch nicht sicher entscheiden. „Dagegen scheint uns eines sicher zu sein: Geschwüre des Magens oder Zwölffingerdarms können nicht zur Ausheilung kommen, wenn die Kranken die früher übliche Ulkuskost[6]) erhalten, die geradezu geeignet ist, eine Avitaminose (und zwar eine komplexe!) hervorzurufen" (W. Stepp).

Gegenüber der Verwendung von Rohobst, Rohgemüse und Vollkornerzeugnissen für die Magenschonkost besteht vielerorts noch eine sehr weitgehende Zurückhaltung, wie sie in diesem Umfang durchaus nicht begründet ist.

Die *Ballaststoffe* der Nahrung können keineswegs nur als eine Belastung des Verdauungskanals angesehen werden. Der physiologische Ablauf der Magendarmfunktion hat im Gegenteil sogar einen bestimmten Schlackengehalt der Ingesta zur Voraussetzung, und eine Reihe von Erkrankungen der Verdauungsorgane wird durch eine zu schlackenarme Kost begünstigt (vgl. H. Eppinger). *Die verbreitete An-*

---

[1]) In einem Teil der Fälle von Subazidität und Anazidität, nicht jedoch bei Superazidität, erhöht B-Vitaminzufuhr Menge und Konzentration des Magensaftes.
[2]) Bestimmungen des Vitaminspiegels im Blut (C, B_1, B_2) ergaben bei Magenkranken zum großen Teil erniedrigte Werte (Kirchmann; Kerppola u. a.).
[3]) Vgl. S. 56.
[4]) In Bevölkerungsgruppen, deren Ernährung arm ist an B-Vitaminen (und Schlacken), ist die Ulkusmorbidität im Verhältnis am höchsten (McCarrison; Eppinger; Rühl; weitere Autoren siehe bei F. A. Pezold).
[5]) Tierexperimentell ist belegt, daß im B_1- oder C-Vitaminmangel Magengeschwüre besonders leicht auftreten (Pezold).

1. Magenschonkost

nahme, *daß gewisse ballastreiche Vegetabilien als solche die Schleimhaut des Verdauungskanals reizen, sollte endlich korrigiert werden.* Die Zellulose des Vollkorns sowie der meisten Rohobst- und Rohgemüsearten ist, entsprechende Zubereitung der pflanzlichen Produkte – und gründliches Kauen! – vorausgesetzt, auch für die Mehrzahl der Schonkostpatienten gut verträglich [1] [2]. Fälle von Intoleranz gehen viel häufiger auf eine unvorteilhafte Verarbeitung oder unzweckmäßige Zusätze in der Küche zurück (ungenügende Zerkleinerung, Erhitzen mit Fett, schlechtes Backen usw.) als auf den vegetabilischen Ballaststoffträger an sich; ein fein geschnittener Kohlrohsalat wird oftmals besser vertragen als ein unter Fettzusatz gekochtes Kohlgericht, ein Schrotbrei besser als manches Vollkornbrot.

Es liegen sehr ausgedehnte Erfahrungen darüber vor, daß Rohobst, Rohgemüse, Rohsäfte und Vollkornerzeugnisse, ebenso wie Trockenhefe, bei geeigneter Zubereitungsweise für die Magenschonkost und die meisten ähnlichen Diätformen gut verwendbar sind. Von zahlreichen Autoren wurden *Rohsäfte, Rohobst und Rohgemüse* für die Diätbehandlung der Magenkrankheiten, u. a. auch bei Superazititätszuständen, bei akuter Gastritis und bei frischem Magen- und Duodenalulkus, erfolgreich benutzt und ausdrücklich empfohlen (v. NOORDEN; SCHITTENHELM; STEPP; GUTZEIT; HEUPKE; SALOMON; FRANKE und BOEHME; EPPINGER; CHENEY; STREHLER und HUNZIKER; HEUN; SCHLEGEL u. v. a.). Schon in den ersten Tagen der Ulkuskur gibt TROPP in größerer Menge Obstrohsäfte (200–750 ccm), CHENEY Gemüsesäfte (1000 ccm täglich) mit gutem Erfolg (ähnlich auch STREHLER und HUNZIKER u. a.). Auch die Verwendung von *Vollkornerzeugnissen* für die verschiedenen Schonkostformen wird von namhaften Klinikern seit langem befürwortet (PRÜFER; SALOMON; EPPINGER; H. SCHROEDER; TROPP; HEUPKE; PEZOLD u. a.). Insbesondere Breie aus Vollkornschrot erwiesen sich auch bei empfindlichen Magenpatienten als hervorragend verträglich [3]; ihre Verwendung macht es möglich, die bisher in der Magendiät meist üblichen feinen Mehl-, Grieß- und Teigwarengerichte in großem Umfang durch eine biologisch vollwertigere, d. h. ausreichend B-vitaminhaltige Nahrung zu ersetzen.

Fast alle Arten von speziellen Zusatzgerichten lassen sich bei entsprechend diätgerechter Gestaltung zur Vitaminanreicherung der Magenschonkost benutzen (Tab. 64, S. 140). Weizenkeime und Trockenhefe, in geeigneter Form in der Kost untergebracht, sollen von Anfang an in ausreichender Menge zugegeben werden. Unter den *Milchmischgetränken,* die ebenso wie Fruchtsuppen und Quarkspeisen als Zulage zur Magendiät ganz besonders geeignet sind, kommen vor allem die fettreichen, zuckerarmen [4] und nicht zu sauren Zuberei-

---

[1] Es zeigt sich das auch in der unterschiedlichen *Stuhlbeschaffenheit* bei ballastreicher und ballastarmer Kost: der weiche, glänzende, voluminöse Vollkornstuhl ist schleimhautfreundlicher als der meist feste, trockene, bröckelige Stuhl bei überwiegender Feinmehlkost.
[2] Auch die *Verdaulichkeit* der pflanzlichen Rohkost ist keineswegs so schlecht, wie vielfach angenommen wird; die Verdauungsfermente des menschlichen Darms vermögen die Pflanzenzellmembranen weitgehend zu durchdringen.
[3] Schon vom Darm des älteren Säuglings werden Vollkornschrotbreie anstandslos vertragen und gut ausgenutzt (S. 162).
[4] Bei der Achyliekost unterliegt der Zuckerzusatz zu Milchmischgetränken meist keinen Beschränkungen.

XII. Die Vitaminanreicherung der Krankenkost

Tabelle 64
Beispiel für die Möglichkeit der Vitaminanreicherung einer fortgeschrittenen Magenschonkost

Mahlzeit	Zusatzgericht	B_1 mg	B_2 mg	Nikotin-säure mg	C mg
1. Frühstück	1 Teller (250 ccm) Fruchtsuppe mit Banane Rezept Nr. 82	3,3	0,4	1,8	25
2. Frühstück	1 Glas (200 ccm) Grape-Fruit-Milch mit Banane Rezept Nr. 22 b	0,6	0,3	1,5	12
Mittagessen	1 Teller (250 ccm) Spargelsuppe Rezept Nr. 102	2,2	0,8	4,2	14
	1 Portion (150 g) Steckrübensalat Rezept Nr. 172	—	—	—	32
Nachmittags	1 Glas (200 ccm) Heidelbeermilch mit Sahne und Pfirsich Rezept Nr. 27	0,7	0,6	2,0	24
Abendessen	1 Teller (250 ccm) Schrotbrei mit Mandarine Rezept Nr. 116	2,3	1,3	5,8	7
	1 kleines Glas (150 ccm) Grünkohlsaft mit Birne Rezept Nr. 179	—	—	—	63
		9,1	3,4	15,3	177

tungen in Betracht; sie sollen dem Magenkranken nicht zu kalt gereicht und nur langsam, schluckweise getrunken werden. Milchgetränke mit Zusätzen von Bäckereihefe und halbflüssiger Brauereihefe werden zweckmäßigerweise erst der fortgeschrittenen Magenschonkost zugelegt. Auch *Fruchtsuppen* und *Quarkspeisen* werden, außer für Achyliker, nur schwach gezuckert gegeben. Mit Trockenhefe und Weizenkeimen angereicherte *Schrotbreie* sollten von Anfang an ein regelmäßiger Bestandteil jeder Magenschonkost sein. *Frischkornbreie* aus fein zerschlagenem Weizenschrot[1]), die in der Regel ebenfalls nicht zu stark gezuckert sein sollen, eignen sich dagegen erst für die fortgeschrittene Magenschonkost. Die Auswahl der *Rohobst*- und *Rohgemüsezulage* richtet sich nach der jeweiligen individuellen Verträglichkeit[2]).

---

[1]) Mildes Erwärmen des geweichten Schrots verbessert die Bekömmlichkeit des Frischkornbreis für den Magenkranken.

[2]) Bei keiner anderen Kostzulage unterliegt die individuelle Verträglichkeit so großen Schwankungen – meist ohne erkennbaren Grund – wie diejenige der Rohkostgerichte beim Magenkranken.

Bei sehr empfindlichen Patienten gibt man zunächst *Rohsäfte*, die leichtest verdauliche und bestverträgliche Form der pflanzlichen Rohkost, als Zusatz zu Milchmischgetränken, zu schleim- und sahnehaltigen Fruchtsuppen oder zu Fruchtsaucen [1]; sehr bald wird diesen Zubereitungen fein zerschlagenes *Rohobst* (Banane, Erdbeeren, Himbeeren usw.) zugegeben, das daneben auch in Quarkspeisen meist gut vertragen wird. Mit dem weiteren Kostaufbau werden dann auch reine *Rohsaftgetränke* gegeben, die jedoch nicht zu sauer und nicht zu stark gezuckert sein und nicht auf nüchternen Magen genommen werden sollen; auch Säfte von Grobgemüsen (grobe Kohlarten, Steckrüben usw.) können dabei unbedenklich Verwendung finden. Obstrohsaft wird nun auch als Zusatz zu Kompotten, Rohobst als Zusatz zu Fruchtspeisen gegeben. Die fortgeschrittene Magenschonkost enthält schließlich die pflanzliche Frischkost in Gestalt von *einfachen Rohobstzulagen, Obst- und Gemüserohsalaten* sowie *Frischkornbreien*, Rohgemüse daneben auch als Zusatz zu gekochtem Gemüse, zu Brotaufstrichen und zum Brotbelag.

2. Darmschonkost

Die Darmschonkost gehört in der meist üblichen Bereitungsweise zu den Diätformen, deren Vitamingehalt besonders knapp zu sein pflegt. Dieser Nachteil wiegt um so schwerer, als bei vielen Darmerkrankungen der Vitaminbedarf auf Grund einer verschlechterten enteralen Ausnutzung (*Enterokarenz*, S. 42) und einer Beeinträchtigung der bakteriellen Vitaminsynthese im Darm (S. 43) erhöht ist. Hypovitaminosen aller Art (B_1, B_2, Nikotinsäureamid, Folsäure usw., auch C, A, D, K) sind bei chronisch Darmkranken deshalb keine Seltenheit. *Der Vitaminmangel kann sich seinerseits wiederum auf die Darmfunktion ungünstig auswirken;* grundsätzlich liegen die Verhältnisse in dieser Hinsicht bei den Darmkrankheiten ähnlich wie bei den Erkrankungen des Magens (S. 137f.). Mangel an den Faktoren des B-Komplexes und an Vitamin C beeinträchtigt so die Resorptionsleistung des Dünndarms. B-Vitaminmangel begünstigt die Ausbildung entzündlicher Veränderungen der Darmschleimhaut. In der Pathogenese mancher Fälle von *Colitis ulcerosa* scheint eine unzureichende B_1-Versorgung eine Rolle zu spielen (STEPP; vgl. JÄNNES) [2].

Beim Vorliegen enteraler Resorptionsstörungen führt ein überreichliches Vitaminangebot mit der Nahrung dennoch meist zur vermehrten Vitaminaufnahme durch den Darm, da ein bestimmter Anteil der Vitamine immer resorbiert wird. Werden diese reichlich genug zugeführt, so kann in einem großen Teil der Fälle damit gerechnet werden, daß auch auf dem peroralen Wege trotz der Ausnutzungsverluste im Darm ausreichende Vitaminmengen zur Aufnahme kommen. *Auch bei gestörter enteraler Resorption im Verlauf chronischer Darmerkrankungen ist eine Vitaminanreicherung der Kost deshalb durchaus angebracht.* Aus technischen Gründen kann diese sich jedoch praktisch nur auf die wasserlöslichen Vitamine erstrecken [3].

Bei *akuten Durchfallserkrankungen* ist eine Vitaminaufwertung der Kost, abgesehen von der Sicherstellung einer ausreichenden C-Vitaminzufuhr, während der ersten Behandlungstage meist nicht dringlich; man kann im allgemeinen zuwarten, bis eine gewisse Stabilisierung der Darmfunktion ein-

---

[1] Einige Rohsäfte können beim superaziden Magen azidtätssteigernd wirken, wie z. B. Orangen- und Zitronensaft (SCHLEGEL); bringt man derartige Säfte in fettreichen Milchmischgetränken unter, so verschwindet diese unerwünschte Nebenwirkung.

[2] Nach MCCARRISON erkranken Affen, die man auf eine vitaminarme Autoklavennahrung setzt, innerhalb einer gewissen Zeit sämtlich an Colitis.

[3] Wird langzeitig eine fettarme Darmschonkost verabfolgt, so muß für eine ausreichende Versorgung des Kranken mit *fettlöslichen Vitaminen* Sorge getragen werden. Meist wird diese dann nur medikamentös (gegebenenfalls parenteral) möglich sein; bei sehr ungünstigen Resorptionsbedingungen kann auch die Zufuhr der wasserlöslichen Vitamine auf diesem Wege erforderlich werden.

getreten ist. Die Anreicherung der fortgeschrittenen Darmschonkost bei abklingenden akuten Enteritiden, Colitiden u. ä. entspricht dabei küchentechnisch ganz derjenigen der Dauerdiät bei *chronischen Darmerkrankungen* (chronischen Colitiden, Sprue usw.). Einfach und in jedem Krankheitsstadium ohne besondere Mühe möglich ist die Zufuhr der nötigen Menge *Vitamin C,* insbesondere in Form von Rohsäften. Die Träger des *B-Vitamin-Komplexes,* Weizenkeime und Hefe, lassen sich dagegen in den fett- und ballaststoffarmen Zubereitungen der Darmschonkost aus geschmacklichen Gründen oft nur schwierig unterbringen; die Herstellung entsprechender darmschongerechter Zusatzgerichte erfordert von der Diätassistentin in besonderem Maße Geschick und Phantasie. Erschwerend kommt hinzu, daß bei sehr empfindlichen Darmpatienten Zubereitungen mit Zusätzen von Bäckerei- und halbflüssiger Brauereihefe nur mit Vorsicht verwendet werden können. Als bestverträgliche Hefeart, die beim Darmkranken kaum je zu Nebenwirkungen führt, erwies sich uns die Torula-Trockenhefe.

Für die Vitaminanreicherung der Darmschonkost kann man sich verschiedener Arten von Zusatzgerichten bedienen (Tab. 65); die wichtigsten sind Rohsaft- und Milchmischgetränke[1]), warme Fruchtsuppen, Quarkspeisen – sämtlich in fettarmer und ungezuckerter Zubereitung – sowie fettarme pikante Suppen.

Ungezuckerte, nicht zu saure *Rohsaftgetränke* werden vom Darmkranken im allgemeinen gut vertragen; bei akutem Durchfall können Rohsäfte für einige Tage bekanntlich sogar als einzige Nahrung gegeben werden (H. E. MEYER; L. R. GROTE u. a.). Zweckmäßiger ist die Zufuhr der Rohsäfte allerdings meist in Form von fettarmen *Milchmischgetränken* und schleimhaltigen *Fruchtsuppen,* nicht zuletzt auch im Hinblick darauf, daß diese zugleich die Unterbringungen von Weizenkeimen und Hefe ermöglichen.

Die Sicherstellung einer guten Verträglichkeit der Milchmischgetränke auch für sehr empfindliche Darmpatienten erfordert, abgesehen von der Benutzung fettarmer Milchen und der Beschränkung im Zuckerzusatz, einige besondere Maßnahmen, die eine *feinere Gerinnung des Kaseins* der Milch zum Ziel haben:

1. Verwendung von Sauermilchen (Buttermilch, Eiweißmilch[2]); vgl. S. 118), Trockenmilch oder homogenisierter Milch.
2. Abkochen der Milch.
3. Verdünnen der Milch[3]) mit Schleim oder Mehlabkochungen[4]).

---

[1]) Rohsaft- und Milchmischgetränke dürfen dem Darmkranken nicht zu kalt gereicht werden.

[2]) *Eiweißmilch* (Tab. 49, S. 116; Herstellung: S. 185) ermöglicht die Zufuhr relativ großer Fettmengen in darmschongerechter Form; sie eignet sich deshalb besonders für die Dauerdiät.

[3]) Die Polysaccharide des Schleims und der Mehlabkochung bewirken als Schutzkolloide eine feinere Kaseingerinnung; daneben wirken sie einer zu starken und zu schnellen (Milch-)Zuckervergärung im Darm entgegen, da das aufgequollene Amylopektingel den eingedrungenen Zucker nur langsam der Einwirkung der Gärungsfermente freigibt. Im Prinzip handelt es sich hierbei um die gleiche Wirkungsweise wie beim sog. zweiten Kohlenhydrat der Säuglingsmilchen.

[4]) Bei besonderer Empfindlichkeit des Patienten wird für die Mehlabkochung anstelle von Weizenmehl das weniger gärfähige Gersten-, Mais- oder Reismehl benutzt.

Tabelle 65
Beispiel für die Möglichkeit der Vitaminanreicherung einer fortgeschrittenen Darmschonkost

Mahlzeit	Zusatzgericht	B_1 mg	B_2 mg	Nikotin- säure mg	C mg
1. Frühstück	1 Teller (250 ccm) Erdbeer- suppe mit Apfel (ungezuckert mit Süßstoff) Rezept Nr. 77	2,5	0,8	2,5	45
2. Frühstück	1 Glas (200 ccm) Sanddorn- Buttermilch mit Rotwein Rezept Nr. 54 a	0,4	0,5	1,1	28
Mittagessen	1 Teller (250 ccm) Spargel- suppe Rezept Nr. 102	2,2	0,8	4,2	14
	1 Schälchen (150 g) Apfel- Quark mit Zimt Rezept Nr. 150	0,4	0,3	0,3	11
Nachmittags	1 Glas (200 ccm) Bananen- Eiweißmilch mit Kakao Rezept Nr. 52 a	0,7	0,6	2,1	6
Abendessen	1 Portion (100 g) Tomaten- Quark (ohne Sahne!) Rezept Nr. 153 b	0,8	0,3	0,4	6
		7,0	3,3	10,6	110

Fettarme, ungezuckerte *Quarkspeisen, Quarkaufstriche* und fettarme *pikante Suppen* sind wertvolle Hilfen zur Anreicherung der Darmschonkost mit Weizenkeimen und Trockenhefe; in Form der pikanten Suppen läßt sich die letztere hier am vorteilhaftesten zuführen. Fettarme, feine *Schrotbreie*, nicht jedoch Frischkornbreie, können mit dem Fortschreiten des Kostaufbaus nach akutem Darmkatarrh zur B-Vitaminanreicherung in den meisten Fällen mitbenutzt werden; bei chronisch Darmkranken mit schweren Resorptionsstörungen (chronische Enterokolitiden, Sprue u. ä. mit Hypoproteinämie, Hypokalzämie usw.) wird man auf Getreidegerichte dieser Art im allgemeinen jedoch verzichten müssen.

3. Pankreasschonkost

Die Technik der Vitaminaufwertung der Kost bei Pankreaserkrankungen entspricht weitgehend derjenigen bei strenger Darmschonkost. Im Unterschied zu dieser können oftmals jedoch nur eiweißarme Zubereitungen verwendet werden, während andererseits der Zuckergehalt meist nicht stärker beschränkt zu werden braucht. Als B-Vitaminträger ist Trockenhefe wegen ihres geringeren Fettgehalts den Getreidekeimlingen vorzuziehen. Die wichtigsten Zusatzgerichte für die Pankreasschonkost sind hefeangereicherte, fett- und eiweißarme *Milchmischgetränke, Fruchtsuppen* und *pikante Suppen*, zur C-Vitaminanreicherung ferner *Rohsaftgetränke.*

4. Leberschonkost, Gallenblasenschonkost

Die ausreichende Versorgung des Körpers mit Vitaminen, insbesondere mit den Faktoren des B-Komplexes, ist eine der wichtigsten Voraussetzungen zur Aufrechterhaltung einer normalen Leberfunktion. *Ein Mangel an Vitaminen, insbesondere an solchen der B-Gruppe und an Vitamin E, begünstigt die Ausbildung von degenerativen Leberveränderungen* (Fettleber). Die verschiedenartigsten Erkrankungen der Leber führen andererseits infolge gestörter Speicherungs-, Umwandlungs- oder Wirkungsfähigkeit der Vitamine (*Endokarenz*, S. 44) und begleitender enteraler Resorptionsstörungen (*Enterokarenz*, S. 42) häufig sekundär zur Vitaminverarmung des Körpers; das resultierende Defizit betrifft dabei in erster Linie die wasserlöslichen Vitamine, nicht selten daneben auch Vitamin A und E.

Eine Vielzahl von Beobachtungen zeigt eindeutig, daß bei Leberparenchymschäden die reichliche Verabfolgung von Vitaminen zu eindrucksvollen Besserungen des klinischen Bildes zu führen vermag. Der günstige Effekt der Vitaminzufuhr, den man auch tierexperimentell und histologisch hat objektivieren können, ist dabei in vielen Fällen so augenfällig, daß man verschiedenen Vitaminen (B_1, Nikotinsäureamid, Pantothensäure, B_{12}, E, K, Thioktsäure) geradezu eine „*Leberschutzwirkung*" zugeschrieben hat[1]). Ein hoher Vitamingehalt gehört deshalb zu den wichtigsten Prinzipien einer jeden Leberdiät.

In der Praxis stellt die Unterbringung der nötigen Mengen an pflanzlicher Frischkost, Weizenkeimen und Hefe[2]) in der *Leberschonkost* meist kein besonderes Problem dar. Fast alle Arten von Zusatzgerichten lassen sich bei entsprechend diätgerechter Abwandlung hierfür benutzen (Tab. 66). Die für die Keimlings- und Hefeanreicherung zunächst bestgeeigneten Zubereitungen sind auf Grund ihres hohen Milcheiweißgehalts und ihrer guten Verdaulichkeit die *Milchmischgetränke*[3]) und *Quarkspeisen*, wie sie bereits seit längerem in der Leberdiät üblich sind; sie sollen – ebenso wie die gleich gut verträglichen *Fruchtsuppen* – möglichst fettarm und zuckerreich hergestellt werden und können so schon als Anfangskost bei Hepatitis gegeben werden. Auch hefeangereicherte magere pikante Suppen werden in der Regel sehr bald vertragen. *Schrotbreie, Schrotaufläufe, Frischkornbreie, alkoholfreie Bierhefesuppen,*

---

[1]) Nach neueren tierexperimentellen Befunden (EGER; HARTMANN und ZEHENDER) kommt auch den *essentiellen Fettsäuren* (S. 35 f.) ein lipotroper Leberschutzeffekt zu; Öle mit hohem Anteil an diesen Säuren steigern auch in besonderem Maße die Gallensäuresekretion (GORDON et al.). Hierdurch erklärt sich wahrscheinlich die seit langem bekannte relativ gute Bekömmlichkeit derartiger Öle für den Leberkranken.

[2]) Der besondere Wert der Weizenkeime für die Leberdiät liegt neben ihrem B-Vitamingehalt in dem reichlichen Vorkommen von Vitamin E und essentiellen Fettsäuren, der Wert der Hefe in der gleichzeitigen lipotropen Wirkung (H. SCHÖN), welche nicht allein auf ihrem Cholingehalt zu beruhen scheint.

[3]) Die geringen Spuren von Alkohol in den Hefegetränken aus Bäckereihefe und halbflüssiger Brauereihefe fallen nicht ins Gewicht und können unbedenklich in Kauf genommen werden.

4. Leberschonkost, Gallenblasenschonkost

Tabelle 66
Beispiel für die Möglichkeit der Vitaminanreicherung einer fortgeschrittenen Leber- und Galleschonkost

Mahlzeit	Zusatzgericht	B_1 mg	B_2 mg	Nikotin-säure mg	C mg
1. Frühstück	1 Portion (250 g) Weizenrohbrei mit Frischobst Rezept Nr. 131	2,3	0,8	4,2	12
2. Frühstück	1 Teller (250 ccm) Erdbeersuppe mit Apfel Rezept Nr. 77	2,5	0,8	2,5	45
Mittagessen	1 Portion (150 g) Spinatsalat Rezept Nr. 171	—	—	—	46
	1 Schälchen (150 g) Erdbeer-Quark mit Sahne und Kakao Rezept Nr. 140 a	0,7	0,4	0,4	14
Nachmittags	1 Glas (200 ccm) Ananas-Milch mit Orange Rezept Nr. 4 c	1,1	0,8	2,4	23
Abendessen	1 Portion (200 g) Schrotbrei mit Schwarzwurzeln Rezept Nr. 110	2,2	1,3	6,8	2
	1 kleines Glas (150 ccm) Kohlrabisaft mit Mandarine Rezept Nr. 177	—	—	—	48
		8,8	4,1	16,3	190

welche zumeist die Zufuhr wesentlich größerer B-Vitaminmengen ermöglichen, kommen dagegen im allgemeinen erst für die etwas fortgeschrittenere Leberschonkost in Betracht; für die Dauerkost sind sie allein aus Gründen der geschmacklichen Variation des Weizenkeim- und Hefezusatzes unentbehrlich. *Obst- und Gemüserohsalate* können je nach Zusammensetzung meist relativ früh, *Rohsaftgetränke* von Anfang an als Zulage zur Leberschonkost Verwendung finden.

Die Vitaminanreicherung der *Gallenblasenschonkost* wird grundsätzlich ähnlich gehandhabt wie die der Leberschonkost. Die zur Auswahl stehenden Zusatzgerichte sind hier praktisch die gleichen; in vielen Fällen wird man allerdings im Hinblick auf eine begleitende Fettleibigkeit kalorienärmere Zubereitungen bevorzugen (siehe auch Entfettungskost, S. 152 f.). Bei der strengen Gallendiät ist bekanntlich vor allem mit der *Frischkostzufuhr* Vorsicht geboten. In den ersten Tagen sieht man von Rohobst, Obst- und Gemüserohsalaten sowie reinen Rohsaftgetränken besser ab. In Form geeigneter

Milchmischgetränke[1]) werden Rohsäfte dagegen so gut wie immer vertragen, auch solche Säfte (z. B. Orangensaft), die in reiner Form bei empfindlichen Gallepatienten erfahrungsgemäß häufiger Beschwerden auslösen. Für die weitere Zufuhr von Rohsäften, Obst- und Gemüserohkost gelten im übrigen die gleichen Gesichtspunkte wie bei der Magenschonkost (S. 141). Steinobst und rohe Zwiebel sind für die Gallendiät ungeeignet. Gemüserohsalate (auch aus Kohl!), die nicht auf nüchternen Magen genossen werden sollen, werden beim späteren Kostaufbau meist überraschend gut vertragen. Die *Keimlings- und Hefeanreicherung* erfolgt bei der strengen Gallenschonkost vornehmlich in Form von Milchmischgetränken, Quarkspeisen, mageren Fruchtsuppen und pikanten Suppen; Schrotbreie, Schrotaufläufe und Frischkornbreie, fettarm zubereitet, eignen sich dagegen erst für die fortgeschritteneren Formen der Gallenblasenschonkost.

5. Obstipationskost

Es liegt in der Natur der Fehlernährung (zu geringer Verzehr an Vollkornerzeugnissen und groben Gemüsen bei überwiegender Feinmehl- und Fleischkost), die der habituellen Obstipation bekanntlich meist zugrundeliegt, daß diese häufig mit *latenten Vitaminmangelzuständen*, insbesondere B-Hypovitaminosen, einhergeht. Der Mangel an B-Vitaminen (B_1, Pantothensäure u. a.) kann dabei auch pathogenetisch bedeutsam werden, indem er zur Darmatonie führt und so der Entwicklung der Obstipation Vorschub leistet.

Für die Vitaminaufwertung der Obstipationskost eignen sich sämtliche pflanzlichen Vitaminträger und praktisch alle Arten von Zusatzgerichten in beliebiger Auswahl (Tab. 67). In keiner anderen Krankenkostform lassen sich C-reiche Grobgemüse, Weizenkeime, Kleie und Hefen so leicht unterbringen wie in der ballaststoffreichen Obstipationskost, so daß man für die Vitaminanreicherung in vielen Fällen gar nicht auf die Verwendung spezieller Zubereitungen angewiesen ist. Bedient man sich besonderer Zusatzgerichte, was nicht selten auch aus allgemein diätetischer Indikation geschieht[2]), so richtet sich deren Gestaltung nach den jeweiligen individuellen Gegebenheiten. Für

---

[1]) Milchmischgetränke dürfen dem Gallekranken nicht zu kalt gereicht werden; sie sollen stets nur langsam und schluckweise genossen werden.

[2]) In der Diätbehandlung der habituellen Obstipation geht der *allgemeine therapeutische Wert* bestimmter Zusatzgerichte weit über den eines bloßen Vitaminträgers hinaus. Die Schrot- und Kleiezubereitungen (Schrotbreie, Schrotaufläufe, Frischkornbreie) wirken günstig durch ihren hohen stuhlbildenden Zellulosegehalt; leinsamenhaltige Frischkornbreie sind das souveräne Mittel zur raschen Beseitigung fast jedes Obstipationszustandes. Zusätze von Frischobst, Trockenobst und Rohgemüse zu Frischkornbreien, Rohkostsalaten usw. unterstützen durch ihre Voluminosität, z. T. auch durch ihren Gehalt an Zuckern und Fruchtsäuren, diese Wirkung; bei kalten Rohsaftgetränken, die auf nüchternen Magen genommen werden, spielt auch der Temperaturreiz (Auslösung des Gastrokolonreflexes) eine Rolle. Milchzuckerzusätze zu Frischkornbreien, Rohkostsalaten usw. verstärken deren abführende Wirkung. Milchzucker, Milch (insbesondere Sauermilchen), Rohobst, Rohgemüse, Schrot und Kleie enthaltende Zubereitungen tragen daneben wesentlich zur Erhaltung einer normalen Darmflora und zur Beseitigung von Dysbakteriezuständen bei.

untergewichtige Patienten wird man hochkalorische Zubereitungen (fettreiche Milchmischgetränke, Fruchtsuppen, Schrotbreie[1]) usw.), für übergewichtige Kranke kalorienarme Gerichte (Frischkornbreie, Schrotaufläufe[1]), Gemüserohsalate usw.) als Vitaminträger bevorzugen. Je nach dem Charakter der Grundkost können im übrigen ballastreichere oder ballastärmere, fettreichere oder fettärmere, eiweißreichere oder eiweißärmere Zubereitungen für den Frischkost-, Hefe-[2]) und Keimlingszusatz ausgewählt werden.

Tabelle 67
Beispiel für die Möglichkeit der Vitaminanreicherung einer Obstipationskost

Mahlzeit	Zusatzgericht	B_1 mg	B_2 mg	Nikotin- säure mg	C mg
1. Frühstück	1 Portion (300 g) Weizenrohbrei mit Backobst Rezept Nr. 134	3,0	1,0	6,0	15
	1 Glas (200 ccm) Rotkohlsaft mit Apfel Rezept Nr. 180	—	—	—	48
2. Frühstück	1 Teller (250 ccm) Fruchtsuppe mit Rosinen und Haselnuß Rezept Nr. 88	2,0	0,8	3,0	20
Mittagessen	1 Portion (200 g) Sauerkrautsalat Rezept Nr. 167	—	—	—	25
Nachmittags	1 Glas (200 ccm) Backpflaumen-Milch mit Feigen Rezept Nr. 35 b	0,4	0,4	1,7	10
Abendessen	1 große Portion (300 g) Schrotauflauf mit Pfifferlingen und Gemüse Rezept Nr. 122	3,3	2,8	14,5	3
		8,7	5,0	25,2	121

6. Fieberkost

Zahlreiche Vitamine sind an der Ausbildung und Erhaltung der natürlichen Immunität des menschlichen Körpers wesentlich mitbeteiligt; *eine ausreichende Vitaminversorgung gehört deshalb zu den unerläßlichen Voraussetzungen einer guten*

---

[1]) Schrotgerichte (Schrotbreie, Schrotaufläufe, Frischkornbreie) für die Obstipationskost werden aus *groben* Schroten bereitet (S. 102).
[2]) In Fällen einer sehr hartnäckigen chronischen Obstipation hat man verschiedentlich mit gutem Erfolg auch *lebende Hefe* (Bäckerei- oder Brauereihefe) zugeführt (v. Noorden u. a.). Mag sich die Darmtätigkeit dadurch auch wirkungsvoll anregen lassen, so bleibt der Wert der lebenden Hefe als Vitaminspender doch recht zweifelhaft (S. 107 f.).

Infektresistenz (S. 40f.). Die durch Fieber und parenteralen Proteinzerfall bedingte Stoffwechselsteigerung, Reizwirkungen auf das Hypophysennebennierensystem, Immunisierungsvorgänge u. a. führen zudem bei vielen fieberhaften Erkrankungen zu einem erhöhten *Vitaminverbrauch* (S. 44). Sehr häufig findet man dementsprechend bei diesen Zuständen einen erniedrigten Vitaminspiegel im Blut oder andere Zeichen einer Vitaminunterbilanz (B_1, B_2, Nikotinsäureamid, C u. a.; S. 71 f.). Durch die medikamentöse Therapie wird der infektbedingte Vitaminmangel oftmals noch weiter verstärkt (Zerstörung der vitaminbildenden Darmflora durch Antibiotika und Sulfonamide, S. 43; medikamentös induzierte Endokarenz, S. 44).

W. STEPP (1956) kennzeichnet den Sachverhalt folgendermaßen: ,,In diesem Zusammenhang sei noch mit allem Nachdruck darauf hingewiesen, daß die besonderen Umstände bei den Kranken, die mit Sulfonamiden oder antibiotischen Stoffen behandelt werden, meist überhaupt nicht gewürdigt werden. Mit den neuen Heilmitteln werden in der Regel doch nur Schwerkranke behandelt, bei denen die Krankheit den Vitaminbestand des Körpers schon mehr oder minder stark vermindert hat. Bei den Kranken mit hohem Fieber ist die Nahrungsaufnahme aufs stärkste behindert, insbesondere auch die Aufnahme einer vitaminreichen Kost; weiter gehen die meisten schweren Erkrankungen mit starkem Vitaminverschleiß einher. Wenn nun zu diesen Schwierigkeiten noch eine Hemmung der Vitaminsynthese im Darm durch die erwähnten Heilmittel kommt, so kann man sich unschwer die Situation

Tabelle 68

Beispiel für die Möglichkeit der Vitaminanreicherung einer Fieberkost

Mahlzeit	Zusatzgericht	B_1 mg	B_2 mg	Nikotin- säure mg	C mg
1. Frühstück	1 Teller (250 ccm) Frucht-Suppe mit gemischtem Obstsaft. Rezept Nr. 86	3,1	0,9	4,1	38
2. Frühstück	1 Glas (200 ccm) Orangen-Vanille-Milch Rezept Nr. 25	0,8	0,4	1,7	18
Mittagessen	1 Tasse (150 ccm) Petersiliensuppe Rezept Nr. 109	3,5	1,2	5,5	7
	1 Schälchen (150 g) Zitronen-Quark Rezept Nr. 141 a	0,8	0,4	0,4	8
Nachmittags	1 Glas (200 ccm) Erdbeer-Joghurt mit Apfel Rezept Nr. 5	0,9	0,6	1,9	26
Abendessen	1 Teller (250 ccm) Bierhefesuppe mit Johannisbeer Rezept Nr. 90	1,3	0,5	3,8	100
	1 Glas (200 ccm) Kohlrabisaft mit Mandarine Rezept Nr. 177	—	—	—	64
		10,4	4,0	17,4	261

eines solchen Kranken in bezug auf seine Vitaminversorgung vorstellen; daß die Verhältnisse noch schwieriger liegen, wenn eine schwere Erkrankung des Magendarmkanals die Anwendung der neuen Heilmittel nötig macht, bedarf keiner besonderen Betonung"[1]).

Es ergibt sich aus alledem, daß die Kost des Fieberkranken reich an Vitaminen sein muß, um den besonderen Bedürfnissen des Körpers im Fieberzustand gerecht werden zu können. Da die Möglichkeit der Nahrungsaufnahme bei diesen Kranken oftmals begrenzt und das Kostvolumen deshalb nur gering ist, sind die *konzentrierten Vitaminträger* (C-reiche Frischvegetabilien, Weizenkeime, Hefe) hier nicht zu entbehren. Auf Grund der vorliegenden ausgedehnten klinischen Erfahrungen, insbesondere mit der Rohsaftdiät beim Status febrilis und der altbekannten Hefetherapie bei pyogenen Infektionen und akuten Infektionskrankheiten (vgl. E. MAURER), steht der Wert einer derartigen Kostaufwertung seit langem außer Zweifel.

Als vitaminreiche Zusatzgerichte eignen sich für die Fieberkost am besten flüssige Zubereitungen von obstigem oder pikantem Armoa *(Rohsaft- und Milchmischgetränke, Fruchtsuppen, Bierhefesuppen, pikante Suppen)*, daneben auch *Obst- und Gemüserohsalate* sowie *Quarkspeisen* (Tab. 68), bei leichter Kranken auch obstreiche *Frischkornbreie*. Bei der Vielzahl der zur Auswahl stehenden Möglichkeiten bereitet die Zufuhr der wünschenswerten Menge an Hefe oder Weizenkeimen auch beim schwerkranken Fieberpatienten keine besonderen Schwierigkeiten.

7. Aufbaukost, Mastkost

Schwere konsumierende Allgemeinerkrankungen, Kachexie- und Unterernährungszustände, Tuberkulosen, bösartige Geschwülste, Hyperthyreosen usw. sowie Rekonvaleszenzzustände aller Art weisen meist einen erhöhten Vitaminbedarf auf (S. 44, und gehen infolgedessen häufig mit latentem Vitaminmangel einher (S. 71 f.), der durch eine Sulfonamid-, Antibiotika- oder INH-Therapie noch verstärkt werden kann (S. 43, 44). *Die Überwindung chronischer Infektionen und die Regeneration nach Gewebsverlusten hat andererseits eine ausreichende Vitaminversorgung des Körpers zur Voraussetzung.* Bei Hyperthyreosen sollen die Vitamine A und C ferner die Wirkung des Schilddrüsenhormons dämpfen, die B-Vitamine seine Entgiftung beschleunigen. Bei der Diätbehandlung aller dieser Zustände ist deshalb eine reichliche Vitaminzufuhr vonnöten.

Zur Vitaminanreicherung der Aufbaukost und Mastkost lassen sich praktisch *alle speziellen Zusatzgerichte* in beliebiger Zusammensetzung verwenden (Tab. 69, S. 150). Unter den Milchmischgetränken wird man dabei für die Aufbaukost im allgemeinen die eiweißreicheren, für die Mastkost (und Hyperthyreosekost) die fettreicheren auswählen. Küchentechnisch stellt die Unterbringung der erforderlichen Mengen an Weizenkeimen und Hefe bei beiden Kostformen, auch wenn bei darniederliegendem Appetit nur ein geringes Nahrungsvolumen dafür zur Verfügung steht, meist kein Problem dar.

---

[1]) Um diesen Nebenwirkungen zu begegnen, hat man manche Antibiotika mit Vitaminzusätzen (B-Komplex, K, C) kombiniert; hierfür gelten jedoch die gleichen prinzipiellen Vorbehalte wie für die Anreicherung der Kost mit synthetischen Vitamingemischen (S. 82).

Tabelle 69
Beispiel für die Möglichkeit der Vitaminanreicherung einer Aufbaukost

Mahlzeit	Zusatzgericht	B_1 mg	B_2 mg	Nikotin-säure mg	C mg
1. Frühstück	1 Portion (200 g) Weizen-rohbrei mit Kokos Rezept Nr. 133	2,2	0,7	4,2	27
2. Frühstück	1 Teller (250 ccm) Biersuppe mit Pfirsich Rezept Nr. 97	1,2	0,6	5,0	10
Mittagessen	1 Teller (250 ccm) Pilzsuppe Rezept Nr. 101	3,1	1,1	9,7	3
	1 Schälchen (150 g) Nougat-Quark Rezept Nr. 143 b	0,7	0,7	2,2	5
Nachmittags	1 Glas (200 ccm) sahnige Mokka-Schokoladen-Milch Rezept Nr. 20 c	0,8	0,5	1,7	20
Abendessen	1 Portion (200 ccm) Schrot-auflauf mit Pfifferlingen und Fleisch Rezept Nr. 124	1,8	1,6	10,8	2
	1 Portion (150 g) Rosenkohl-salat mit Rosinen Rezept Nr. 170	—	—	—	68
		9,8	5,2	33,6	135

8. Diabeteskost

Die physiologische Funktion der B-Vitamine hat eine normale Aktivität des Insulins zur Voraussetzung. Im Zustand des Insulinmangels ist die Ausnutzbarkeit dieser Vitamine für den Körper eine schlechtere (Endokarenz, S. 44); hierdurch erklärt sich die bekannte Tatsache des häufigeren Vorkommens eines *B-Vitamindefizits (B_1, B_2, Nikotinsäureamid) bei schlecht eingestellten Diabetikern* (S. 71)[1]). Die Stoffwechselwirkung des Insulins andererseits ist abhängig von einer ausreichenden Versorgung des Körpers mit B-Vitaminen. Vitamin B_1 verstärkt den Insulineffekt auf Blutzucker und Leberglykogen. Eine reichliche B_1-Zufuhr verbessert dementsprechend bei einem Teil der Diabetiker die Kohlenhydrattoleranz und setzt den Insulinbedarf herab; im B_1-Mangel dagegen ist Insulin nicht mehr optimal wirksam. Auf der anderen Seite wirkt Vitamin B_1 auch der Insulinüberdosierung entgegen und mildert die Symptome des hypoglykämischen Schocks. Auch Vitamin B_2 und Nikotinsäureamid können beim Diabetiker den erhöhten Blutzuckerspiegel senken; letzteres verkürzt ebenfalls die Dauer der Insulinhypoglykämie. *Manche Fälle von*

---

[1]) Einige der in der peroralen Diabetesbehandlung üblichen Sulfonylharnstoffderivate schädigen, wie andere Sulfonamide, die Darmflora und vermindern so auch die enterale Produktion an B-Vitaminen (S. 43).

8. Diabeteskost

scheinbarer Insulinresistenz dürften lediglich die Folge eines Mangels an B-Vitaminen sein (STEPP)[1]).

Auf den engen Wechselwirkungen zwischen B-Vitaminen und Insulin beruhen die Erfolge der zunächst rein empirisch betriebenen *Hefetherapie der Zuckerkrankheit*. Es ist eine seit Jahrzehnten bekannte, von vielen Seiten bestätigte Erfahrung, daß Hefegaben beim Diabetiker den erhöhten Blutzucker und die Glykosurie herabzusetzen vermögen (v. EULER und SVANBERG; HÖPFNER und KLOTZ; WINTER und SMITH; BICKEL und NIGMANN u. v. a.; Übersicht bei SCHÜLEIN sowie STEPP et al.). Von zahlreichen Autoren wird deshalb eine Aufwertung der Diabeteskost durch Zulagen von Hefe oder Weizenkeimen[2]) empfohlen.

Küchentechnisch erfolgt die Vitaminanreicherung der Diabeteskost in der gleichen Weise wie bei einer normalen Vollkost, d. h. Weizenkeime, Trockenhefe usw. können überwiegend in *Gerichten herkömmlicher Art* (S. 119 f.) unter-

Tabelle 70
Beispiel für die Möglichkeit der Vitaminanreicherung einer Diabeteskost

Mahlzeit	Zusatzgericht	B_1 mg	B_2 mg	Nikotin- säure mg	C mg
1. Frühstück	1 Portion (200 g) Kleierohbrei mit Sanddorn Rezept Nr. 137 (21 g KH)	1,6	0,7	4,9	67
2. Frühstück	1 Glas (200 ccm) Steckrübensaft mit Apfel (Birne) Rezept Nr. 175 (18 g KH)	—	—	—	42
Mittagessen	1 Teller (250 ccm) Pikante Suppe mit Rindfleisch Rezept Nr. 105 (14 g KH)	3,5	1,3	5,5	—
	1 Schälchen (150 g) Birnen-Quark Rezept Nr. 148 a (18 g KH)	0,5	0,7	1,1	16
Nachmittags	1 Glas (200 ccm) Johannisbeer-Joghurt mit Orange Rezept Nr. 43 a (17 g KH)	0,6	0,3	1,6	40
Abendessen	1 Portion (200 ccm) Schrotbrei mit Wirsing Rezept Nr. 113 (46 g KH)	3,7	2,6	12,0	11
	1 Portion (150 g) Spinatsalat mit Tomate (ohne Zucker) Rezept Nr. 155 (6 g KH)	—	—	—	38
		9,9	5,6	25,1	214

[1]) Auch die gegenüber Zucker und Weißmehlerzeugnissen bessere Wirkung der Haferflocken beim Diabetiker scheint vornehmlich auf ihrem höheren B-Vitamingehalt zu beruhen (H. MALTEN).
[2]) Ob auch die Zufuhr von Vitamin E die Kohlenhydrattoleranz des Diabetikers zu verbessern vermag, wie neuerdings vermutet wird, ist noch nicht sicher entschieden.

gebracht werden. Daneben lassen sich praktisch alle speziellen Zusatzgerichte verwenden (Tab. 70, S.151), soweit sie ungezuckert und nicht zu fettreich sind; ihr Kohlenhydratgehalt ist erforderlichenfalls in Anrechnung zu bringen. *Schrotbreie*, *Schrotaufläufe* und *Frischkornbreie* sind in Anbetracht ihres hohen Sättigungswertes für die Diabeteskost besonders geeignet.

9. Entfettungskost

Eine Ernährung, welche die Entwicklung der Fettleibigkeit begünstigt, ist meist arm an B-Vitaminen. *Überernährungszustände gehen daher häufig mit latentem B-Vitaminmangel einher*. Gerade die Faktoren des B-Komplexes werden andererseits bei den meist üblichen Fastenkuren nur in sehr knapper Menge zugeführt. Eine Entfettungsdiät kann aber nur dann ohne Nachteil über längere Zeit verabfolgt werden, wenn sie den Körper mit allen nötigen essentiellen Nährstoffen versorgt. Die Entfettungskost soll deshalb – auch wenn der Vitaminbedarf des Organismus beim Fasten ein geringerer ist als normalerweise – vitaminreich sein und insbesondere die Vitamine der B-Gruppe ausreichend enthalten.

Die Mehrzahl der für die Keimlings-[1]) und Hefeanreicherung geeigneten Zubereitungen läßt sich entfettungsgerecht (kalorienarm, schlackenreich) abwandeln; die Unterbringung der erforderlichen B-Vitaminmenge bereitet so bei den meisten Formen der Entfettungsdiät keine besonderen Schwierigkeiten (Tab. 71). Am besten von allen kalorienarmen Kostzulagen eignen sich die *Kleiegerichte* (Kleieaufläufe, Kleierohbreie) für die Aufnahme von Weizenkeimen und Trockenhefe; da der Verdauungsapparat des Menschen aus rohem Getreide nur relativ kleine Stärkemengen zu nutzen vermag (HEUPKE), sind auch *Frischkornbreie* auf Schrotbasis für diesen Zweck verwendbar, sofern sie kalorienarm zubereitet sind. Überall, wo es neben dem B-Vitamingehalt auf eine besonders gute Sättigungswirkung ankommt, wird man sich mit Vorteil der genannten Kleie- und Schrotzubereitungen bedienen. Im Hinblick auf die C-Vitaminanreicherung gilt das gleiche für die *Rohkostsalate*; die relative Kalorienarmut der meisten Obst- und Gemüsearten und ihre hohe Voluminosität im Rohzustand kommen dem Prinzip der Entfettungskost sehr entgegen.

Um einer B-Vitaminverarmung des Körpers bei länger fortgesetzten *Saftfastenkuren* entgegenzuwirken, empfiehlt sich die tägliche Zulage eines keimlings- oder hefeangereicherten Kleie- oder Quarkgerichts. Eine sehr zweckmäßige Abwandlung des Saftfastens stellt auch das *Milchgetränkfasten ("Mixfasten")* dar; an Stelle reiner Rohsaftgetränke erhält der Patient dabei eine entsprechende Menge (1 l) kalorienarmer rohsaft-, obst- oder gemüsehaltiger Milchmischgetränke mit Weizenkeim- und Hefezusatz (S. 187 f.). Gegenüber dem einfachen Saftfasten liegt der Vorteil des Milchgetränkfastens vor allem in der gleichzeitigen Zufuhr von B-Vitaminen und Milcheiweiß.

---

[1]) Weizenkeime sind auf Grund ihrer Diuresewirkung (S. 153) besonders von Nutzen bei den hydrophilen Fettsuchtsformen.

Tabelle 71
Beispiel für die Möglichkeit der Vitaminanreicherung einer Entfettungskost

Mahlzeit	Zusatzgericht	B_1 mg	B_2 mg	Nikotin- säure mg	C mg
1. Frühstück	1 Portion (300 g) Kleierohbrei mit Erdbeeren Rezept Nr. 138 (230 Kal)	2,0	1,0	6,0	70
2. Frühstück	1 kleines Glas (150 ccm) Steckrübensaft mit Apfel (Birne) Rezept Nr. 175 (71 Kal)	—	—	—	32
Mittagessen	1 Portion (200 g) Rosenkohlsalat Rezept Nr. 174 (110 Kal)	—	—	—	80
	1 Schälchen (150 g) Birnen-Quark Rezept Nr. 148 a (136 Kal)	0,5	0,7	1,1	16
Nachmittags	1 kleines Glas (150 ccm) Pfirsich-Milch mit Johannisbeer Rezept Nr. 60 b (48 Kal)	0,4	0,2	1,3	9
Abendessen	1 Portion (200 g) Kleieauflauf mit gemischtem Gemüse Rezept Nr. 128 (203 Kal)	1,8	1,8	9,7	3
	(798 Kal)	4,7	3,7	18,1	210

10. Kochsalzarme Kost

Kardiale Dekompensationszustände mit Stauungsgastritis und gestörter enteraler Resorption gehen nicht selten, oftmals noch verstärkt durch diätetische Beschränkungen, mit einem *B-Vitaminmangel* einher; in schwereren Fällen kann dieser – wie beim Beriberi-Herz – die Wirksamkeit der Digitalis- oder Strophanthintherapie beeinträchtigen. Andererseits kann ein primärer B-Vitaminmangel (B_1, B_2, Nikotinsäureamid), da der B-Bedarf des Myokards offenbar ein besonders hoher ist, zu Störungen der Herzleistung führen (STEPP; EICHINGER et al.; KRICK). Bei *Herz- und Kreislaufkrankheiten* aller Art ist deshalb eine reichliche Vitaminzufuhr von Nutzen, nicht zuletzt auch in Anbetracht der Tatsache, daß einige Vitamine (B_1, B_2, Nikotinsäureamid, C, E) eine mehr oder weniger deutliche Diuresewirkung besitzen[1]) (STEPP et al.; TOTH und VARGA; HILDEBRANDT; HEINSEN). Auch bei *Nierenerkrankungen* (akute und chronische Nephritis) sah man günstige Wirkungen bei Gaben von Vitamin B_1 und E (KUNSTMANN; SARRE)[2]).

---

[1]) Bei manchen Menschen wirken z. B. Weizenkeime, verstärkt wahrscheinlich durch ihren Kaliumgehalt (ca. 800 mg%), so ausgesprochen diuretisch, daß es nicht empfehlenswert ist, größere Keimlingszusätze zur Abendmahlzeit zu geben.
[2]) Bei allen Erkrankungen mit erheblich gesteigerter Diurese und bei therapeutischer Anwendung großer Flüssigkeitsmengen ist der B_1-Bedarf, bei eiweißarmer Kost der Nikotinsäurebedarf erhöht.

XII. Die Vitaminanreicherung der Krankenkost

Rohobst, Rohgemüse[1]), Rohsäfte, Weizenkeime, Kleie, Schrot und alle Arten von Hefe enthalten Kochsalz in nur so geringer Menge, daß sie unbedenklich für die salzarme Kost verwendet werden können. Es ist jedoch zu beachten, daß auch das Grundrezept, das mit den vorgenannten Zusätzen angereichert wird, salzfrei zubereitet wird. *Frischkornbreie*[2]), *süße Quarkspeisen, Bierhefesuppen* und *Rohsaftgetränke* sind durchweg kochsalzarm. *Pikante Suppen, Schrotbreie, Schrotaufläufe, pikante Quarkzubereitungen* und *Rohkostsalate* lassen sich ohne besondere Schwierigkeiten salzarm abwandeln. Bei den *Fruchtsuppen* fällt der Salzgehalt des Milchanteils meist nicht sehr wesentlich ins Gewicht, so daß man auch diese zur salzarmen Kost in der Regel

Tabelle 72
Beispiel für die Möglichkeit der Vitaminanreicherung einer salzarmen Kost

Mahlzeit	Zusatzgericht	B_1 mg	B_2 mg	Nikotinsäure mg	C mg
1. Frühstück	1 Portion (250 g) Weizenrohbrei mit Kokos Rezept Nr. 133 (18 g Eiw.)	2,8	0,8	5,3	33
2. Frühstück	1 Tasse (150 ccm) Bierhefesuppe mit Apfel und Sanddorn Rezept Nr. 93 (5 g Eiw.)	0,6	0,3	1,7	21
Mittagessen	1 Portion (150 g) Steckrübensalat mit Orange Rezept Nr. 157 (3 g Eiw.)	—	—	—	41
Nachmittags	1 Glas (200 ccm) Johannisbeer-Milch Rezept Nr. 72 b (3 g Eiw.)	0,6	0,4	1,1	34
Abendessen	1 Portion (200 ccm) Schrotauflauf mit Tomate (ungesalzen) Rezept Nr. 121 (15 g Eiw.)	1,6	1,6	7,4	—
	1 kleines Glas (150 ccm) Kohlrabi-Schwarzwurzel-Saft Rezept Nr. 181 (2 g Eiw.)	—	—	—	35
	(46 g Eiw.)	5,6	3,1	15,5	164

[1]) Spinat, Kohlrabi, Karotte, Rote Beete, Sellerie, Feldsalat und Endivie sollen für die streng salzarme Kost nur in beschränkter Menge (nicht über 100 g täglich) benutzt werden. Rohsalate aus groben Gemüsen (Kohlarten, Steckrüben) sind wegen ihrer nicht immer guten Verträglichkeit für schwer dekompensierte Herzpatienten ungeeignet.
[2]) Für *dekompensierte* Herzkranke sind Frischkornbreie im allgemeinen nicht geeignet.

geben kann. Die gewöhnlichen *Milchmischgetränke* kommen dagegen als Zusatz zur streng salzarmen Kost meist nur in recht beschränktem Umfang in Frage[1]). Es empfiehlt sich deshalb, diese aus salzfreier Milch (Aletosal-Milch) herzustellen[2]); Aletosal-Milchgetränke (S. 188 f.) sind zwar etwas teurer als entsprechende Zubereitungen aus einfacher Frischmilch, haben dafür jedoch den Vorteil, daß sie auch bei strenger Kochsalzeinschränkung in beliebiger Menge zugelegt werden können. Es steht somit eine große Zahl von vitaminreichen Zubereitungen zur Verfügung (vgl. Tab. 72), mittels derer man je nach gewünschtem Eiweiß-[3]), Fett-, Kalorien-, Flüssigkeits-, Mineral-[4]) und Schlackengehalt praktisch jede Art von salzarmer Kost für Herz- und Kreislauf-, Nieren- oder Leberpatienten anreichern kann.

In der *Kemper*schen *Reisdiät* läßt sich der größere Teil der zulässigen Obst- oder Obstsaftmenge in roher Form verwenden und damit der C-Vitamingehalt dieser Kost auf eine ausreichende Höhe bringen. Die Gemüse- und Obstgerichte der Reisdiät kann man zur Aufbesserung ihres an sich sehr knappen B-Vitamingehalts mit Torula-Trockenhefe (etwa 5–8 g auf 250 g Reisgericht), die Obstgerichte auch mit Weizenkeimen (bis etwa 10 g auf 250 g) anreichern; der Reis wird dabei zweckmäßig als Vollreis gegeben. Sehr gut eignen sich für salzarme Entlastungstage auch die kalorienärmeren und nicht zu eiweißreichen Milchmischgetränke. Das *Milchgetränkfasten* (S. 152) stellt eine moderne Form der Karellschen Milchtage dar, von denen es sich durch die größere Kochsalzarmut, den höheren Vitamingehalt (C, B-Komplex) und die bessere geschmackliche Variationsmöglichkeit unterscheidet.

11. Purinarme Kost

Für die B-Vitaminanreicherung der purinarmen Kost sind die Hefen auf Grund ihres relativ hohen Puringehalts (S. 106 f.) *nicht geeignet.* Weizenkeime können dagegen in den in Frage kommenden Mengen bei harnsaurer Diathese unbedenklich gegeben werden. Für die streng purinarme Kost wird man auch die Gemüse mit höherem Puringehalt (Spinat, Rosenkohl, Blumenkohl, Löwenzahn) in der Regel nicht verwenden.

---

[1]) Für je 0,1 l Milch (Vollmilch, Magermilch, Buttermilch) müssen 0,16 g Kochsalz berechnet werden.

[2]) Bei der großen Mehrzahl der aus gewöhnlicher Milch hergestellten Milchmischgetränke läßt diese sich nicht ohne weiteres gegen Aletosal-Milch austauschen; infolge des andersartigen Aromas der salzfreien Milch bedarf es meist eigens hierauf abgestimmter Rezepturen, um Hefe und Weizenkeime auch in Aletosal-Milchmischgetränken unterbringen zu können.

[3]) Zur B-Anreicherung der eiweißarmen Kost bei Niereninsuffizienz sind anstelle der Hefe im Hinblick auf ihren geringeren Eiweißgehalt nur Weizenkeime und -kleie geeignet.

[4]) Bei der streng kaliumarmen Diät für hyperkaliämische Nierenkranke ist eine Vitaminanreicherung in Form vegetabilischer Zusätze nicht möglich (S. 156); in diesen Fällen ist man auf synthetische Vitaminpräparate angewiesen.

12. Kaliumarme Kost

Kaliumarme Diätformen sind auf Grund ihrer Zusammensetzung (Einschränkung von Frischvegetabilien und Vollkornerzeugnissen) und ihrer Zubereitungsweise (Nichtverwendung des Kochwassers) zwangsläufig arm an wasserlöslichen Vitaminen. Das Kostprinzip der Kaliumarmut macht es jedoch unmöglich, diesem Mangel durch eine Anreicherung mit Rohobst, Rohgemüse, Rohsäften, Weizenkeimen oder Hefe abzuhelfen, da diese Produkte durchweg mehr oder weniger kaliumreich sind. *Wird eine kaliumarme Kost über längere Zeit gegeben, müssen Vitamin C und der B-Vitaminkomplex deshalb auf medikamentösem Wege zugeführt werden.*

13. Prä- und postoperative Diät

Jeder größere chirurgische Eingriff erhöht den Vitaminverbrauch des Körpers (Folge von Operationsschock, postoperativen Stoffwechselsteigerungen und Regenerationsvorgängen, Narkose, gleichzeitiger Antibiotikaanwendung u. a. m.; vgl. ROSENKRANZ; MELLINGHOFF). Bei einem Teil der chirurgisch Kranken ist zudem schon präoperativ mit dem Bestehen eines latenten *Vitaminmangels* zu rechnen, so bei vielen Magendarmkrankheiten (Enterokarenz, S. 42), entzündlichen und neoplastischen Erkrankungen (erhöhter intermediärer Vitaminverbrauch, S. 44 f.), In-

Tabelle 73
Beispiel für die Möglichkeit der Vitaminanreicherung einer flüssigen Kost

Mahlzeit	Zusatzgericht	B_1 mg	B_2 mg	Nikotin- säure mg	C mg
1. Frühstück	1 Teller (250 ccm) Himbeersuppe mit Apfel Rezept Nr. 79	3,1	0,9	2,5	13
2. Frühstück	1 Glas (200 ccm) sahnige Mokka-Schokoladen-Milch Rezept Nr. 20 c	0,8	0,5	1,7	20
Mittagessen	1 Teller (250 ccm) Tomatensuppe Rezept Nr. 104	3,5	1,3	5,8	3
	1 Glas (200 ccm) Weißkohl-Orangen-Saft Rezept Nr. 185	—	—	—	67
Nachmittags	1 Glas (200 ccm) Johannisbeer-Milch mit Sanddorn Rezept Nr. 7	0,3	0,3	0,5	27
Abendessen	1 Teller (250 ccm) Bierhefesuppe mit Erdbeer u. Nougat Rezept Nr. 92	1,1	0,5	3,4	76
		8,8	3,5	13,9	206

anitionszuständen oder prämorbider vitaminarmer Ernährung. *Der vitaminverarmte Organismus ist den Belastungen eines operativen Eingriffs weniger gewachsen als der vollwertig ernährte*, wie u. a. BOSHAMER an eindrucksvollen Beispielen aufgezeigt hat; im Zustand der Hypovitaminose (B-Komplex, Vitamin C) ist die Gefahr von Sekundärinfektionen eine größere, die Wundheilung verzögert und die Kallusbildung schlechter (CRANDON et al.; HUNT; DARTHE u. v. a.). Mit einer guten Vitaminversorgung läßt sich andererseits die Komplikationsquote verringern und damit oftmals auch die Behandlungsdauer abkürzen (SCHNEIDER; STIEVE; ROSENKRANZ u. v. a.). Die prä- und postoperative Diät soll deshalb, um den gesteigerten Bedürfnissen des operierten Kranken gerecht werden zu können, reichlich Vitamine zuführen.

In welcher Form Frischvegetabilien, Weizenkeime und Hefe in der Kost des zu operierenden oder des operierten Kranken untergebracht werden, richtet sich ganz nach der Lage des Einzelfalls. Technisch entspricht das Vorgehen meist dem bei *Magenschonkost* (S. 137 f.), *Fieberkost* (S. 147 f.) oder *Aufbaukost* (S. 149 f.). Auch in Fällen, in denen nur eine *flüssige Kost* gegeben werden kann, läßt sich mit dieser ohne besondere Schwierigkeiten eine ausreichende Vitaminmenge zuführen (Tab. 73). Auch für die *Sondenkost* sind die mit Rohsäften, Hefe usw. angereicherten flüssigen Zusatzgerichte (Milchmischgetränke, Fruchtsuppen, pikante Suppen usw.) vorteilhaft zu benutzen.

Anhang
14. Alterskost, Arterioskleroseschutzkost

Infolge der mit zunehmendem Alter meist geringer werdenden Nahrungsaufnahme sowie ungünstigerer Ausnutzungsbedingungen (herabgesetzte Kaufähigkeit, Abnahme der Magensäureproduktion, verschlechterte enterale Resorption u. a.)[1]), ist die *Vitaminversorgung älterer Menschen oftmals keine optimale* mehr (GANDER und NIEDERBERGER; STEPP et al.; SCHROEDER; HALDEN; CZOK; TAUBER et al.; MELLINGHOFF u. v. a.). Vieles spricht dafür, daß latente Vitaminmangelzustände am Zustandekommen der verschiedensten Gesundheitsstörungen im Alter mitbeteiligt sind. Eine besondere Bedeutung gewinnt diese Annahme im Hinblick auf die Befunde der modernen Arterioskleroseforschung, wonach im Tierversuch ein Mangel an Vitamin B_6 die Ausbildung von Gefäßveränderungen begünstigt, die sehr weitgehend denen bei der *Arteriosklerose* des Menschen entsprechen (RINEHART und GREENBERG; MUSHETT) und die Zufuhr von Vitamin B_6, A und E derartigen Veränderungen eindeutig entgegenwirkt (WEITZEL et al.). Von verschiedener Seite wird neuerdings die Vermutung geäußert, daß auch ein *alimentärer Mangel an essentiellen Fettsäuren* (S. 35 f.) in der Pathogenese der menschlichen Arteriosklerose eine Rolle spielen könne. In der Tat besteht bei einem Teil der Arteriosklerotiker ein relatives Defizit an hochungesättigten Fettsäuren im Blut (SCHRADE et al.; KRICKAU und HAUSS), und die reichliche Zufuhr dieser Säuren in Form von Leinsamenöl, Sonnenblumenöl, Weizenkeimöl usw. führt zum Absinken der erhöhten Serumlipide (Übersicht bei SCHETTLER; BRÜCKEL et al.; HALDEN und PROKOP).

Die Kost des alternden Menschen soll das *gesamte Vitaminspektrum reichlich*[2]) *und in leicht verdaulicher Form* enthalten. Die Unterbringung von Frisch-

---

[1]) Vgl. Fußnote 3 S. 45.
[2]) MELLINGHOFF empfiehlt, „die üblichen Vitaminbedarfsquoten des normalen Erwachsenen im Alter mindestens zu verdoppeln".

vegetabilien, Weizenkeimen und Hefe entspricht bei empfindlichen Patienten am zweckmäßigsten dem Vorgehen bei fortgeschrittener Magenschonkost (S. 137 f.), kann im Großteil der Fälle jedoch in gleicher Weise gehandhabt werden wie bei der einfachen Vollkost (S. 165 f.). Für die *Arterioskleroseschutzkost* legt die bemerkenswerte tierexperimentelle Wirksamkeit der *Vitamine B_6, A und E* die besonders reichliche Verwendung der Träger dieser Wirkstoffe (Tab. 5, 9 und 11, S. 17, 29 und 32) nahe. Da offenbar auch die Senkung krankhaft erhöhter Serumlipide für die Prophylaxe und Therapie der menschlichen Arteriosklerose von wesentlicher Bedeutung ist, soll die Vitaminanreicherung dabei mit einer angemessenen Zufuhr von *essentiellen Fettsäuren* (S. 35 f., 114 f.) verbunden werden; die hierfür in Betracht kommenden Produkte (pflanzliche Öle: Tab. 14, S. 36; Sonnenblumenkerne, Leinsamen usw.: Tab. 48, S. 115) lassen sich ohne Schwierigkeiten in den verschiedensten vitaminreichen Zusatzgerichten unterbringen. Von größtem Wert für die Ernährung des alten Menschen ist auf Grund ihres vielseitigen Nährstoffgehalts und ihrer leichten Verdaulichkeit bekanntlich die *Milch*[1]); milchreiche Zubereitungen (Milchmischgetränke, Quarkspeisen usw.) wird man deshalb für die Vitaminanreicherung der Alterskost bevorzugt benutzen.

15. Kost für werdende und stillende Mütter

In der *Schwangerschaft* ist der Bedarf an den meisten Vitaminen erhöht (B_1,[2]), B_2, Nikotinsäureamid, B_6, Biotin, B_{12}, C, A, D; Übersicht bei HILDEBRANDT; STEPP et al.). Dementsprechend finden sich Zeichen einer Vitaminunterbilanz, wenn man danach fahndet (Vitaminspiegel im Blut, Sättigungsversuch usw.), bei Schwangeren, vornehmlich der ärmeren Bevölkerungskreise, nicht ganz selten (HILDEBRANDT). Das Defizit betrifft dabei insbesondere die wasserlöslichen Vitamine; in den meisten dieser Fälle läßt sich anamnestisch eine qualitativ unzureichende Ernährung feststellen. Eine mangelhafte Vitaminversorgung ist nicht nur für den Gesundheitszustand der Schwangeren von Nachteil, sondern kann auch die Entwicklung und Reifung der Frucht beeinträchtigen.

Auch während der *Stillperiode* besteht ein gesteigerter Vitaminbedarf, da ja der Vitamingehalt der Frauenmilch – die alle für den Menschen lebenswichtigen Vitamine enthält – den Beständen des mütterlichen Organismus entnommen werden muß. Bei vitaminarmer Ernährung der Mutter sinkt zwangsläufig auch der Vitamingehalt der Frauenmilch[3]). Der Stillenden drohen andererseits, wenn ihr erhöhter Vitaminbedarf nicht ausreichend gedeckt wird, die Folgeerscheinungen des Vitaminmangels (B_1-, B_2-, Nikotinsäureamid-, Pantothensäure-, C-, A-, D-Hypovitaminosen[4]); vgl. NÜRNBERGER).

---

[1]) Nach neueren Befunden soll auch Milcheiweiß den Cholesterinspiegel im Blut senken (BRONTE-STEWART et al.; HALDEN und PROKOP).

[2]) Die von einzelnen Autoren vertretene Auffassung, daß der B_1-Bedarf in der Gravidität nicht erhöht sei, wird von der Mehrzahl der Sachkenner nicht geteilt.

[3]) Brustkinder erkranken an Xerophthalmie, Beriberi, Skorbut, wenn die mütterliche Ernährung im Vitamingehalt (A, B_1, C) unzureichend ist (GLANZMANN; FINKELSTEIN); ein B_1-Mangel kann bei der Mutter noch latent sein, während der empfindlichere Säugling bereits manifest erkrankt.

[4]) B_6-, Folsäure-, E- und K-Vitaminmangelzustände wurden im Zusammenhang mit dem Stillen bisher nicht beobachtet.

Die Kost für Schwangere und Stillende soll sowohl die wasserlöslichen als auch die fettlöslichen Vitamine in einer Menge enthalten, die über die Höhe des normalen Bedarfsoptimums des Erwachsenen um etwa 20–60% hinausgeht (vgl. GAEHTGENS; HILDEBRANDT; STEPP; HELLER). Dem entsprechen auch die diesbezüglichen Empfehlungen der Deutschen Gesellschaft für Ernährung (Tab. 74)[1]).

Tabelle 74

Die wünschenswerte Tageszufuhr an Vitamin A, B_1, B_2 und C für werdende und stillende Mütter

(nach den von der Deutschen Gesellschaft für Ernährung herausgegebenen Empfehlungen zur Deckung des Nahrungsbedarfs, 1956)[2])

	Wünschenswerte Tageszufuhr			
	A I.E.	B_1 mg	B_2 mg	C mg
Erwachsene aller Lebensalter	5000	1,5	1,8	75
Werdende Mütter	6000*)	1,7 bzw. 2,1*)	2,0	100
Stillende Mütter	8000	2,3	2,5	120

*) ab 6. Monat.

Küchentechnisch ist die Kostanreicherung mit Frischvegetabilien, Weizenkeimen und Hefe bei Schwangeren und Stillenden meist einfach, zumal diese in der Mehrzahl strengeren diätetischen Einschränkungen nicht unterliegen. Alle speziellen Zusatzgerichte können benutzt werden; ihre Auswahl richtet sich im Einzelfall nach der Zusammensetzung der Grundkost (Flüssigkeitsmenge, Salzgehalt, Schlackengehalt usw.). Für die milch- und flüssigkeitsreiche Kost der Stillenden stellen die *Milchmischgetränke* eine besonders vorteilhafte Zubereitungsform dar.

16. Kinderkost

Eine ausreichende Versorgung mit Vitaminen gehört zu den unerläßlichen Voraussetzungen für die optimale Entwicklung des wachsenden Organismus. Da der Vitaminbedarf im Wachstumsalter – auf das Körpergewicht bezogen – relativ hoch liegt (Tab. 75, S. 160 und gewisse äußere Umstände hier, insbesondere bei der künstlichen Ernährung des Säuglings, die Entstehung eines Vitamindefizits begünstigen, ist die Gefahr der Hypovitaminose beim Kinde im allgemeinen größer als beim Erwachsenen. *Latente Vitaminmangelzustände sind nicht selten die Ursache von schlechtem Gedeihen und erhöhter Krankheitsanfälligkeit im Kindesalter.*

---

[1]) In Anbetracht des relativ hohen Anteils der *essentiellen Fettsäuren* im Frauenmilchfett (S. 36) soll die Kost der Stillenden auch diese reichlich enthalten.
[2]) Auch bei den übrigen Vitaminen, insbesondere bei Nikotinsäureamid, Pantothensäure, Vitamin B_6, B_{12}, D und E, ist für Schwangere und Stillende eine entsprechende Mehrzufuhr angebracht.

Anhang

a) Säuglinge

Das *Brustkind* deckt seinen Bedarf an Vitaminen (außer Vitamin D)[1], wenn die Kost der Stillenden die erforderliche Vitaminmenge enthält (S. 158f.), in vollem Umfang mit der Muttermilch. Erst mit der reichlicheren Verabfolgung von Beikost (Breie usw.), in der Regel also erst mit dem Beginn des zweiten Lebenshalbjahrs, wird auch die Frage der exogenen Vitaminzufuhr aktuell; hier gelten dann die gleichen Erwägungen wie beim künstlich ernährten Säugling entsprechenden Alters (s. u.). Weniger günstig als bei der Frauenmilchernährung steht es um die Vitaminversorgung des Säuglings bei der *künstlichen Ernährung*.

Mit den üblichen Kuhmilchverdünnungen und Milchbreien wird insbesondere *Vitamin C* nicht ausreichend zugeführt. „Bedenkt man, daß Kuhmilch langen Kontakt mit dem Sauerstoff der Luft hat, gekocht wird[2] und dem Säugling verdünnt gereicht wird, so wird ohne weiteres verständlich, daß der künstlich ernährte Säugling nur Bruchteile der C-Vitaminmenge erhält, die dem Brustkind zufließt" (JOPPICH)[3]. C-Hypovitaminosen sind dementsprechend beim Flaschenkind nicht selten. *Seit langem wird deshalb von seiten der Kinderärzte die frühzeitige, d. h. spätestens im 3. Lebensmonat einsetzende Zufütterung roher Säfte an den künstlich ernährten Säugling gefordert.*

Tabelle 75

Die wünschenswerte Tageszufuhr an Vitamin A, B_1, B_2, C und D für Kinder (nach den von der Deutschen Gesellschaft für Ernährung herausgegebenen Empfehlungen zur Deckung des Nahrungsbedarfs, 1956)[4]

	Wünschenswerte Tageszufuhr				
	A I.E.	B_1 mg	B_2 mg	C mg	D I.E.
Säuglinge im					
I. Lebensvierteljahr ...	1000–1500[5]	0,3		30	400
II. Lebensvierteljahr ...	1500–2000[5]	0,4		30	400
III. Lebensvierteljahr ...	2000	0,4	0,7	35	400
IV. Lebensvierteljahr ...	2000	0,5	0,7	35	400
Kinder von 1– 3 Jahren .	2000	0,7	0,8	40	400
Kinder von 4– 6 Jahren .	2500	1,0	0,8	50	400
Kinder von 7– 9 Jahren .	3500	1,3	0,9	60	400
Kinder von 10–14 Jahren .	4500	1,4*)	1,8	75	400

*) Knaben 1,7 mg.

Auch an *Vitamin B_1* ist die übliche künstliche Säuglingsnahrung nicht gerade reich, wie von verschiedenen Autoren schon vor Jahrzehnten hervorgehoben wurde (H. SCHROEDER; E. GLANZMANN u. a.). Die Kuhmilch ist der zunächst wichtigste B-Vitaminträger für die künstliche Säuglingsernährung; sie enthält die meisten

---

[1] Die Versorgung mit Vitamin D bleibt im folgenden, da sie beim Säugling kein eigentliches diätetisches Problem darstellt (S. 30 f.), unberücksichtigt.
[2] C-Verluste beim Kochen der Milch: S. 118.
[3] Frauenmilch enthält im Durchschnitt 50 (40–70) mg C-Vitamin im Liter, rohe Kuhmilch dagegen nur 15 (5–25) mg.
[4] Bei den übrigen Vitaminen liegen noch keine genaueren Angaben über den exogenen Bedarf in den einzelnen Abschnitten des Kindesalters vor.
[5] Bedarfswert nach H. RIND.

16. Kinderkost

Faktoren des B-Komplexes sogar reichlicher als die Frauenmilch[1]). Dennoch erreicht die B_1-Menge in dem maximal für den Säugling in Frage kommenden Tagesquantum an Kuhmilch (0,7 l Vollmilch = durchschnittlich 0,3 mg B_1) allein noch nicht die Höhe der wünschenswerten Tageszufuhr für das II. bis IV. Lebensvierteljahr (0,4 bzw. 0,5 mg B_1; Tab. 75)[2]). Immerhin dürfte der B_1-Bedarf während der Zeit der ausschließlichen oder überwiegenden Flaschenernährung, d. h. im ersten Lebenshalbjahr, auf Grund des relativ hohen Milchanteils der Nahrung im allgemeinen noch ausreichend gedeckt werden. Mit der fortschreitenden Umstellung auf Breimahlzeiten im zweiten Lebenshalbjahr, die mit reichlicherer Kohlenhydratzufuhr und einer Verminderung des Milchanteils verbunden ist, verschlechtert sich jedoch die B_1-Versorgung, wenn als Kohlenhydratträger – wie das meist der Fall ist – neben Zucker nur vitaminarme feine Polysaccharide (Feinmehle und Feinmehlerzeugnisse) Verwendung finden. In der Tat scheinen leichtere Formen des B_1-Mangels beim älteren Säugling, nicht nur als Begleiterscheinung von Mehlnährschäden und anderen Dystrophiezuständen, häufiger zu sein, als gemeinhin angenommen wird (Übersicht bei GYÖRGY; SCHROEDER; GLANZMANN; STEPP et al.). Diese Annahme erhält ihre Bestätigung durch die oft überzeugenden Erfolge (besseres Gedeihen, erhöhte Resistenz usw.) der Umstellung des Säuglings auf eine B-vitaminreichere Kost (GYÖRGY; GAYNOR und DENNETT; vgl. KELLER; weiteres Schrifttum bei STEPP et al.). *Ebenso wie der C-Vitamingehalt ist auch der Gehalt an den Faktoren der B-Gruppe, insbesondere Vitamin B_1*[3]), *auf die wünschenswerte Höhe zu bringen, bevor eine Säuglingsnahrung als vollwertig bezeichnet werden kann.* Das betrifft in erster Linie die Kost des älteren Säuglings; beim jüngeren Säugling dürfte eine B-Vitaminanreicherung nur unter besonderen Umständen (chronische Ernährungsstörungen, längerdauernde entzündliche Erkrankungen, intensive Antibiotikatherapie usw.) erforderlich sein.

Vitamin A (bzw. Karotin) wird dem künstlich ernährten älteren Säugling mit einer normal fetthaltigen Milchnahrung und rechtzeitig zugegebener Gemüsebeikost im allgemeinen ausreichend zugeführt. Im ersten Lebenshalbjahr dagegen scheint der Bedarf an diesem Vitamin infolge des zu geringen A-Gehalts der meisten künstlichen Säuglingsnahrungen vielfach nicht voll gedeckt zu werden (RIND; KÜBLER); kommt die Zufütterung von Gemüse noch nicht in Frage (1. bis 4. Lebensmonat), dürfte hier in der Regel nur auf medikamentösem Wege Abhilfe zu schaffen sein.

Für die Anreicherung der Säuglingskost mit *Vitamin C* eignen sich praktisch alle frischen Obst- und Gemüserohsäfte[4]) (S. 93 f.), die in Mengen von etwa 35–100 ccm pro Tag (5mal 1½ bis 5mal 4 Teelöffel, je nach Alter des Kindes) der Flaschennahrung oder den Breien zugesetzt werden. Dem älteren Säugling (ab 5. Lebensmonat) verabreicht man daneben Rohobst (Bananen, Erdbeeren, Orangen usw.) oder zartes Rohgemüse (Tomate) in fein zerkleinertem Zustand als Zusatz zum Brei u. ä. Obstbreie aus vitaminärmeren

---

[1]) Kuhmilch enthält im Vergleich zur Frauenmilch etwa die dreifache Menge an Vitamin B_1 und B_2 und die doppelte Menge an Nikotinsäureamid. Andererseits beträgt die B-Vitaminproduktion der Bifidumflora des Brustkindes ein Vielfaches derjenigen der Koliflora des künstlich ernährten Säuglings (REICHELT; BOVENTER u. a.); die im Darm gebildeten Vitamine sind für den Organismus allerdings nur teilweise ausnutzbar (S. 7).
[2]) Dazu kommt der Vitamingehalt der zur Milchverdünnung benutzten Zerealien.
[3]) Der B_2-Bedarf des künstlich ernährten Säuglings wird in der Regel allein durch die Kuhmilch ohne weiteres gedeckt.
[4]) Notfalls auch Kartoffelrohsaft (S. 96).

Obstarten (Apfel, Banane) werden durch Zugabe C-reicher Rohsäfte angereichert. Im Rahmen der für den Säugling in Betracht kommenden Auswahl wird auch hier entsprechend der Jahreszeit das jeweils vitaminreichste (vgl. S. 87 f.) und preisgünstigste (vgl. S. 167 f.) Erzeugnis bevorzugt.

Für die Anreicherung mit den Faktoren des *B-Komplexes* können je nach Kostform, Alter des Kindes und sonstigen Umständen verschiedene Vitaminträger benutzt werden:

α. Vollkornerzeugnisse als Polysaccharidträger der Flaschen- und Breinahrung

Die *Schleime* zur Verdünnung der Milch werden aus Produkten mit weitestmöglich erhalten gebliebenem *Vollkorncharakter* (Vollkorngetreideflocken, Schrot usw.)[1], die dem gleichen Zweck dienenden Mehlabkochungen aus *Vollkornmehlen* (Weizen, Roggen; vgl. FEER) bereitet[2]. Abkochungen von *Weizenvollkornschrot* vereinigen in verschiedener Hinsicht die Eigenschaften der Schleime mit denen der Mehlabkochungen und sind als „zweites Kohlenhydrat" sowohl für den jungen[3] als auch für den älteren Säugling zweckmäßig (TRENDTEL; DABELSTEIN; BECKMANN). Feines Weizenvollkornschrot und Weizenvollkornmehl[4] eignen sich hervorragend auch als Getreidebasis für die Milchbreie des Säuglings (vgl. Schrotbreie, S. 128 f., 194 f.) und sind in ihrem Gedeihwert den vitaminarmen Feinmehlerzeugnissen (Weißmehl, Stärkemehle, Grieß usw.) unzweifelhaft überlegen (ROMINGER; KELLER; DOXIADES; TRENDTEL; DABELSTEIN u. a.)[5].

β. Weizenkeime

Größere B-Vitaminmengen als mit den vorstehend genannten Vollkornerzeugnissen lassen sich dem darmgesunden Säugling durch die Zugabe von Weizenkeimen zuführen, die man ohne besondere Schwierigkeiten in der *Flaschen- und Breinahrung* unterbringen kann (je nach Alter des Kindes 5–15 g pro Tag)[6]. Die Keimlinge sollen dabei möglichst keiner stärkeren Erhitzung ausgesetzt werden.

[1] Bequem zu handhabende Handelspräparate sind u. a. Milupa-Hafer-Trockenschleim, Mondamin-Hafer-Trockenschleim, Citro-Milupa-Vollweizen-Schleim, Pomposa, Dr. Ritters 4-Kornschleim.

[2] Vollkornschleime eignen sich als Nahrungszusatz für Säuglinge jeden Alters, auch zur Behandlung von akuten und chronischen Ernährungsstörungen. Bei darmgesunden Säuglingen vom 3. Lebensmonat ab verdienen jedoch im Hinblick auf ihren höheren Vitamingehalt die Vollkornmehlabkochungen den Vorzug.

[3] Bei Säuglingen des zweiten Lebensvierteljahrs bringt nach den Befunden von R. BECKMANN Weizenvollkornschrot den besten Gewichtsansatz von allen untersuchten Polysaccharidträgern.

[4] Auch aus gebackenem Teig gewonnenes Vollkornmehl („Brotmehl"; ARON) und geröstetes Roggenvollkornmehl („Knäckemehl"; JAMIN; ARNDT) hat man mit gutem Erfolg als Zusatz zur Flaschen- und Breinahrung des Säuglings verwendet.

[5] Auch die Darmflora des Säuglings wird durch die Vollkornnahrung im physiologischen Sinne günstig beeinflußt (Zunahme der Bifidum-, Abnahme der Koliflora; ROUFOGALIS; TRENDTEL).

[6] Entsprechend etwa 2–5 gehäuften Teelöffeln des fett- und faserstoffarmen Weizenkeimpräparats „Dr. Grandels Keimdiät Säuglingsnahrung" (Firma Keimdiät GmbH Augsburg), das wegen seiner besseren Bekömmlichkeit für den Säugling ausschließlich verwendet werden sollte.

γ. *Trockenhefe*

Trockenhefe läßt sich in Tagesmengen von etwa 1 g pro kg Körpergewicht (3mal 1 bis 5mal 1 gehäufter Teelöffel täglich) der *Breinahrung* des älteren Säuglings (ab 6. Lebensmonat)[1]) zusetzen; Torula- und Brauereitrockenhefe sind dafür gleichermaßen geeignet. In Form des Breis wird die Trockenhefe vom Säugling gut vertragen[2]) und weitgehend ausgenutzt, wie insbesondere STENGER in ausgedehnten Ernährungsversuchen aufgezeigt hat. Während die regelmäßige Verwendung von Vollkornschleimen, Vollkornmehlen und Vollkornschrot für die künstliche Ernährung des Säuglings als durchaus wünschenswert zu bezeichnen ist[3]), besteht keineswegs eine Notwendigkeit zur routinemäßigen Verabfolgung von Weizenkeimen oder Trockenhefe an jeden älteren Säugling. *Als ausschließlicher Polysaccharidträger der normalen Dauerkost reichen die genannten Vollkornerzeugnisse zur Verhütung eines B-Vitaminmangels in der Regel vollkommen aus, auch beim älteren Säugling.* Erst wenn, zumal beim wahrscheinlichen Vorliegen eines B-Defizits (Ernährungsanamnese!)[4]), eine ausreichend vollkornhaltige Nahrung aus irgendwelchen Gründen nicht gegeben werden kann oder der B-Bedarf besonders hoch erscheint (chronische Ernährungsstörungen, langdauernde Infekte, Antibiotikatherapie usw.; vgl. S. 42 f.), soll man die konzentrierteren Vitaminträger (Weizenkeime, Trockenhefe) heranziehen.

Die Anreicherung der Kost mit *Vitamin A* ist auf rein diätetischem Wege nur beim älteren Säugling (ab 5. Lebensmonat) erfolgversprechend. Die bestgeeigneten Zusätze hierfür sind Karotte, Spinat und Mangold (vgl. Tab. 9, S. 29), die in Form von Gemüsebrei gegeben werden. Wichtig für die A-Vitaminversorgung des Säuglings ist im übrigen die Gewährleistung eines ausreichenden Fettgehalts der Nahrung.

b) *Kleinkinder und Schulkinder*

Vom zweiten Lebensjahr ab unterliegt das Kind, dessen Nahrung von diesem Alter an immer mehr der Kost des Erwachsenen entspricht, auch hinsichtlich der Vitaminversorgung und der Möglichkeit des Entstehens von Hypovitaminosen grundsätzlich den gleichen Bedingungen wie dieser. Die Auswirkungen der allgemeinen Kostverfeinerung (S. 46 f.), der Vitaminverluste in der Küche (S. 58 f.),

---

[1]) Im Schrifttum liegt eine Reihe von Berichten vor, wonach Trockenhefe (als Zusatz zu Milch oder Schleim) auch von *jungen Säuglingen* und sogar von Frühgeborenen gut vertragen wird; vereinzelt sah man jedoch gehäufte Darmentleerungen auftreten, so daß für diese Altersstufe (bis 5. Lebensmonat) Hefezusätze nur mit Vorbehalt empfohlen werden können.

[2]) STENGER gab wesentlich größere Hefemengen (30 g Torulahefe täglich und mehr), ohne Störungen davon zu sehen.

[3]) In diesem Zusammenhang sei daran erinnert, daß nach Auffassung vieler Autoren die reichliche Aufnahme von Vollkornprodukten, besonders während der Zeit der *Zahnentwicklung*, kariesverhütend wirkt (W. MEYER; STEPP; vgl. CREMER).

[4]) Auch beim Säugling bleiben *relative B-Vitaminmangelzustände* (Hypovitaminosen, S. 38 f.) klinisch oftmals lange Zeit unauffällig und äußern sich dann höchstens in sehr vieldeutigen uncharakteristischen Allgemeinsymptomen (Inappetenz, nervöse Reizbarkeit, mangelhaftes Gedeihen, verzögerte Entwicklung usw.).

diätbedingter Kostbeschränkungen (S. 55 f.) usw. treffen das Kleinkind und Schulkind praktisch in demselben Maße wie den Erwachsenen, ebenso die verschiedenen Formen krankheitsbedingter Steigerungen des Vitaminbedarfs (S. 42 f.). Relative Vitaminmangelzustände, insbesondere B-Hypovitaminosen, sind demgemäß bei Kindern der genannten Altersstufen keineswegs seltener als bei den unter vergleichbaren Ernährungsbedingungen lebenden Erwachsenen.

Hinter vielen uncharakteristischen Beschwerdebildern mit ungesundem Aussehen, mangelhaftem Gedeihen, Eßunlust, Nervosität und Infektanfälligkeit kann sich beim Kleinkind und Schulkind eine *Hypovitaminose* verbergen (MORGAN und BARRY; GLANZMANN; GAYNOR und DENNET u. a.). Zahlreiche Mitteilungen über günstige Wirkungen einer B-angereicherten Kost bei derartigen Zuständen bestätigen diese Annahme (HESS; HOOBLER; SUMMERFELDT; CRIMM et al.; SCHROEDER; BESSAU; BROCK; GIERTH-MÜHLEN u. a.). Häufig sieht man, daß schwächliche Kinder, die trotz Lebertran und aller sog. Stärkungsmittel nicht gedeihen wollen, nach regelmäßiger Gabe einer Weizenkeim- oder Hefezulage innerhalb weniger Wochen in eine gute körperliche Verfassung kommen. ,,Natürlich ist es nicht möglich, aus einem Kind mit asthenischem Habitus einen Athleten zu bilden, aber der Ernährungs- und Kräftezustand lassen sich durch gesteigerte B-Zufuhr deutlich heben" (GLANZMANN). Auch die lästige Katarrhneigung vieler Kinder läßt sich durch eine solche Kostkorrektur verringern. ,,Nach meinen persönlichen Erfahrungen scheint gerade Hefe[1]) in genügend hohen Dosen verabreicht, eine Schutzwirkung gegen die so häufigen banalen grippalen Infektionen der oberen Luftwege zu entfalten. Das zeigt sich weniger bei Säuglingen wie bei Kleinkindern und älteren Kindern, die während der Hefebehandlung eine deutlich geringere Infektionshäufigkeit zeigten wie vorher" (GLANZMANN).

Besondere Aufmerksamkeit verdient jede Art von *Gemeinschaftsverpflegung für Kinder* (Kinderheime, Internate, Waisenhäuser, Kinderheilstätten, Kinderkrankenhäuser usw.), weil hier die Gefahr einer unzureichenden Vitaminversorgung erfahrungsgemäß am größten ist (S. 69).

Weizenkeime legt man im allgemeinen in Tagesmengen von etwa 10–20 g (1½–2 gehäufte Teelöffel; Kleinkinder) bzw. 20–30 g (3–4 gehäufte Teelöffel; Schulkinder), *Trockenhefe* in Tagesmengen von 5–10 g (1–2 gehäufte Eßlöffel; Kleinkinder) bzw. 10–15 g (2–3 Eßlöffel; Schulkinder) zur Kost zu. Auch hier empfiehlt sich die kombinierte Zufuhr beider Produkte, wobei die ,,kleine B-Zulage" von 20 g Weizenkeimen und 8 g Trockenhefe (S. 114) auch für Schulkinder mit krankheitsbedingter Vitaminbedarfssteigerung meist ausreichend ist. Mit der *Rohobst-, Rohgemüse-* oder *Rohsaftzulage* sollen dem Kinde je nach Lebensalter, Zusammensetzung der Grundkost und eventuell vermehrtem Bedarf mindestens 30–50 mg (Kleinkinder) bzw. 40–75 mg C-Vitamin (Schulkinder) pro Tag zugeführt werden (vgl. S. 93). Wo es den Umständen nach angezeigt erscheint (manifeste Vitaminmangelzustände, enterale Resorptionsstörungen usw.), lassen sich die angegebenen Mengen unbedenklich auf ein Vielfaches erhöhen.

Küchentechnisch erfolgt die Unterbringung der Vitaminträger in der Kost des Kindes in der gleichen Weise wie bei den entsprechenden Kostformen für den Erwachsenen (S. 137 f.). *Die meisten speziellen Zusatzgerichte* (Tab. 54, S. 123) *lassen sich sehr vorteilhaft auch für die Ernährung des Kleinkinds und*

---

[1]) Weizenkeime, deren Wirkung in dieser Hinsicht derjenigen der Hefe nicht nachsteht, scheint der Autor nicht erprobt zu haben.

Schulkinds verwenden[1]) [2]). Im einzelnen unterliegen Auswahl und Gestaltung dabei den gleichen Gesichtspunkten wie in der Diätetik des Erwachsenenalters.

XIII. Die Vitaminanreicherung der allgemeinen Großküchenverpflegung[3])

Die Zulage von konzentrierten Vitaminträgern (Frischvegetabilien, Weizenkeime, Hefe) muß groß genug sein, um das durch die allgemeine Kostverfeinerung (S. 46 f.) und die Vitaminverluste in der Küche (S. 58 f.) bedingte *Vitamindefizit der Großküchenverpflegung auszugleichen*; bei bestimmten Gruppen von Verpflegungsteilnehmern (nicht diätbedürftige Kranke, Schwerarbeiter, Hochleistungssportler usw.) soll sie darüberhinaus auch einen *gesteigerten Vitaminbedarf decken* können. Für die *normale Tageskost* des Erwachsenen dürfte dabei ein Frischkostzusatz (Rohobst, Rohgemüse, Rohsaft) in Höhe von etwa 40–75 mg Vitamin C (S. 93) sowie ein Keimlings- und Hefezusatz in Höhe der „Kleinen B-Zulage" (20 g Weizenkeime + 8 g Torulatrockenhefe; S. 114) meist ausreichend sein. Bei alleiniger Mittagsverpflegung (Halbtagskost, Werksküchenverpflegung[4]), Gasthausmittagstisch) soll diese mindestens die Hälfte der genannten Zusätze enthalten. Bei allen Arten von *Hochleistungskost* für Schwerstarbeiter, Soldaten, Leistungssportler usw. ist in der Regel, ebenso wie bei der *allgemeinen Krankenhauskost* für nicht diätbedürftige Patienten, eine noch weitergehende Vitaminanreicherung erforderlich (täglich 100–125 mg Vitamin C und mehr; „Große B-Zulage" S. 114).

Die Maßnahmen zur Vitaminanreicherung der Kost dürfen für den Verpflegungsteilnehmer in keiner Weise auffällig sein, um nicht Mißtrauen oder gar Ablehnung hervorzurufen (vgl. S. 135). Beim Kantinengast oder beim Restaurantbesucher kann naturgemäß nicht die gleiche Bereitwilligkeit zur Akzeptierung ungewohnter und neuartiger Zubereitungen vorausgesetzt werden wie etwa beim Diätpatienten. Bei der Unterbringung der Vitaminträger in der allgemeinen Großküchenkost, insbesondere bei der Weizenkeim- und Hefezulage, empfiehlt es sich deshalb, die durch Geschmack und Essensgepflogenheiten des Verpflegungsteilnehmers bestimmte Grenze nicht zu über-

---

[1]) Alkohol- und bohnenkaffeehaltige Zubereitungen sind für Kinder jeden Alters, Frischkornbreie für Kleinkinder unter 2 Jahren ungeeignet.

[2]) Zur Verwendung von Milch und Milchprodukten für Kinder siehe S. 119.

[3]) Hierzu gehören alle Arten von Gemeinschaftsverpflegung für Gesunde (Verpflegung durch Werksküchen, Restaurant- oder Hotelküchen, Volksküchen, Truppenküchen, Küchen von Internaten, Ordensgemeinschaften, Altersheimen, Sport- und Jugendlagern, Waisenhäusern, Gefangenenanstalten usw.), ferner die allgemeine Krankenhauskost für nicht diätbedürftige Kranke (sog. Hauptküchenkost, Vollkost, Normalkost, I. Form o. ä.) und die Krankenhauspersonalkost.

[4]) Das Werksküchenmittagessen soll auch deshalb möglichst vitaminreich sein, weil bei bloßer Mittagsverpflegung der Verpflegungsteilnehmer bekanntlich meist bestrebt ist, sich an der Mittagsmahlzeit gründlich satt zu essen, um so den eigenen Haushalt durch Vereinfachung und Verbilligung der häuslichen Verpflegung zu entlasten (SCHEUNERT; BOLLER).

schreiten und alle Zusätze der gewohnten Kostaufmachung weitestmöglich anzupassen. Das läßt sich am leichtesten erreichen durch einfaches *Untermischen von Keimlingen und Trockenhefe zu Fleisch- und Gemüsegerichten, Suppen, Saucen, Aufläufen u. ä.*, die diese meist in ausreichenden Mengen aufzunehmen vermögen (S. 120 f.). Die Unterbringung von genügend C-haltigen Frischvegetabilien in einer normalen Vollkost stellt ohnehin kein ernsthaftes Problem dar (S.119f.), zumal *Rohkostzulagen* in verschiedener Form meist schon durchaus küchenüblich sind.

Meist wird man so durch geeignete Rohkostzulagen und eine Keimlings- und Hefeanreicherung herkömmlicher Gerichte den Vitamingehalt der normalen Vollkost ohne besondere Schwierigkeiten auf die wünschenswerte Höhe bringen können. Wo es angebracht erscheint, vor allem wenn eine weitergehende Vitaminanreicherung der Kost erforderlich ist (Hochleistungskost für Schwerstarbeiter usw.[1]) Krankenhauskost für nicht diätbedürftige Patienten) läßt sich daneben auch ein großer Teil der *speziellen Zusatzgerichte* (Tab. 54, S. 123) sehr vorteilhaft für die allgemeine Großküchenverpflegung benutzen.

Eine warme Fruchtsuppe oder ein Frischkornbrei zum Frühstück, ein Gemüserohsalat, eine pikante Suppe, ein pikanter Schrotbrei oder Schrotauflauf zum Mittag- oder Abendessen, eine Quarkspeise oder Bierhefesuppe zum Nachtisch gereicht, können auch hinsichtlich des Genußwertes eine wesentliche Bereicherung der Gemeinschaftskost darstellen, wenn sie schmackhaft und abwechslungsreich zubereitet werden. Das gleiche gilt für die Milchmischgetränke, die sich in sehr vielfältiger Weise attraktiv herrichten und zu praktisch jeder Mahlzeit anbieten lassen. Spezielle Zusatzgerichte dieser Art sind jedoch mit Sorgfalt auszuwählen, denn nicht jede keimlings- oder hefehaltige Zubereitung, die vom Krankenhauspatienten ohne weiteres genommen wird, ist ebenso auch für die Werksverpflegung oder das Restaurantessen geeignet. Hier immer das Richtige zu treffen, erfordert vom Personal der allgemeinen Großküche nicht weniger Geschicklichkeit und Phantasie als von der Diätassistentin in der Diätküche.

Rein küchentechnisch sind die meisten Maßnahmen zur Vitaminanreicherung in grundsätzlich gleicher Weise auch auf die *Gaststättenverpflegung* anwendbar. Dennoch erscheint eine wirkungsvolle Vitaminaufwertung gerade hier, wo sie am meisten vonnöten wäre[2]), bisher am wenigsten realisierbar.

---

[1]) Die Erzielung höchster körperlicher Leistungsfähigkeit hat ein besonders reichliches Vitaminangebot mit der Nahrung zur Voraussetzung (MATTHES; BRUNNER; HOLTINK; DROESE; ZIMMERMANN; FRANKE u. v. a.; vgl. WINTER). Für jede Art von Hochleistungskost ist deshalb die reichliche Verwendung von Milch und Milchprodukten (Quark, Sauermilchen), C-vitaminreichen Frischvegetabilien (Rohobst, Rohgemüse, Rohsäfte), konzentrierten B-Vitaminträgern (Vollkornerzeugnisse, Weizenkeime, Trockenhefe), ferner auch von Trägern essentieller Fettsäuren (S.114f.), zu fordern. Die speziellen Zusatzgerichte (Milchmischgetränke, Fruchtsuppen, Schrotbreie, Frischkornbreie usw.) sind wertvolle Hilfen bei der Gestaltung einer derartigen Kost.

[2]) Für den Sachkenner kann es keinem Zweifel unterliegen, daß die größten Vitaminverluste in der Regel in der Hotel- und Restaurantküche zu finden sind, bedingt durch die Eigenart dieser Betriebe (Notwendigkeit des häufigeren Aufwärmens, des langen Warmhaltens der Speisen usw.; vgl. S. 63, 66f.). Dazu kommt, daß das Gaststättenessen meist schon von vornherein besonders arm ist an den hauptsächlichen Trägern wasserlöslicher Vitamine (Grobgemüse, Rohkost, Vollkornerzeugnisse, Milch usw.).

Es sind weniger Gesichtspunkte der preislichen Kalkulation – diese stellen praktisch kein Hindernis dar (s. u.) –, als vielmehr Unkenntnis und die hier besonders ausgeprägte Tendenz zum Beharren beim Althergebrachten, die der Übernahme geeigneter Methoden der Vitaminanreicherung durch die Hotel- und Restaurantküche entgegenstehen. Andrerseits wäre wahrscheinlich ein großer Teil der Gaststättenbesucher Neuerungen dieser Art gegenüber durchaus aufgeschlossen, wie die Popularität von sog. Reformgaststätten, Milchbars und ähnlichen Einrichtungen in den Großstädten vermuten läßt. Sicherlich wird noch eine umfangreiche Aufklärungsarbeit zu leisten sein, bis sich die Erkenntnisse der neuzeitlichen Ernährungslehre auch auf den Vitamingehalt des Gaststättenessens auszuwirken beginnen.

XIV. Die Vitaminanreicherung der Haushaltskost

Auch in der Haushaltsküche sind es in erster Linie die verschiedenen Formen der *Diätkost*, die – aus den gleichen Gründen wie die Krankenhausdiät (S. 73 f.) – einer Vitaminanreicherung bedürfen. In Anbetracht der unzureichenden B- und C-Vitaminversorgung eines größeren Teils der haushaltsverpflegten Normalbevölkerung (S. 48 f., 52 f.) ist darüber hinaus auch bei der *häuslichen Vollkost* in vielen Fällen eine Vitaminaufwertung am Platze. In der entsprechenden Belehrung und Anleitung der Hausfrauen liegt noch ein reiches Betätigungsfeld für Diätberatung und Ernährungsaufklärung [1]).

Die Unterbringung der Vitaminträger in der Haushaltskost erfolgt küchentechnisch in prinzipiell gleicher Weise wie bei der Krankenhaus- und Großküchenverpflegung. Neben der *Anreicherung der herkömmlichen Gerichte* mit Weizenkeimen, Trockenhefe usw. (S. 119 f.) bedient man sich auch hier vorteilhaft *spezieller Zusatzgerichte* (Tab. 54, S. 123), welche die vitaminreichen Vegetabilien in größerer Menge aufzunehmen vermögen. Dabei wird man in der Regel die einfacheren, d. h. ohne elektrisches Zerschlagwerk u. ä. nur mit den Mitteln der einfachen Haushaltsküche (Handsaftpresse, BIRCHER-Reibe, Wiegemesser, Nußmühle, Schneebesen, Quirl, Schüttelbecher usw.) herstellbaren Rezepturen bevorzugen [2]); auch unter diesen ist die Auswahl so groß, daß die Hausfrau für jeden Fall ohne Schwierigkeiten eine geeignete Zubereitung finden wird.

XV. Die Wirtschaftlichkeit der Kostanreicherung mit natürlichen Vitaminträgern

Die Anreicherung der Kost mit natürlichen Vitaminträgern erfordert, wenn sie entsprechend gehandhabt wird, *keinen stärker ins Gewicht fallenden finanziellen Mehrbedarf*. Voraussetzung einer möglichst kostenarmen Gestaltung

---

[1]) Siehe hierzu die für die Hausfrau bestimmte Anleitung mit Rezeptbeispielen: F. HEEPE, „Vitaminfibel für Kranke und Gesunde" (erscheint im Verlag Dr. Dietrich Steinkopff, Darmstadt).
[2]) Ein großer Teil der Milchmischgetränke, Fruchtsuppen und pikanten Suppen sowie sämtliche Bierhefesuppen, Schrotbreie, Schrotaufläufe, Frischkornbreie, Quarkspeisen, Rohkostsalate und Rohsaftgetränke lassen sich ohne weiteres auch in der Haushaltsküche herstellen.

XV. Wirtschaftlichkeit der Kostanreicherung mit natürlichen Vitaminträgern

Tabelle 76
Die vergleichsweise preisliche Wertigkeit der wichtigsten C-Vitaminträger im Frühjahr, (Großküchenpreise März, Juni, September, Dezember 1958)[1]

März		Juni	
45 g Spinat	1 Pfg.	20 g Kohlrabikraut	1 Pfg.
50 g Weißkohl	1 Pfg.	100 g Stachelbeeren	2 Pfg.
70 g Steckrübe	1 Pfg.	18 g schwarze Johannisbeeren	2 Pfg.
25 g Rosenkohl	2 Pfg.	55 g rote Johannisbeeren	4 Pfg.
65 g Wirsing	3 Pfg.	85 g Mangold	4 Pfg.
65 g Feldsalat	4 Pfg.	65 g Rotkohl	4 Pfg.
65 g Rotkohl	4 Pfg.	65 g Wirsing	4 Pfg.
85 g Mangold	4 Pfg.	50 g Weißkohl	4 Pfg.
45 g Apfelsine	7 Pfg.	35 g Blumenkohl	4 Pfg.
50 g Zitrone	8 Pfg.	45 g Spinat	5 Pfg.
35 g Blumenkohl	8 Pfg.	40 g Erdbeeren	5 Pfg.
100 g Tomate	8 Pfg.	50 g Kohlrabi (Knolle)	6 Pfg.
13 g Petersilie	8 Pfg.	45 g Apfelsine	7 Pfg.
170 g Sauerkraut	8 Pfg.	100 g Tomate	7 Pfg.
85 g Mandarine	13 Pfg.	13 g Petersilie	7 Pfg.
100 g Radieschen	13 Pfg.	50 g Zitrone	8 Pfg.
65 g Pampelmuse	15 Pfg.	170 g Sauerkraut	8 Pfg.
50 g Kohlrabi (Knolle)	16 Pfg.	85 g Mandarine	13 Pfg.
40 g Schnittlauch	17 Pfg.	40 g Schnittlauch	17 Pfg.
100 g Ananas	86 Pfg.	100 g Radieschen	18 Pfg.
250 g Kopfsalat	100 Pfg.	65 g Pampelmuse	21 Pfg.
		105 g Himbeeren	23 Pfg.
		250 g Kopfsalat	30 Pfg.
		210 g Heidelbeeren	41 Pfg.
		340 g Süßkirschen	61 Pfg.
		100 g Ananas	86 Pfg.

des Vitaminzusatzes ist nur, daß die hierfür zur Verwendung kommenden vegetabilischen Erzeugnisse nicht, wie sonst beim Einkauf üblich, allein nach ihrem Preis pro Gewichtsmenge, sondern nach ihrem *Preis pro enthaltener Vitaminmenge* ausgewählt werden.

Das ganze Jahr über stehen genügend billige *C-Vitaminquellen* in reichlicher Auswahl zur Verfügung, die *für nur wenige Pfennige den Tagesbedarf des Erwachsenen* an diesem Wirkstoff zu decken vermögen (Tab. 76; vgl. S. 87 f.). Insbesondere die *Kohlgemüse* (Weißkohl, Rotkohl, Grünkohl usw.) sind außerordentlich preiswerte, für Rohkostgerichte[2] hervorragend verwendbare C-Vitaminträger (S. 89); sie rangieren als solche weit vor Apfelsine und Zitrone[3]. Der in den Großküchen und Restaurants so beliebte Kopfsalat da-

---
[1] Unter Berücksichtigung des durchschnittlichen Mengenverlustes durch Abfall.
[2] Es trifft nicht zu, daß die Gemüserohkost an sich teurer sei als das entsprechende Gemüse in gekochter Form; auf Grund des größeren Sättigungswertes der Rohgemüsegerichte benötigt man hiervon in der Regel sogar geringere Mengen als vom hitzezubereiteten Gemüse.
[3] Auch am Abfall läßt sich oftmals noch sparen. So weisen die Blätter des Kohlrabis, die bei der Verwertung der Kohlrabiknollen meist verworfen werden, einen wesentlich höheren C-Vitamingehalt auf als die Knolle und besitzen bei geeigneter Zubereitung gleich gute Geschmacksqualitäten. Ähnliches gilt für die Blätter des

XV. Wirtschaftlichkeit der Kostanreicherung mit natürlichen Vitaminträgern

zu Tabelle 76
Sommer, Herbst und Winter, bezogen auf einen Gehalt von jeweils 25 mg Vitamin C

September		Dezember	
20 g Kohlrabikraut	1 Pfg.	25 g Rosenkohl	1 Pfg.
50 g Weißkohl	1 Pfg.	30 g Grünkohl	1 Pfg.
25 g Rosenkohl	2 Pfg.	50 g Weißkohl	1 Pfg.
65 g Rotkohl	3 Pfg.	70 g Steckrübe	1 Pfg.
65 g Wirsing	4 Pfg.	50 g Kohlrabi (Knolle)	2 Pfg.
45 g Spinat	4 Pfg.	65 g Rotkohl	3 Pfg.
85 g Mangold	4 Pfg.	65 g Wirsing	3 Pfg.
35 g Blumenkohl	5 Pfg.	65 g Feldsalat	4 Pfg.
50 g Kohlrabi (Knolle)	6 Pfg.	45 g Spinat	4 Pfg.
45 g Apfelsine	7 Pfg.	45 g Apfelsine	7 Pfg.
13 g Petersilie	7 Pfg.	13 g Petersilie	7 Pfg.
50 g Zitrone	8 Pfg.	50 g Zitrone	8 Pfg.
170 g Sauerkraut	8 Pfg.	170 g Sauerkraut	8 Pfg.
100 g Tomate	9 Pfg.	35 g Blumenkohl	8 Pfg.
100 g Rettich	10 Pfg.	100 g Rettich	10 Pfg.
85 g Mandarine	13 Pfg.	100 g Tomate	12 Pfg.
40 g Schnittlauch	17 Pfg.	85 g Mandarine	13 Pfg.
100 g Radieschen	18 Pfg.	65 g Pampelmuse	17 Pfg.
65 g Pampelmuse	19 Pfg.	250 g Kopfsalat	38 Pfg.
100 g Brombeeren	22 Pfg.	100 g Ananas	86 Pfg.
250 g Kopfsalat	29 Pfg.		
315 g Pfirsich	49 Pfg.		
100 g Ananas	86 Pfg.		

gegen gehört während des ganzen Jahres zu den kostspieligsten C-Lieferanten, die es gibt; auch Endivie, Gurke und Apfel sind im Verhältnis zu ihrem Vitamingehalt (Tab. 33, S. 89) sehr teuer. Auch die käuflichen Obstsäfte sind als Vitaminträger von sehr unterschiedlicher Preiswertigkeit (Tab. 77, S. 170); während z. B. die Zitrussäfte als relativ preisgünstig gelten können, sind Apfel- und Traubensaft als C-Vitaminquelle höchst unrationell. Im Durchschnitt ist die C-Vitaminzufuhr in Form der käuflichen Säfte viel unwirtschaftlicher als in Form von Frischobst oder Frischgemüse.

Auch die *B-Vitaminanreicherung* der Kost erfordert *nur wenige Pfennige pro Tag*.

Die wünschenswerte Tageszufuhr des Erwachsenen an Vitamin B_1 (1,5 mg) läßt sich mit Torula-Trockenhefe (10 g Waldhofhefeflocken) für 2,5 Pfennige, mit stabilisierten Weizenkeimen (15 g Keimdiät „Keime-W") für 2 Pfennige und in Form von unbehandelten Mühlenweizenkeimen (15 g) für nur 1,2 Pfennige decken[1]); neben Vitamin B_1 wird mit den genannten Hefe- und Weizenkeimmengen ein mehr oder weniger großes Quantum an den übrigen B-Vitaminen zugeführt. Gemessen am B_1-Gehalt sind Weizenkeime der preis-

---

Blumenkohls. Auch bei den Zitrusfrüchten kann man, wenn diese chemisch unbehandelt sind, die sehr vitaminreiche Schale vorteilhaft mitverwenden (S. 92 f.).
[1]) Großküchenpreise Januar 1959.

170 XV. *Wirtschaftlichkeit der Kostanreicherung mit natürlichen Vitaminträgern*

Tabelle 77
Die vergleichsweise preisliche Wertigkeit der wichtigsten Obstsäfte
(Einzelhandelspreise Januar 1959)

25 mg Vitamin C kosten in Form käuflichen Saftes:	DM
70 ccm Apfelsinensaft in Dosen	0,11
13 ccm Sanddornsaft, gezuckert	0,12
35 ccm Johannisbeersaft, schwarz-rot	0,13
85 ccm Pampelmusensaft in Dosen	0,14
7 ccm Sanddornsaft, herb	0,17
70 ccm Zitronensaft in Dosen	0,21
35 ccm Hagebuttentrank	0,36
275 ccm Ananassaft in Dosen	0,38
210 ccm Himbeersirup	0,60
105 ccm Holundersaft (Holdertrank)	1,00
2500 ccm Apfelsaft	2,50
1250 ccm Traubensaft	3,03

Tabelle 78
*Die vergleichsweise preisliche Wertigkeit der wichtigsten B-Vitaminträger,
gemessen am B_1-Gehalt*

Zum Preise von 5 Pfennig[1]) sind erhältlich:	Enthaltene B_1-Menge	
	absolut	bezogen auf die wünschenswerte exogene Tageszufuhr für den Erwachsenen
65 g Unbehandelte Mühlenweizenkeime	6,5 mg	4,3 fach
40 g Stabilisierte Weizenkeime (Keimdiät „Keime-W")	4,0 mg	2,7 fach
20 g Torula-Trockenhefe (Waldhof-Hefeflocken)	3,0 mg	2,0 fach
9 g Brauerei-Trockenhefe (Cenovis-Vitamin-Bierhefe)	1,8 mg	1,2 fach
40 g Bäckereipreßhefe	0,4 mg	0,25fach

günstigste B-Vitaminträger (Tab. 78)[2]), gemessen an den übrigen Faktoren des B-Komplexes ist die Torula-Trockenhefe die billigste Quelle (Tab. 79)[3]). Die Weizenkeime wiederum haben den Vorzug des Reichtums an Vitamin E

---

[1]) Großküchenpreise Januar 1959.
[2]) Wenn von einer Brauerei frische, *halbflüssige Brauereihefe* (S. 110f.), wie das häufig der Fall ist, kostenlos bezogen werden kann, stellt diese natürlich die billigste B-Vitaminquelle dar; aus geschmacklichen Gründen läßt sie sich allerdings nur für eine beschränkte Anzahl von Zubereitungen verwenden (S. 122).
[3]) Nikotinsäureamid und Vitamin B_6 lassen sich sehr billig auch in Form von *Weizenkleie* (S. 101) zuführen; 40 g Kleie (Preis 1 Pfennig) enthalten den exogenen Tagesbedarf des Erwachsenen an beiden Vitaminen.

XV. Wirtschaftlichkeit der Kostanreicherung mit natürlichen Vitaminträgern

Tabelle 79
Der vergleichsweise Vitamingehalt von unbehandelten Mühlenweizenkeimen und Torula-Trockenhefe im Einkaufswert von jeweils 5 Pfennig

	Unbehandelte Mühlenweizenkeime (65 g für 5 Pfg.)[1] Vitamingehalt		Torula-Trockenhefe (20 g für 5 Pfg.)[1] Vitamingehalt	
	absolut	bezogen auf die wünschenswerte exogene Tageszufuhr für den Erwachsenen	absolut	bezogen auf die wünschenswerte exogene Tageszufuhr für den Erwachsenen
Vitamin B_1	6,5 mg	4,3fach	3,0 mg	2 fach
Vitamin B_2	0,5 mg	0,3fach	2,0 mg	1,1fach
Nikotinsäureamid	2,5 mg	0,5fach	8,0 mg	1,6fach
Vitamin B_6	0,4 mg	0,4fach	0,6 mg	0,6fach
Pantothensäure	0,6 mg	0,3fach	1,0 mg	0,5fach
Folsäure	0,4 mg	2 fach	0,6 mg	3 fach
Vitamin E	15,6 mg	1,5fach	—	—

(S. 99), welches in der Hefe praktisch vollkommen fehlt. In praxi ist es deshalb auch aus Gründen der Wirtschaftlichkeit am zweckmäßigsten, *Weizenkeime und Trockenhefe nebeneinander als Kostzusatz* zu verwenden[2].

In Form der vor allem für die Krankenkost bestimmten „*Großen B-Zulage*" (S. 114) erhält man für den Betrag von *7 Pfennigen* mindestens den vollen Tagesbedarf[3] des Erwachsenen an den Vitaminen B_1, B_2, Nikotinsäureamid und E sowie den größeren Teil des B_6-, Pantothensäure- und Folsäurebedarfs (Tab. 80, S. 172). Für die allgemeine Großküchenverpflegung dürfte in der Regel, wie schon dargelegt wurde (S. 114, 165), die Hälfte dieser Keimlings- und Hefemenge (= „*Kleine B-Zulage*", S. 114) ausreichend sein, so daß in diesem Fall für die B-Vitaminaufwertung der Kost nur 3½ Pfennige pro Tag aufzuwenden sind.

Die für die speziellen Zubereitungen (Milchmischgetränke, Fruchtsuppen usw.) erforderlichen *sonstigen Aufwendungen* (Milch, Quark, Schrot, Zucker usw.) bringen praktisch *keine zusätzliche Mehrbelastung* mit sich. In der Regel machen sich die Zusatzgerichte allein durch den Nähr- und Sättigungswert (Eiweiß-, Fett-, Kohlenhydrat- und Mineralgehalt) des jeweiligen Grundrezepts bezahlt. Die in diesen enthaltenen Milchprodukte ermöglichen zudem in vorteilhafter Weise Einsparungen an dem wesentlich teureren Fleisch-

---

[1] Großküchenpreise Januar 1959.
[2] *Bäckereihefe* ist im Verhältnis zu ihrem B-Vitamingehalt am teuersten (vgl. Tab. 78); man wird sie deshalb vornehmlich für solche Zubereitungen benutzen, wo sie in geschmacklicher Hinsicht gegenüber den anderen B-Trägern Vorteile bringt (S. 109, 111).
[3] Siehe Fußnote 2, S. 114.

Tabelle 80

Vitamingehalt der „Großen B-Zulage" (40 g unbehandelte Mühlenweizenkeime + 15 g Torula-Trockenhefe; S. 114) im Einkaufswert von zusammen 7 Pfennigen [1])

	Vitamingehalt	
	absolut	bezogen auf die wünschenswerte exogene Tageszufuhr für den Erwachsenen
Vitamin B_1	6,3 mg	4,2fach
Vitamin B_2	1,8 mg	1 fach
Nikotinsäureamid	7,6 mg	1,5fach
Vitamin B_6	0,8 mg	0,8fach
Pantothensäure	1,2 mg	0,6fach
Folsäure	0,8 mg	0,8fach[2])
Vitamin E	10 mg	1 fach

eiweiß[3]). Auch der Eiweiß- und Kaloriengehalt der Vitaminträger (Hefe[4]), Weizenkeime) selbst kommt natürlich der Gesamtbilanz zugute.

Ein geringer Mehraufwand ist für die Kostanreicherung mit natürlichen Vitaminträgern natürlich unumgänglich; er umfaßt jedoch nur geringe Pfennigbeträge und hält sich damit in durchaus realisierbaren Grenzen. Die Kosten der Vitaminanreicherung stehen in keinem Verhältnis zu den Ausgaben für Fleisch, Fett und manche ernährungsphysiologisch sehr viel weniger wertvolle Aufwendung der Küche. *Im Grunde ist die Vitaminaufwertung der Nahrung kein finanzielles Problem, sondern nur eine Frage der planvollen, auch den biologischen Belangen gerecht werdenden Kostgestaltung.*

---

[1]) Großküchenpreis Januar 1959. Bei Verwendung stabilisierter Weizenkeime (Keimdiät „Keime-W") anstelle der unbehandelten Mühlenweizenkeime beläuft sich der Einkaufswert auf zusammen 9 Pfennige.
[2]) Auf den „wahren", d. h. den Gesamtbedarf bezogen, da normalerweise ein exogener Bedarf nicht besteht.
[3]) Milch- und Fleischeiweiß sind in ihrer biologischen Wertigkeit gleichwertig. 35 g tierisches Eiweiß (Tagesbedarf eines Erwachsenen bei sitzender Tätigkeit) kosten in Form von

Magermilch	0,16 DM	Fischfilet (Kabeljau)	0,35 DM
Buttermilch	0,16 DM	Rindfleisch, Schweinefleisch	1,00 DM
Quark	0,19 DM		
Vollmilch	0,36 DM		

(Großküchenpreise Münster/Westf., Januar 1959)
[4]) 20 g Trockenhefe enthalten die gleiche Eiweißmenge wie 50 g Rindfleisch.

XVI. Rezeptteil

Die nachfolgend aufgeführten Rezeptbeispiele stellen eine Auswahl von Vorschriften dar, die sich während jahrelanger Anwendung in der Diätlehrküche der Medizinischen Universitäts-Klinik Münster bewährt haben. Jedes Rezept läßt sich in vielerlei Hinsicht abwandeln und den verschiedensten Bedürfnissen anpassen. Binnen kurzem werden Diätassistentin und Köchin die den jeweiligen Bedingungen am besten entsprechenden Zubereitungen herausgefunden haben.

Die Werte für den Nährstoffgehalt, deren Angabe den Einbau der Rezepturen in feste Kostpläne und die Zusammenstellung geeigneter Kombinationen erleichtern soll, wurden rechnerisch ermittelt. Als Berechnungsgrundlage dienten, soweit bisher verfügbar, die Mittelwerte der im Schrifttum niedergelegten neueren Bestimmungen verschiedener Autoren, im übrigen die bekannten einschlägigen Analysensammlungen von STEPP et al.; RAUEN; FLASCHENTRÄGER u. LEHNARTZ; GEIGY sowie SCHALL.

Die Berechnung des Vitamingehalts erstreckt sich nur auf diejenigen der hier vornehmlich interessierenden wasserlöslichen Vitamine (S. 73 f.), für welche umfassendere und genügend genaue Analysenwerte vorliegen (Vitamin B_1, B_2, Nikotinsäureamid[1]) und C). In Anbetracht der großen Schwankungsbreite des Vitamingehalts aller vegetabilischen Nahrungsmittel[2]) und des Variierens gewisser äußerer Einwirkungen (Vitaminverlust durch Lagerung, küchenmäßige Vor- und Zubereitung usw.)[3]) kann es sich bei den Angaben der Vitaminwerte, die jeweils für das frisch bereitete Gericht gelten, nur um relativ grobe Annäherungswerte handeln. Für die Abschätzung der Wertigkeit der einzelnen Zubereitungen in der Praxis dürften diese in der Regel jedoch ausreichen.

Die Gewichtsmengen für Obst, Gemüse, Nüsse usw. sind als Nettogewicht zu verstehen. Den Mengenangaben in Löffelmaßen, die sich – wenn nicht anders angegeben – stets auf den voll gehäuften Eßlöffel, Kinderlöffel oder Teelöffel beziehen, entsprechen bei den verschiedenen B-Vitaminträgern folgende Gewichte in Gramm:

Stabilisierte Weizenkeime (Keimdiät „Keime-W")   1 Eßlöffel   = 20 g
    1 Kinderlöffel = 15 g
    1 Teelöffel   = 7 g

Unbehandelte Mühlenweizenkeime[4])   1 Eßlöffel   = 15 g
    1 Kinderlöffel = 10 g
    1 Teelöffel   = 5 g

---

[1]) Wird der Bedarf an den hier angeführten Vitaminen B_1, B_2 und Nikotinsäureamid durch Keimlings- und Hefezusätze gedeckt, kann in der Regel auch mit einer ausreichenden Zufuhr der übrigen Vitamine des B-Komplexes (außer Vitamin B_{12}, vgl. S. 21, 87) gerechnet werden.

[2]) Vgl. die Fußnoten zu Tab. 32 (S. 88) und 44 (S. 105).

[3]) Um den bei der küchenmäßigen Verarbeitung entstehenden Vitaminverlusten (S. 58 f.) Rechnung zu tragen, wurden bei der Berechnung des Vitamingehalts der einzelnen Zubereitungen die folgenden Vitaminmengen in Abzug gebracht:
Vitamin C: Schrotaufläufe 75%, Schrotbreie und pikante Suppen 50%, alle übrigen Zubereitungen 20% vom C-Gehalt des Gesamtrezepts.
Vitamin B_1: Schrotaufläufe 30% vom B_1-Gehalt des Gesamtrezepts, Schrotbreie 25% vom B_1-Gehalt des Schrotanteils.

[4]) Die gleichen Gewichtsmengen gelten für Leinsamenschrot.

Weizenkeimpräparat „Dr. Grandels Säuglingsnahrung"	1 Eßlöffel	= 10 g
	1 Kinderlöffel	= 7 g
	1 Teelöffel	= 3 g
Weizenkleie	1 Eßlöffel	= 10 g
	1 Kinderlöffel	= 7 g
	1 Teelöffel	= 3 g
Weizenvollkornschrot	1 Eßlöffel	= 12 g
	1 Kinderlöffel	= 8 g
	1 Teelöffel	= 4 g
Trockenhefe	1 Eßlöffel	= 5 g
	1 Kinderlöffel	= 4 g
	1 Teelöffel	= 2 g

Als durchschnittliche Portionsgröße sind für Suppen, Milchmisch- und Rohsaftgetränke 0,2–0,3 l, für Quarkspeisen 150–200 g, für Rohkostsalate 200 g, für Schrotbreie, Schrotaufläufe und Frischkornbreie 200–250 g zu veranschlagen.

1. Milchmischgetränke

Vorbemerkungen zur Herstellung

Das sorgfältig gereinigte, gegebenenfalls entkernte oder entschalte Rohobst und Rohgemüse wird im Mixbecher bei hoher Tourenzahl (Starmix: Stärke III) durchgeschlagen. Sodann werden die weiteren im Rezept angegebenen Zutaten (Zucker, Honig, Nüsse usw.) mit der Milch und den sonstigen flüssigen Zusätzen (Sahne, Buttermilch, Rohsäfte usw.) hinzugegeben und mit geringerer Tourenzahl (Starmix: Stärke II) durchmischt. Als letztes erfolgt der Zusatz des Hefegetränks (S. 175 f.) bzw. der Trockenhefe oder der Weizenkeime, wobei mit langsamer Tourenzahl noch einmal ganz kurz durchgeschlagen wird. Im Hinblick auf mögliche Unterschiede in der Beschaffenheit des Obstes (Reife-, Säuregrad usw.) und anderer Zutaten sowie in der Geschmacksstärke der Hefe empfiehlt es sich, jedes Getränk zum Schluß auf Aroma und Süße abzuschmecken[1]. Das Milchmischgetränk ist damit für die Darreichung fertig.

Die Zerkleinerung der festen Rezeptbestandteile kann anstelle des Elektromixers auch in anderer geeigneter Weise erfolgen (Reiben, feines Wiegen usw.); grundsätzlich soll sie möglichst behutsam vorgenommen werden. Unnötig langes und starkes Zerkleinern und Durchmischen im Mixgerät ist, da es den C-Vitaminverlust erhöht, zu vermeiden. Der Mixbecher ist möglichst voll zu füllen, um den Sauerstoffzutritt (C-Vitaminverlust!) möglichst gering zu halten. Zum Schlagen und Durchmischen der Milchmischgetränke können je nach zu bewältigender Menge auch Schüttelbecher, Schaumbesen oder Holzquirle, mechanisch betriebene Doppelquirle oder größere Schlag- und Rührwerke benutzt werden.

Das fertige Milchmischgetränk ist baldmöglichst zum Verzehr zu bringen. Längeres Aufbewahren führt zu stärkeren Vitaminverlusten und geschmacklichen Veränderungen. Ist eine Aufbewahrung ausnahmsweise einmal nicht zu umgehen, so hat

---

[1] Dabei ist zu beachten, daß schon geringfügige Abwandlungen die Aufnahmefähigkeit eines Rezepts für den Hefe- oder Weizenkeimzusatz erheblich herabsetzen können.

sie unbedingt im Eisschrank zu erfolgen. Mit Weizenkeimen angereicherte Getränke lassen nach 1–2stündigem Stehenlassen oftmals einen bitteren Beigeschmack spürbar werden. Auch der Hefegeschmack tritt mit der Zeit deutlicher hervor. In den Krankenhäusern, wo auf Station gewisse Verzögerungen bei der Verteilung des Milchmischgetränks nicht ganz zu vermeiden sind, hat es sich bewährt, die Weizenkeime von der Diätküche gesondert neben dem Milchgetränk ausgeben zu lassen; erst in der Stationsküche wird dann unmittelbar vor der Ausgabe an die Kranken das Milchgetränk mit den Keimlingen durchmischt.

Milchmischgetränke, welche Mayonnaise oder Backobst enthalten, auch Aletosal-Getränke mit Zitronensaftzusatz, dicken mit der Zeit nach; viele Milchmischgetränke setzen sich beim Stehenlassen unter Schichtbildung ab. Der Geschmackswert bleibt dabei unbeeinträchtigt; kräftiges Umrühren vor der Darreichung des Getränks ist jedoch empfehlenswert.

Für den *Weizenkeimzusatz* zu Milchmischgetränken kommen ausschließlich stabilisierte Keimlingspräparate in Frage (S. 100). Unbehandelte Mühlenweizenkeime, welche für die Bereitung von Schrotbreien und -aufläufen gut geeignet sind, werden wegen ihres durchdringenden Geschmacks für Milchgetränke zweckmäßigerweise nicht verwendet.

Für den *Trockenhefezusatz* ist der Torula-Trockenhefe (S. 109 f.) der Vorzug zu geben; Brauereitrockenhefe läßt sich zwar in einem Teil, insbesondere der fettreichen Milchmischgetränke, ebenfalls ausreichend unterbringen, schmeckt im allgemeinen jedoch stärker durch als die Torula-Trockenhefe.

Herstellung der Hefegetränke

Hefegetränk aus Bäckereihefe. 12 g Bäckereipreßhefe werden mit 3 g Zucker (= gut ½ Teelöffel) in 20 ccm Wasser (= 1 ½ Eßlöffel) aufgeschwemmt und in einem Tassenkopf für etwa 15 Minuten an einem warmen Ort (etwa 25° C, am zweckmäßigsten Herd- oder Ofennähe) belassen. Sodann wird eine Mehlabkochung von 10 g Weizenmehl und 0,2 l Wasser bereitet. Dieser wird nach dem Abkühlenlassen auf Zimmertemperatur die Hefeaufschwemmung zugesetzt und das Gemisch zur Reifung sodann wieder in die Wärme (25° C, Herd- oder Ofennähe, Gärraum) gebracht. Infolge des rapide einsetzenden Hefewachstums kommt es zu starker Volumenvermehrung (sog. „Aufgehen" der Hefe). Der Abschluß der Reifung, welche in der Regel etwa 20 Minuten erfordert, ist kenntlich an dem Aufhören der weiteren Vermehrung. Der Hefeansatz wird darauf kurz aufgekocht und zum Abkühlenlassen in ein Glas- oder Porzellangefäß gegeben. Schließlich wird 1 Eßlöffel Hopfenaufguß (1 l siedendes Wasser auf 4 Eßlöffel = 10 g Hopfenblüten, 20 Minuten ziehenlassen) hinzugegeben. Damit ist das Hefegetränk, welches einen angenehm-säuerlichen Geschmack aufweisen soll, gebrauchsfertig. Es ist kühl aufzubewahren und spätestens innerhalb von 48 Stunden zu verbrauchen.

Zur Herstellung eines konzentrierteren Hefegetränks geht man von 25 g frischer Bäckereipreßhefe aus und schwemmt diese mit etwa 6 g Zucker (= gut 1 Teelöffel) in etwa 40 ccm Wasser auf. Die weitere Verarbeitung erfolgt wie vorstehend angegeben.

Hefegetränk aus Brauereihefe. Zu einer Mehlabkochung aus 10 g Weizenmehl und 0,1 l Wasser gibt man nach dem Abkühlenlassen und unter gutem Vermischen 100 ccm frischer lebender halbflüssiger Brauereihefe (S. 110 f.)[1]. Die weitere Ver-

---

[1]) Die halbflüssige Brauereihefe ist im Kühlschrank etwa eine Woche haltbar.

arbeitung des Hefeansatzes erfolgt in der gleichen Weise, wie vorstehend für das Hefegetränk aus Bäckerhefe angegeben; lediglich der Zusatz des Hopfenaufgusses unterbleibt.

Bei den drei zur Auswahl stehenden Ansätzen für Hefegetränke aus 12 oder 25 g Bäckereipreßhefe oder 100 ccm Brauereihefe erhält man jeweils ca. 0,2 l fertiges Hefegetränk. Diese Menge wird bei den einzelnen Rezepten zugesetzt zu etwa 1 l Milchmischgetränk (d. h. auf 1 Glas Milchmischgetränk von 150 ccm kommen je 2 Eßlöffel = 30 ccm Hefegetränk). In der Diätküche empfiehlt es sich für größere Mengen eines Milchmischgetränks auch entsprechend größere Mengen Hefegetränk anzusetzen. Will man beispielsweise zu 40 l Milchmischgetränk die entsprechende Menge eines Hefegetränks (8 l) aus 25 g Bäckerhefe je 0,2 l bereiten, so geht man für den Hefeansatz aus von 1 kg Bäckereipreßhefe mit ½ Pfund Zucker, aufgeschwemmt in 1,5 l Wasser, angesetzt mit 8 l Mehlabkochung aus 400 g Weizenmehl.

a) Beschränkt fetthaltige, zuckerreiche Getränke
(Leberschonkost, Galleschonkost, Fieberkost, Aufbaukost, Mastkost, Basedowkost, Vollkost)

1. Himbeer-Milch mit Zitrone: 0,3 l Buttermilch, 0,3 l Vollmilch, 0,2 l Joghurt, 50 ccm Himbeerpreßsaft, Saft von 1 Zitrone, 40 g Zucker (= 29 g E, 18 g F, 83 g KH, 620 Kal in ca. 0,9 l)[1].

Zusätze[2]: a) Hfg. von 12 g Bä.hefe + 10 g Wzk. (→ ca. 1,5 mg B_1, 1,5 mg B_2, 3,0 mg PP, 40 mg C in 1,1 l)[3][4]
oder b) 20 g Tr.hefe + 10 g Wzk. (→ ca. 4,5 mg B_1, 3,5 mg B_2, 9,5 mg PP, 40 mg C in 0,9 l)
oder c) Hfg. von 100 ccm Br.hefe (→ ca. 3,5 mg B_1, 2,0 mg B_2, 9,0 mg PP, 40 mg C in 1,1 l; angenehmer Biergeschmack).

2. Orangen-Milch mit Sanddorn: 0,2 l Vollmilch, 0,2 l Joghurt, 50 ccm Sahne, Saft von 4 Apfelsinen, 1 Banane, 1 Eßl. gezuckerter Sanddornsaft, 15 g Zucker (= 18 g E, 29 g F, 101 g KH, 720 Kal in ca. 0,8 l).

---

[1] Der Gehalt an Eiweiß (E), Fett (F), Kohlenhydraten (KH) und Kalorien (Kal) bezieht sich auf die angegebene Menge des Grundrezepts.

[2] Hfg. = Hefegetränk (vgl. S. 175); Bä.hefe = Bäckereipreßhefe; Tr.hefe = Torula-Trockenhefe (Waldhof-Hefeflocken); Br.hefe = halbflüssige Brauereihefe; Wzk. = Weizenkeime. Die Reihenfolge der Zusätze (a, b, c usw.) entspricht dem Grad ihrer Anpassungsfähigkeit an den Geschmack des jeweiligen Grundrezepts.

[3] B_1 = Aneurin; B_2 = Laktoflavin; PP = Nikotinsäureamid (Pellagra-preventive-Faktor); C = Askorbinsäure. Die Angaben des Vitamingehalts (vgl. hierzu S. 173) gelten für das Grundrezept einschließlich des jeweiligen Zusatzes.

[4] Der Eiweiß-, Fett-, Kohlenhydrat- und Kaloriengehalt der Keimlings- und Hefezusätze wurde, da er im Vergleich zu dem des Grundrezepts nur gering und bei den einzelnen Zusätzen stets gleich ist, nicht für jedes Rezept gesondert aufgeführt; hinzuzurechnen sind:

	Eiweiß g	Fett g	Kohlenhydrate g	Kalorien
für 10 g Weizenkeime	2,5	1	4	35
10 g Trockenhefe	5	0,4	2	35
100 ccm halbflüssige Brauereihefe.....	7	0,5	2	40
25 g Bäckereipreßhefe..	4	0,3	1	25

1. Milchmischgetränke

Zusätze: *a*) 15 g Tr.hefe (→ ca. 3,0 mg B_1, 2,0 mg B_2, 7,5 mg PP, 150 mg C in 0,8 l)
oder *b*) Hfg. von 12 g Bä.hefe + 10 g Wzk. (→ ca. 1,5 mg B_1, 1,0 mg B_2, 3,5 mg PP, 150 mg C in 1 l)
oder *c*) Hfg. von 100 ccm Br.hefe (→ ca. 3,5 mg B_1, 1,5 mg B_2, 9,5 mg PP, 150 mg C in 1 l; angenehmer Biergeschmack).

3. Johannisbeer-Buttermilch mit Banane: 0,5 l Buttermilch, 0,2 l Joghurt, 50 ccm Sahne, 100 g schwarze Johannisbeeren, 1 Banane, 40 g Zucker (= 29 g E, 24 g F, 96 g KH, 720 Kal in ca. 0,9 l).
Zusätze: *a*) Hfg. von 12 g Bä.hefe + 10 g Wzk. (→ ca. 1,5 mg B_1, 1,5 mg B_2, 3,5 mg PP, 90 mg C in 1,1 l)
oder *b*) Hfg. von 100 ccm Br.hefe (→ ca. 3,5 mg B_1, 2,0 mg B_2, 9,5 mg PP, 90 mg C in 1,1 l).

4. Ananas-Milch mit Orange: 0,2 l Joghurt, 0,2 l Buttermilch, 0,1 l Sahne, 200 g Ananas, 1 Apfelsine, 30 g Zucker (= 19 g E, 37 g F, 83 g KH, 740 Kal in ca. 0,8 l).
Zusätze: *a*) Hfg. von 25 g Bä.hefe (→ ca. 0,6 mg B_1, 1,5 mg B_2, 5,0 mg PP, 90 mg C in 1,0 l)
oder *b*) Hfg. von 12 g Bä.hefe + 10 g Wzk. (→ ca. 1,5 mg B_1, 1,1 mg B_2, 3,0 mg PP, 90 mg C in 1,0 l)
oder *c*) 20 g Tr.hefe + 10 g Wzk. (→ ca. 4,5 mg B_1, 3,0 mg B_2, 9,5 mg PP, 90 mg C in 0,8 l).

5. Erdbeer-Joghurt mit Apfel: 0,4 l Joghurt, 0,2 l Vollmilch, 50 ccm Sahne, 200 g Erdbeeren, 1 Apfel, Saft von 1 Zitrone, 30 g Zucker (= 24 g E, 35 g F, 86 g KH, 780 Kal in ca. 1 l).
Zusätze: *a*) 20 g Wzk. (→ ca. 2,5 mg B_1, 1,0 mg B_2, 2,0 mg PP, 130 mg C in 1 l)
oder *b*) Hfg. von 12 g Bä.hefe + 10 g Wzk. (→ ca. 1,5 mg B_1, 1,1 mg B_2, 3,5 mg PP, 130 mg C in 1,2 l)
oder *c*) 20 g Tr.hefe + 10 g Wzk. (→ ca. 4,5 mg B_1, 3,0 mg B_2, 9,5 mg PP, 130 mg C in 1 l).

6. Anis-Milch mit Honig: 0,8 l Vollmilch, Saft von 1 Apfelsine, Saft von 1 Zitrone, 2 Eßl. Bienenhonig, ½ Teel. Anis, 10 g Zucker (= 29 g E, 29 g F, 103 g KH, 800 Kal in ca. 0,95 l).
Zusätze: *a*) 20 g Wzk. (→ ca. 2,5 mg B_1, 1,0 mg B_2, 2,0 mg PP, 60 mg C in 0,95 l)
oder *b*) Hfg. von 12 g Bä.hefe + 10 g Wzk. (→ ca. 1,5 mg B_1, 1,2 mg B_2, 3,0 mg PP, 60 mg C in 1,15 l)
oder *c*) 10 g Tr.hefe + 10 g Wzk. (→ ca. 3,0 mg B_1, 2,0 mg B_2, 5,5 mg PP, 60 mg C in 0,95 l)
oder *d*) Hfg. von 100 ccm Br.hefe (→ ca. 3,5 mg B_1, 1,5 mg B_2, 9,0 mg PP, 60 mg C in 1,15 l; angenehmer Biergeschmack).

7. Johannisbeer-Milch mit Sanddorn: 0,5 l Buttermilch, 0,2 l Vollmilch, 0,1 l Sahne, 150 g rote Johannisbeeren, 2 Eßl. gezuckerter Sanddornsaft, 30 g Zucker (= 30 g E, 41 g F, 94 g KH, 900 Kal in ca. 1 l; säuerlich erfrischendes Getränk).
Zusatz: Hfg. von 12 g Bä.hefe + 10 g Wzk. (→ ca. 1,5 mg B_1, 1,5 mg B_2, 3,0 mg PP, 160 mg C in 1,2 l).

8. Eiweißreiche Erdbeer-Milch: 0,4 l Vollmilch, 0,25 l Joghurt, 200 g Quark, 30 g Magermilchpulver, 200 g Erdbeeren, 50 g Zucker (= 69 g E, 23 g F, 116 g KH, 970 Kal in ca. 1,1 l; leicht dickflüssig).
Zusatz: Hfg. von 12 g Bä.hefe + 10 g Wzk. (→ ca. 1,5 mg B_1, 2,0 mg B_2, 3,5 mg PP, 110 mg C in 1,3 l).

178   XVI. Rezeptteil

9. Eiweißreiche Pfirsich-Milch: 0,3 l Vollmilch, 0,2 l Joghurt, 200 g Quark, 30 g Magermilchpulver, 200 g Pfirsiche, 50 g Zucker, Saft von 2 Apfelsinen und 2 Zitronen (= 66 g E, 18 g F, 147 g KH, 1010 Kal in ca. 0,95 l).
Zusätze: a) Hfg. von 12 g Bä.hefe + 10 g Wzk. (→ ca. 1,5 mg B_1, 2,0 mg B_2, 5,5 mg PP, 120 mg C in 1,15 l)
oder b) Hfg. von 100 ccm Br.hefe + 1 Banane (→ ca. 3,5 mg B_1, 2,5 mg B_2, 11,0 mg PP, 120 mg C in 1,15 l; angenehmer schwacher Biergeschmack).

10. Eiweißreiche Sanddorn-Milch: 0,4 l Vollmilch, 0,25 l Joghurt, 200 g Quark, 30 g Magermilchpulver, 50 g Zucker, 4 Eßl. gezuckerter Sanddornsaft (= 68 g E, 24 g F, 136 g KH, 1050 Kal in ca. 0,95 l; dickflüssig).
Zusätze: a) Hfg. von 12 g Bä.hefe + 10 g Wzk. (→ ca. 1,5 mg B_1, 2,0 mg B_2, 3,5 mg PP, 100 mg C in 1,15 l)
oder b) 20 g Wzk. (→ ca. 2,5 mg B_1, 2,0 mg B_2, 2,0 mg PP, 100 mg C in 0,95 l)
oder c) Hfg. von 100 ccm Br.hefe (→ ca. 3,5 mg B_1, 2,5 mg B_2, 9,0 mg PP, 100 mg C in 1,15 l).

b) Hochkalorische, fett- und zuckerreiche Getränke

(Mastkost, Aufbaukost, Basedowkost, Fieberkost, Vollkost)

11. Karotten-Apfel-Milch mit Honig: 0,7 l Vollmilch, 0,1 l Sahne, 100 g frisch zerkleinerte Karotten, 1 Apfel, Saft von 1 Zitrone, 1 Eßl. Bienenhonig (= 28 g E, 56 g F, 80 g KH, 960 Kal in ca. 0,95 l).
Zusatz: 20 g Tr.hefe (→ ca. 3,5 mg B_1, 3,0 mg B_2, 9,5 mg PP, 40 mg C in 0,95 l).

12. Erdbeer-Milch mit Sanddorn: 0,4 l Vollmilch, 0,2 l Joghurt, 0,1 l Sahne, 150 g Erdbeeren, 2 Eßl. gezuckerter Sanddornsaft, 1 Eßl. Bienenhonig, 20 g Zucker (= 24 g E, 52 g F, 97 g KH, 980 Kal in ca. 0,9 l).
Zusätze: a) Hfg. von 100 ccm Br.hefe (→ ca. 3,5 mg B_1, 1,5 mg B_2, 9,0 mg PP, 130 mg C in 1,1 l; angenehmer Biergeschmack)
oder b) 10 g Wzk. (→ ca. 1,5 mg B_1, 0,7 mg B_2, 1,2 mg PP, 130 mg C in 0,9 l).

13. Honig-Milch mit Cognac: 0,6 l Vollmilch, 0,1 l Sahne, 50 ccm Cognac, Saft von 2 Zitronen, 1 Banane, 1 Eßl. Bienenhonig, 20 g Zucker (= 25 g E, 53 g F, 98 g KH, 1130 Kal in ca. 0,95 l).
Zusätze: a) Hfg. von 100 ccm Br.hefe (→ ca. 3,5 mg B_1, 1,5 mg B_2, 9,0 mg PP, 60 mg C in 1,15 l; angenehmer Biergeschmack)
oder b) Hfg. von 12 g Bä.hefe + 10 g Wzk. (→ ca. 1,5 mg B_1, 1,1 mg B_2, 3,5 mg PP, 60 mg C in 1,15 l)
oder c) 20 g Tr.hefe + 10 g Wzk. (→ ca. 4,5 mg B_1, 3,0 mg B_2, 9,5 mg PP, 60 mg C in 0,95 l).

14. Nougat-Milch mit Orange: 0,6 l Vollmilch, 0,1 l Sahne, 1 Eßl. Nougatbutter (30 g), 3 Apfelsinen, 30 g Zucker (= 29 g E, 63 g F, 113 g KH, 1140 Cal in ca. 1 l).
Zusätze: a) Hfg. von 100 ccm Br.hefe + 10 g Wzk. (→ ca. 4,5 mg B_1, 1,5 mg B_2, 9,5 mg PP, 160 mg C in 1,2 l; angenehmer Biergeschmack)
oder b) Hfg. von 25 g Bä.hefe + 10 g Wzk. (→ ca. 2,0 mg B_1, 1,5 mg B_2, 5,5 mg PP, 160 mg C in 1,2 l).

Anmerkung: Dieses Rezept kann anstelle von Vollmilch auch mit Aletosal-Milch „normal" bereitet werden.

1. Milchmischgetränke

15. Kakao-Milch mit Rotwein und Ei: 0,5 l Vollmilch, 0,2 l Rotwein, 0,1 l Sahne, 1 Ei, Saft von 1 Zitrone, 2 Eßl. gezuckerter Sanddornsaft, ½ Banane, 1 Eßl. Kakao, 30 g Zucker (= 30 g E, 59 g F, 94 g KH, 1150 Kal in ca. 1 l).
Zusätze: a) 20 g Wzk. (→ ca. 2,5 mg B_1, 1,1 mg B_2, 2,0 mg PP, 80 mg C in 1 l)
oder b) Hfg. von 12 g Bä.hefe + 10 g Wzk. (→ ca. 1,5 mg B_1, 1,5 mg B_2, 3,5 mg PP, 80 mg C in 1,2 l)
oder c) 10 g Tr.hefe + 10 g Wzk. (→ ca. 3,0 mg B_1, 2,0 mg B_2, 5,5 mg PP, 80 mg C in 1 l).

16. Bananen-Milch mit Sahne und Rotwein: 0,5 l Joghurt, 0,2 l Vollmilch, 0,1 l Sahne, 0,15 l Rotwein, 1 Banane, 4 Eßl. gezuckerter Sanddornsaft, 40 g Zucker (= 27 g E, 53 g F, 123 g KH, 1180 Kal in ca. 1 l).
Zusätze: a) Hfg. von 12 g Bä.hefe + 10 g Wzk. (→ ca. 1,5 mg B_1, 1,2 mg B_2, 3,5 mg PP, 110 mg C in 1,2 l)
oder b) 20 g Tr.hefe + 10 Wzk. (→ ca. 4,5 mg B_1, 3,0 mg B_2, 10,0 mg PP, 110 mg C in 1 l)
oder c) Hfg. von 100 ccm Br.hefe (→ ca. 3,5 mg B_1, 1,5 mg B_2, 9,5 mg PP, 110 mg C in 1,2 l)
oder d) 20 g Wzk. (→ ca. 2,5 mg B_1, 1,1 mg B_2, 2,0 mg PP, 110 mg C in 1 l).

17. Mokka-Milch mit Rum: 0,7 l Vollmilch, 0,1 l Sahne, 0,1 l Schlagsahne, 1½ Eßl. Nescafe-Pulver, 30 ccm Rum, 20 g Zucker, 50 ccm gezuckerter Sanddornsaft (= 30 g E, 87 g F, 88 g KH, 1380 Kal in ca. 1 l).
Zusätze: a) Hfg. von 100 ccm Br.hefe (→ ca. 3,5 mg B_1, 2,0 mg B_2, 9,0 mg PP, 90 mg C in 1,2 l)
oder b) 20 g Wzk. (→ ca. 2,5 mg B_1, 1,1 mg B_2, 1,5 mg PP, 90 mg C in 1 l)
oder c) 20 g Tr.hefe + 10 g Wzk. (→ ca. 4,5 mg B_1, 3,0 mg B_2, 9,0 mg PP, 90 mg C in 1 l)
oder d) Hfg. von 12 g Bä.hefe + 10 g Wzk. (→ ca. 1,5 mg B_1, 1,5 mg B_2, 3,0 mg PP, 90 mg C in 1,2 l).

18. Sahnige Nuß-Milch: 0,6 l Vollmilch, 0,1 l Sahne, 50 g zerlassene Butter, 30 g geriebene Haselnußkerne, Saft von 2 Apfelsinen, 1 ganze Apfelsine ohne Schale, Saft von 1 Zitrone, 1 gestr. Eßlöffel Vanillezucker, 1 Eßl. Bienenhonig, 15 g Zucker (= 30 g E, 111 g F, 123 g KH, 1630 Kal in ca. 1,1 l; enthält kleine Nußpartikelchen, ist deshalb für enge Sonden nicht geeignet).
Zusätze: a) 20 g Wzk. (→ ca. 2,5 mg B_1, 1,0 mg B_2, 2,0 mg PP, 140 mg C in 1,1 l)
oder b) 20 g Tr.hefe + 10 g Wzk. (→ ca. 4,5 mg B_1, 3,0 mg B_2, 9,5 mg PP, 140 mg C in 1,1 l)
oder c) Hfg. von 100 ccm Br.hefe (→ ca. 3,5 mg B_1, 1,5 mg B_2, 9,5 mg PP, 140 mg C in 1,3 l).

19. Orangen-Milch mit Sahne und Rum: 0,5 l Joghurt, ⅛ l Vollmilch, 0,18 l Sahne, 50 ccm Rum, 1 Banane, Saft von 2 Apfelsinen, 40 g Butter, 35 g Zucker (= 28 g E, 106 g F, 104 g KH, 1650 Cal in ca. 1,1 l).
Zusätze: a) Hfg. von 12 g Bä.hefe + 10 g Wzk. (→ ca. 2,0 mg B_1, 1,5 mg B_2, 3,5 mg PP, 70 mg C in 1,3 l)
oder b) 20 g Tr.hefe + 10 g Wzk. (→ ca. 4,5 mg B_1, 3,0 mg B_2, 10,0 mg PP, 70 mg C in 1,1 l)
oder c) 20 g Wzk. (→ ca. 2,5 mg B_1, 1,1 mg B_2, 2,0 mg PP, 70 mg C in 1,1 l)
oder d) Hfg. von 100 ccm Br.hefe (→ ca. 3,5 mg B_1, 2,0 mg B_2, 9,5 mg PP, 70 mg C in 1,3 l).

20. Sahnige Mokka-Schokoladen-Milch: 0,8 l Vollmilch, 0,15 l Sahne, 50 g zerlassene Butter, 2 Teel. Kakao, 2 Teel. Nescafe, 4 Eßl. gezuckerter Sanddornsaft, ½ Banane, 20 g Zucker (= 33 g E, 118 g F, 110 g KH, 1690 Kal in ca. 1,1 l).
Zusätze: a) Hfg. von 100 ccm Br.hefe (→ ca. 3,5 mg B_1, 2,0 mg B_2, 9,5 mg PP, 110 mg C in 1,3 l; angenehmer Biergeschmack)
oder b) Hfg. von 12 g Bä.hefe + 10 g Wzk. (→ ca. 1,5 mg B_1, 1,5 mg B_2, 3,5 mg PP, 110 mg C in 1,3 l)
oder c) 20 g Tr.hefe + 10 g Wzk. (→ ca. 4,5 mg B_1, 3,0 mg B_2, 9,5 mg PP, 110 mg C in 1,1 l).

c) Fettreiche, zuckerarme Getränke
(Magenschonkost, Vollkost)

21. Erdbeer-Bananen-Milch mit Sahne: 0,4 l Vollmilch, 0,2 l Joghurt, 0,1 l Sahne, 150 g Erdbeeren, 1 Banane, Saft von ½ Zitrone, ½ Tabl. Süßstoff (= 25 g E, 51 g F, 60 g KH, 830 Kal in ca. 0,95 l).
Zusätze: a) 20 g Tr.hefe (→ ca. 3,5 mg B_1, 3,0 mg B_2, 9,5 mg PP, 100 mg C in 0,95 l)
oder b) Hfg. von 100 ccm Br.hefe (→ ca. 3,5 mg B_1, 1,5 mg B_2, 9,5 mg PP, 100 mg C in 1,15 l; angenehmer Biergeschmack).

22. Grapefruit-Milch mit Banane: 0,3 l Vollmilch, 0,2 l Joghurt, 0,2 l Apfelsaft, 0,1 l Sahne, Saft von 1 Pampelmuse, 1 Banane, 5 Tabl. Süßstoff (= 22 g E, 47 g F, 84 g KH, 850 Kal in ca. 1 l).
Zusätze: a) Hfg. von 12 g Bä.hefe + 10 g Wzk. (→ ca. 1,5 mg B_1, 1,0 mg B_2, 3,5 mg PP, 70 mg C in 1,2 l)
oder b) Hfg. von 100 ccm Br.hefe (→ ca. 3,5 mg B_1, 1,5 mg B_2, 9,0 mg PP, 70 mg C in 1,2 l; angenehmer Biergeschmack).

23. Pfirsich-Milch: 0,5 l Vollmilch, 0,2 l Joghurt, 0,1 l Sahne, 100 g Pfirsiche, 50 g Birnen, Saft von 1 Apfelsine, ½ Banane, 1 Tabl. Süßstoff (= 28 g E, 54 g F, 72 g KH, 900 Kal in ca. 1 l).
Zusätze: a) 20 g Tr.hefe + 10 g Wzk. (→ ca. 4,5 mg B_1, 3,0 mg B_2, 10,5 mg PP, 50 mg C in 1 l)
oder b) Hfg. von 12 g Bä.hefe + 10 g Wzk. (→ ca. 1,5 mg B_1, 1,5 mg B_2, 4,5 mg PP, 50 mg C in 1,2 l).

24. Bananen-Joghurt mit Ei: 0,2 l Joghurt, 0,5 l Vollmilch, 0,1 l Sahne, Saft von 1 Zitrone, 1 Banane, 1 Eßl. Sanddornsaft „herb", 1 Ei, 1 Tabl. Süßstoff (= 35 g E, 61 g F, 59 g KH, 950 Kal in ca. 1 l).
Zusätze: a) Hfg. von 12 g Bä.hefe + 10 g Wzk. (→ ca. 1,5 mg B_1, 1,5 mg B_2, 3,5 mg PP, 80 mg C in 1,2 l)
oder b) 20 g Tr.hefe + 10 g Wzk. (→ ca. 4,5 mg B_1, 3,0 mg B_2, 9,5 mg PP, 80 mg C in 1 l)
oder c) 20 g Wzk. (→ ca. 2,5 mg B_1, 1,5 mg B_2, 2,0 mg PP, 80 mg C in 1 l).

25. Orangen-Vanille-Milch: 0,6 l Vollmilch, 0,2 l Joghurt, 0,1 l Sahne, Saft von 3 Apfelsinen, 1 gestr. Teel. Vanillezucker, ½ Tabl. Süßstoff (= 31 g E, 57 g F, 76 g KH, 950 Kal in ca. 1,1 l).
Zusätze: a) 20 g Wzk. (→ ca. 2,5 mg B_1, 1,2 mg B_2, 2,0 mg PP, 100 mg C in 1,1 l)
oder b) Hfg. von 12 g Bä.hefe + 10 g Wzk. (→ ca. 1,5 mg B_1, 1,5 mg B_2, 3,5 mg PP, 100 mg C in 1,3 l)

1. Milchmischgetränke

oder c) 20 g Tr.hefe + 10 g Wzk. (→ ca. 4,5 mg B_1, 3,0 mg B_2, 9,5 mg PP, 100 mg C in 1,1 l)
oder d) Hfg. von 100 ccm Br.hefe (→ ca. 3,5 mg B_1, 2,0 mg B_2, 9,0 mg PP, 100 mg C in 1,3 l).

26. Kakao-Bananen-Milch mit Sahne: 0,5 l Vollmilch, 0,2 l Joghurt, 0,1 l Sahne, 1 Eßl. Kakao, 1 Banane, 3 Eßl. Sanddornsaft „herb", 3 Tabl. Süßstoff (= 30 g E, 58 g F, 64 g KH, 960 Kal in ca. 0,9 l).
Zusätze: a) Hfg. von 100 ccm Br.hefe (→ ca. 3,5 mg B_1, 2,0 mg B_2, 9,5 mg PP, 160 mg C in 1,1 l)
oder b) Hfg. von 12 g Bä.hefe + 10 g Wzk. (→ ca. 1,5 mg B_1, 1,5 mg B_2, 3,5 mg PP, 160 mg C in 1,1 l)
oder c) 20 g Tr.hefe + 10 g Wzk. (→ ca. 4,5 mg B_1, 3,0 mg B_2, 10,0 mg PP, 160 mg C in 0,9 l)
oder d) 20 g Wzk. (→ ca. 2,5 mg B_1, 1,2 mg B_2, 2,5 mg PP, 160 mg C in 0,9 l).

27. Heidelbeer-Milch mit Sahne und Pfirsich: 0,5 l Vollmilch, 0,2 l Joghurt, 0,1 l Sahne, 100 g Heidelbeeren, 50 g Pfirsiche, 1 Banane, 2 Eßl. Sanddornsaft „herb", 1 Tabl. Süßstoff (= 29 g E, 55 g F, 76 g KH, 960 Kal in ca. 1 l).
Zusatz: 20 g Tr.hefe (→ ca. 3,5 mg B_1, 3,0 mg B_2, 10,0 mg PP, 120 mg C in 1 l).

28. Sanddorn-Bananen-Milch: 0,75 l Vollmilch, 0,1 l Sahne, 4 Eßl. Sanddornsaft „herb", 1 Banane, 3 Tabl. Süßstoff (= 30 g E, 61 g F, 64 g KH, 970 Kal in ca. 0,95 l).
Zusätze: a) 20 g Wzk. (→ ca. 2,5 mg B_1, 1,1 mg B_2, 2,0 mg PP, 200 mg C in 0,95 l)
oder b) 20 g Tr.hefe + 10 g Wzk. (→ ca. 4,5 mg B_1, 3,0 mg B_2, 9,5 mg PP, 200 mg C in 0,95 l).

29. Himbeer-Milch mit Orange: 0,5 l Vollmilch, 0,2 l Joghurt, 0,1 l Sahne, 50 ccm Himbeersirup, Saft von 1 Apfelsine, ½ Banane, Saft von ½ Zitrone (= 28 g E, 54 g F, 91 g KH, 980 Kal in ca. 1 l).
Zusätze: a) Hfg. von 100 ccm Br.hefe (→ ca. 3,5 mg B_1, 1,5 mg B_2, 9,0 mg PP, 60 mg C in 1,2 l; angenehmer Biergeschmack)
oder b) Hfg. von 12 g Bä.hefe + 10 g Wzk. (→ ca. 1,5 mg B_1, 1,2 mg B_2, 3,5 mg PP, 60 mg C in 1,2 l)
oder c) 10 g Tr.hefe + 10 g Wzk. (→ ca. 3,0 mg B_1, 2,0 mg B_2, 5,5 mg PP, 60 mg C in 1 l).

30. Tomaten-Milch mit Sahne: 0,6 l Vollmilch, 0,2 l Sahne, 15 g Mondamin (abgekocht in ¹/₃ der obigen Milchmenge), Rohsaft von 6 mittelgroßen Tomaten (= 28 g E, 82 g F, 56 g KH, 1110 Kal in ca. 0,9 l).
Zusätze: a) Hfg. von 12 g Bä.hefe + 10 g Wzk. (→ ca. 1,5 mg B_1, 1,5 mg B_2, 4,0 mg PP, 50 mg C in 1,1 l)
oder b) 20 g Tr.hefe + 10 g Wzk. (→ ca. 4,5 mg B_1, 3,0 mg B_2, 10,5 mg PP, 50 mg C in 0,9 l)
oder c) 20 g Wzk. (→ ca. 2,5 mg B_1, 1,1 mg B_2, 3,0 mg PP, 50 mg C in 0,9 l)
oder d) Hfg. von 100 ccm Br.hefe (→ ca. 3,5 mg B_1, 2,0 mg B_2, 10,0 mg PP, 50 mg C in 1,1 l).

d) Fett- und milchzuckerreiche Getränke
(Obstipationskost, Vollkost)[1])

31. Sahnige Buttermilch mit Backobst: 0,5 l Buttermilch, $^1/_8$ l Sahne, 0,1 l Apfelsaft, 50 g Feigen, 50 g Rosinen und 50 g Backpflaumen mit zusammen 0,1 l Einweichwasser, Saft von 1 Zitrone, 2 Eßl. gezuckerter Sanddornsaft, 20 g Bienenhonig, 30 g Milchzucker (= 27 g E, 42 g F, 207 g KH, 1330 Kal in ca. 1 l).
Zusätze: a) 10 g Tr.hefe (→ ca. 2,0 mg B_1, 2,5 mg B_2, 6,5 mg PP, 80 mg C in 1 l) oder *b)* Hfg. von 12 g Bä.hefe + 10 g Wzk. (→ ca. 1,5 mg B_1, 1,5 mg B_2, 5,0 mg PP, 80 mg C in 1 l).

32. Sellerie-Milch mit Sahne und Rosinen: 0,2 l Vollmilch, 0,2 l Buttermilch, 0,15 l Sahne, 100 g Rosinen, 2 Apfelsinen, 1 kleine Knolle Sellerie, 4 Eßl. Milchzucker (= 24 g E, 54 g F, 182 g KH, 1330 Kal in ca. 0,9 l).
Zusätze: a) 10 g Tr.hefe (→ ca. 2,0 mg B_1, 2,0 mg B_2, 5,5 mg PP, 120 mg C in 0,9 l) oder *b)* Hfg. von 100 ccm Br.hefe (→ ca. 3,5 mg B_1, 2,0 mg B_2, 9,5 mg PP, 120 mg C in 1,1 l).

33. Kokos-Milch mit Trauben und Zitrone: 0,3 l Vollmilch, 0,2 l Buttermilch, 0,1 l Sahne, 200 g Weintrauben, Saft von 2 Zitronen, 100 g Kokosnußkern, 4 Eßl. Milchzucker (= 27 g E, 77 g F, 128 g KH, 1350 Kal in ca. 1 l).
Zusätze: a) Hfg. von 100 ccm Br.hefe (→ ca. 3,5 mg B_1, 1,5 mg B_2, 9,5 mg PP, 60 mg C in 1,2 l; angenehmer Biergeschmack)
oder *b)* Hfg. von 25 g Bä.hefe + 10 g Wzk. (→ ca. 1,5 mg B_1, 1,5 mg B_2, 5,5 mg PP, 60 mg C in 1,2 l).

34. Ananas-Milch mit Nüssen: 0,4 l Vollmilch, 0,2 l Joghurt, 0,1 l Sahne, 200 g Ananas, 50 g geriebene Haselnüsse, Saft von 1 Zitrone, 6 Eßl. Milchzucker (= 31 g E, 81 g F, 155 g KH, 1480 Kal in ca. 1 l; dickflüssig, enthält kleine Nußpartikelchen, ist deshalb für enge Sonden nicht geeignet).
Zusatz: Hfg. von 100 ccm Br.hefe (→ ca. 3,5 mg B_1, 2,0 mg B_2, 9,0 mg PP, 70 mg C in 1,2 l; angenehmer Biergeschmack).

35. Backpflaumen-Milch mit Feigen: 0,2 l Vollmilch, 0,2 l Buttermilch, 0,2 l Joghurt, 0,1 l Sahne, 150 g geweichte Backpflaumen, 50 g geweichte Feigen, Saft von 2 Zitronen, 6 Eßl. Milchzucker (= 30 g E, 45 g F, 265 g KH, 1600 Kal in ca. 1 l; dickflüssig).
Zusätze: a) Hfg. von 25 g Bä.hefe + 10 g Wzk. (→ ca. 2,0 mg B_1, 1,5 mg B_2, 8,5 mg PP, 50 mg C in 1,2 l)
oder *b)* 10 g Tr.hefe (→ ca. 2,0 mg B_1, 2,0 mg B_2, 8,5 mg PP, 50 mg C in 1 l).

36. Aprikosen-Buttermilch mit Sahne und Sanddorn: 0,5 l Buttermilch, 0,2 l Joghurt, 0,2 l Sahne, 100 g getrocknete Aprikosen, 3 Eßl. gezuckerter Sanddornsaft, 6 Eßl. Milchzucker (= 36 g E, 70 g F, 212 g KH, 1650 Kal in ca. 1,1 l).
Zusätze: a) 10 g Wzk. (→ ca. 1,5 mg B_1, 1,5 mg B_2, 4,5 mg PP, 90 mg C in 1,1 l) oder *b)* Hfg. von 100 ccm Br.hefe (→ ca. 3,5 mg B_1, 2,5 mg B_2, 12,0 mg PP, 90 mg C in 1,3 l; angenehmer Biergeschmack).

---

[1]) Ein Teil der Trockenobst enthaltenden Milchmischgetränke neigt beim Stehenlassen zu raschem Nachdicken; sie werden dann als Fruchtspeise mit Teller und Löffel gereicht.

1. Milchmischgetränke

37. Erdnuß-Milch mit Orange: 0,4 l Vollmilch, 0,2 l Joghurt, 0,1 l Sahne, 50 g geriebene Erdnüsse, 100 g Rosinen, 2 Apfelsinen, 6 Eßl. Milchzucker (= 40 g E, 73 g F, 223 g KH, 1700 Kal in ca. 1 l; enthält kleine Nußpartikelchen, ist deshalb für enge Sonden nicht geeignet).
Zusätze: a) Hfg. von 25 g Bä.hefe ($\rightarrow$ ca. 1,0 mg B_1, 1,5 mg B_2, 6,0 mg PP, 110 mg C in 1,2 l)
oder b) 10 g Tr.hefe ($\rightarrow$ ca. 2,5 mg B_1, 2,0 mg B_2, 6,0 mg PP, 110 mg C in 1 l)
oder c) Hfg. von 100 ccm Br.hefe ($\rightarrow$ ca. 4,0 mg B_1, 2,0 mg B_2, 10,0 mg PP, 110 mg C in 1,2 l; angenehmer Biergeschmack).

38. Orangen-Milch mit Paranüssen: 0,3 l Vollmilch, 0,2 l Joghurt, 0,1 l Sahne, 0,1 l Apfelsaft, 100 g geriebene Paranüsse, 3 Apfelsinen, 4 Eßl. Milchzucker (= 37 g E, 113 g F, 142 g KH, 1740 Kal in ca. 1,1 l; enthält kleine Nußpartikelchen, ist deshalb für enge Sonden nicht geeignet).
Zusätze: a) Hfg. von 25 g Bä.hefe + 10 g Wzk. ($\rightarrow$ ca. 2,5 mg B_1, 1,5 mg B_2, 5,5 mg PP, 160 mg C in 1,3 l)
oder b) 10 g Tr.hefe + 10 g Wzk. ($\rightarrow$ ca. 3,5 mg B_1, 2,0 mg B_2, 5,5 mg PP, 160 mg C in 1,1 l)
oder c) Hfg. von 100 ccm Br.hefe + 10 g Wzk. ($\rightarrow$ ca. 5,0 mg B_1, 1,5 mg B_2, 9,5 mg PP, 160 mg C in 1,3 l; angenehmer Biergeschmack).

e) Beschränkt fetthaltige, ungezuckerte Getränke
(Diabeteskost, Vollkost)

39. Apfel-Milch mit Orangen: 0,3 l Vollmilch, 0,2 l Buttermilch, 2 mittelgroße Äpfel, 2 Apfelsinen, Saft von 1 Zitrone, 4 Tabl. Süßstoff (= 21 g E, 13 g F, 72 g KH, 490 Kal in ca. 0,9 l).
Zusätze: a) 10 g Tr.hefe ($\rightarrow$ ca. 2,0 mg B_1, 2,0 mg B_2, 5,5 mg PP, 130 mg C in 0,9 l)
oder b) Hfg. von 100 ccm Br.hefe ($\rightarrow$ ca. 3,5 mg B_1, 1,5 mg B_2, 9,5 mg PP, 130 mg C in 1,1 l; angenehmer, kräftiger Biergeschmack).

40. Erdbeer-Milch mit Apfel: 0,4 l Vollmilch, 0,1 l Buttermilch, 0,1 l Apfelpreßsaft, 200 g Erdbeeren, 1 mittelgroßer Apfel, Saft von 1 Zitrone, 4 Tabl. Süßstoff (= 20 g E, 17 g F, 65 g KH, 510 Kal in ca. 0,9 l).
Zusatz: Hfg. von 100 ccm Br.hefe ($\rightarrow$ ca. 3,5 mg B_1, 1,5 mg B_2, 9,0 mg PP, 130 mg C in 1,1 l; angenehmer Biergeschmack).

41. Sanddorn-Joghurt mit Apfel: 0,2 l Joghurt, 0,2 l Vollmilch, 0,15 l Buttermilch, 0,1 l Apfelpreßsaft, 50 ccm Sanddornsaft „herb", 150 g Äpfel, 4 Tabl. Süßstoff (= 20 g E, 17 g F, 63 g KH, 520 Kal in ca. 0,85 l).
Zusätze: a) 20 g Tr.hefe ($\rightarrow$ ca. 3,5 mg B_1, 2,5 mg B_2, 9,0 mg PP, 170 mg C in 0,85 l)
oder b) 20 g Wzk. ($\rightarrow$ ca. 2,5 mg B_1, 0,9 mg B_2, 1,5 mg PP, 170 mg C in 0,85 l).

42. Stachelbeer-Milch mit Banane: 0,3 l Vollmilch, 0,1 l Buttermilch, 0,2 l Joghurt, 200 g Stachelbeeren, 1 Banane, Saft von 1 Apfelsine, 5 g Sionon, 3 Tabl. Süßstoff (= 24 g E, 18 g F, 68 g KH, 530 Kal in ca. 0,95 l).
Zusätze: a) 20 g Tr.hefe ($\rightarrow$ ca. 3,5 mg B_1, 2,5 mg B_2, 9,0 mg PP, 80 mg C in 0,95 l)
oder b) Hfg. von 100 ccm Br.hefe ($\rightarrow$ ca. 3,5 mg B_1, 1,5 mg B_2, 9,0 mg PP, 80 mg C in 1,15 l; angenehmer Biergeschmack).

43. Johannisbeer-Joghurt mit Orange: 0,4 l Joghurt, 200 g Apfelmark, 200 g rote Johannisbeeren, Saft von 2 Apfelsinen, 4 Tabl. Süßstoff (= 18 g E, 13 g F, 86 g KH, 530 Kal in ca. 0,95 l).
Zusätze: a) Hfg. von 100 ccm Br.hefe (→ ca. 3,5 mg B_1, 1,5 mg B_2, 9,5 mg PP, 230 mg C in 1,15 l; angenehmer Biergeschmack)
oder *b)* 10 g Tr.hefe (→ ca. 2,0 mg B_1, 1,5 mg B_2, 5,5 mg PP, 230 mg C in 0,95 l)
oder *c)* Hfg. von 25 g Bä.hefe + 10 g Wzk. (→ ca. 1,5 mg B_1, 1,1 mg B_2, 6,0 mg PP, 230 mg C in 1,15 l).

44. Heidelbeer-Milch mit Sanddorn: 0,35 l Vollmilch, 0,3 l Buttermilch, 50 ccm Sanddornsaft „herb", 200 g Heidelbeeren, Saft von 1 Zitrone, 4 Tabl. Süßstoff (= 25 g E, 18 g F, 66 g KH, 580 Kal in ca. 0,95 l).
Zusätze: a) 20 g Tr.hefe (→ ca. 3,5 mg B_1, 3,0 mg B_2, 10,0 mg PP, 200 mg C in 0,95 l)
oder *b)* Hfg. von 12 g Bä.hefe + 20 g Wzk. (→ ca. 2,5 mg B_1, 1,5 mg B_2, 4,5 mg PP, 200 mg C in 1,15 l).

45. Reineclauden-Milch: 0,3 l Vollmilch, 0,3 l Buttermilch, 50 ccm Sahne, 50 ccm Apfelpreßsaft, 200 g Reineclauden, 1 Banane, 2 Eßl. Sanddornsaft „herb", 4 Tabl. Süßstoff (= 26 g E, 30 g F, 80 g KH, 710 Kal in ca. 1 l).
Zusätze: a) 10 g Tr.hefe (→ ca. 2,0 mg B_1, 2,0 mg B_2, 6,0 mg PP, 120 mg C in 1 l)
oder *b)* 20 g Wzk. (→ ca. 2,5 mg B_1, 1,2 mg B_2, 3,0 mg PP, 120 mg C in 1 l)
oder *c)* Hfg. von 50 ccm Br.hefe (→ ca. 2,0 mg B_1, 1,5 mg B_2, 6,0 mg PP, 120 mg C in 1,2 l).

46. Kohlrabi-Milch: 0,6 l Vollmilch, 0,1 l Sahne, 100 g frisch zerschlagener Kohlrabi, 1 Apfel, Saft von 1 Zitrone, 5 g süße, geriebene Mandeln, 1 Eßl. Bienenhonig (= 27 g E, 55 g F, 73 g KH, 910 Kal in ca. 0,9 l).
Zusätze: a) 20 g Tr.hefe + 10 g Wzk. (→ ca. 4,5 mg B_1, 3,0 mg B_2, 10,0 mg PP, 70 mg C in 0,9 l)
oder *b)* Hfg. von 12 g Bä.hefe + 10 g Wzk. (→ ca. 1,5 mg B_1, 1,2 mg B_2, 3,5 mg PP, 70 mg C in 1,1 l)
oder *c)* 20 g Wzk. (→ ca. 2,5 mg B_1, 1,0 mg B_2, 2,5 mg PP, 70 mg C in 0,9 l).

f) Fettarme, ungezuckerte Getränke

(Darmschonkost, Diabeteskost, Entfettungskost)

47. Tomaten-Buttermilch: 0,6 l Buttermilch, abgekocht mit 12 g Weizenmehl, 75 g rohe Tomaten, 1 Banane, Saft von 1 Zitrone, 3 Tabl. Süßstoff (= 26 g E, 4 g F, 56 g KH, 370 Kal in ca. 0,8 l; billiges Getränk).
Zusatz: 10 g Tr.hefe (→ ca. 2,0 mg B_1, 2,0 mg B_2, 6,0 mg PP, 50 mg C in 0,8 l).

48. Birnen-Buttermilch mit Banane: 0,5 l Buttermilch, abgekocht mit 10 g Weizenmehl, 0,1 l Apfelpreßsaft, 150 g Birnen, 1 Banane, Saft von 1 Zitrone, 2 Tabl. Süßstoff (= 22 g E, 4 g F, 82 g KH, 450 Kal in ca. 0,9 l; billiges Getränk).
Zusätze: a) Hfg. von 100 ccm Br.hefe (→ ca. 3,5 mg B_1, 2,0 mg B_2, 9,5 mg PP, 40 mg C in 1,1 l)
oder *b)* 10 g Wzk. (→ ca. 1,5 mg B_1, 1,1 mg B_2, 1,5 mg PP, 40 mg C in 0,9 l).

1. Milchmischgetränke

49. Bananen-Eiweißmilch mit Rotwein: 0,5 l Eiweißmilch[1]) „Kaseinolakt", 0,1 l Apfelpreßsaft, 0,1 l Rotwein, 2 Bananen, Saft von 1 Zitrone, 3 Tabl. Süßstoff (= 19 g E, 12 g F, 60 g KH, 470 Kal in ca. 0,9 l).
Zusätze: a) Hfg. von 12 g Bä.hefe + 10 g Wzk. (→ ca. 1,5 mg B_1, 0,9 mg B_2, 4,0 mg PP, 40 mg C in 1,1 l)
oder b) 20 g Tr.hefe + 10 g Wzk. (→ ca. 4,5 mg B_1, 2,5 mg B_2, 10,0 mg PP, 40 mg C in 0,9 l)
oder c) 20 g Wzk. (→ ca. 2,5 mg B_1, 0,7 mg B_2, 2,5 mg PP, 40 mg C in 0,9 l)
oder d) Hfg. von 100 ccm Br.hefe (→ ca. 3,5 mg B_1, 1,5 mg B_2, 9,5 mg PP, 40 mg C in 1,1 l; angenehmer Biergeschmack).

50. Apfel-Buttermilch mit Banane: 0,6 l abgekochte Buttermilch, 100 ccm Apfelsaft, 2 mittelgroße geriebene Äpfel, 1½ Bananen, Saft von 1 Apfelsine, Saft von 1 Zitrone, 3 Tabl. Süßstoff (= 25 g E, 5 g F, 99 g KH, 520 Kal in ca. 0,95 l).
Zusatz: 10 g Tr.hefe (→ ca. 2,0 mg B_1, 2,0 mg B_2, 6,0 mg PP, 70 mg C in 0,95 l).

51. Bananen-Eiweißmilch mit Orange: 0,7 l Eiweißmilch[1]) „Kaseinolakt", 0,1 l Apfelpreßsaft, 2 Bananen, 1 Apfelsine, 4 Tabl. Süßstoff (= 26 g E, 16 g F, 70 g KH, 520 Kal in ca. 1 l).
Zusätze: a) Hfg. von 12 g Bä.hefe + 20 g Wzk. (→ ca. 2,5 mg B_1, 1,2 mg B_2, 4,5 mg PP, 70 mg C in 1,2 l)
oder b) Hfg. von 50 ccm Br.hefe (→ ca. 2,0 mg B_1, 1,2 mg B_2, 6,0 mg PP, 70 mg C in 1,2 l; angenehmer Biergeschmack).

52. Bananen-Eiweißmilch mit Kakao: 0,8 l Eiweißmilch[1]) „Kaseinolakt", 2 Bananen, 1 Eßl. Kakao, 4 Tabl. Süßstoff (= 29 g E, 22 g F, 53 g KH, 530 Kal in ca. 0,95 l).
Zusätze: a) 20 g Tr.hefe (→ ca. 3,5 mg B_1, 3,0 mg B_2, 10,0 mg PP, 30 mg C in 0,95 l)
oder b) Hfg. von 100 ccm Br.hefe (→ ca. 3,5 mg B_1, 2,0 mg B_2, 10,0 mg PP, 30 mg C in 1,15 l; angenehmer Biergeschmack).

53. Bananen-Buttermilch mit Rotwein und Orange: 0,6 l Buttermilch, abgekocht mit 15 g Mondamin, 0,1 l Rotwein, 2 Bananen, 1 Apfel, Saft von 1 Apfelsine, 4 Tabl. Süßstoff (= 25 g E, 4 g F, 92 g KH, 540 Kal in ca. 1 l; billiges Getränk).
Zusätze: a) Hfg. von 12 g Bä.hefe + 10 g Wzk. (→ ca. 1,5 mg B_1, 1,5 mg B_2, 4,0 mg PP, 50 mg C in 1,2 l)

---

[1]) 1 l Eiweißmilch enthält das Kasein und Kalzium von 1½ l, das Fett von 1 l Vollmilch, dagegen den Zucker und die übrigen Mineralien von nur ½ l Buttermilch. Aus Billigkeitsgründen kann die Eiweißmilch auch von der Diätassistentin selbst hergestellt werden (Rezept nach KLEINSCHMIDT): 1 l rohe Vollmilch wird mit einem Eßlöffel Simons Labessenz oder einer Messerspitze Labpulver (Firma Gebr. Bayer, Augsburg) versetzt und ungefähr ½ Stunde bei 40–45° C stehen gelassen. Nachdem die Milch zu einem festen Käseklumpen geronnen ist, zerrührt man den Käse und läßt dann die Molke durch ein reines Seihtuch ohne Pressen ablaufen. Dann wird der Käseklumpen (Parakaseinkalzium + Fett) unter sanftem Reiben mittels eines Löffels unter allmählicher Zugabe von ½ l Buttermilch 4–5mal durch ein feines Haarsieb getrieben, bis der Käse ganz fein verteilt ist. Schließlich wird mit Wasser auf 1 l aufgefüllt und kurz aufgekocht. Statt Lab kann man auf 1 l Milch auch 10 ccm einer 20%igen Lösung von Kalzium chloratum cryst. ($CaCl_2$) geben; die Fällung erfolgt beim Kochen.

oder *b*) 20 g Tr.hefe + 10 g Wzk. ($\rightarrow$ ca. 4,5 mg B_1, 3,5 mg B_2, 10,5 mg PP, 50 mg C in 1 l).

54. Sanddorn-Buttermilch mit Rotwein: 0,6 l Buttermilch, abgekocht mit 12 g Weizenmehl, 100 g Quark, 0,1 l Apfelsaft, 0,1 l Rotwein, 1 Banane, 3 Eßl. Sanddornsaft „herb", 4 Tabl. Süßstoff (= 43 g E, 6 g F, 71 g KH, 590 Kal in ca. 1 l).
Zusätze: a) 10 g Tr.hefe ($\rightarrow$ ca. 2,0 mg B_1, 2,5 mg B_2, 5,5 mg PP, 140 mg C in 1 l)
oder *b*) Hfg. von 100 ccm Br.hefe ($\rightarrow$ ca. 3,5 mg B_1, 2,0 mg B_2, 9,5 mg PP, 140 mg C in 1,2 l; angenehmer Biergeschmack).

g) Fett- und eiweißarme, zuckerreiche Getränke
(Pankreasschonkost)

55. Tee-Buttermilch mit Apfel und Honig: 0,2 l Buttermilch, abgekocht mit 4 g Weizenmehl, 0,2 l dicker Haferschleim, 0,3 l schwarzer Tee, 0,1 l Apfelpreßsaft, Saft von 2 Zitronen, 40 g Bienenhonig, 30 g Traubenzucker (= 11 g E, 2 g F, 101 g KH, 470 Kal in ca. 0,95 l).
Zusätze: a) 20 g Wzk. ($\rightarrow$ ca. 2,0 mg B_1, 0,6 mg B_2, 1,5 mg PP, 50 mg C in 0,95 l)
oder *b*) Hfg. von 100 ccm Br.hefe + 10 g Wzk. ($\rightarrow$ ca. 4,0 mg B_1, 1,5 mg B_2, 9,0 mg PP, 50 mg C in 1,15 l; angenehmer Biergeschmack).

56. Tee-Milch mit Ananas: 0,2 l Magermilch, abgekocht mit 4 g Weizenmehl, 0,2 l schwarzer Tee, 0,15 l Haferschleim, 0,1 l Apfelsaft, 150 g Ananas, 1 Banane, Saft von 1 Zitrone, 20 g Bienenhonig, 30 g Traubenzucker (= 11 g E, 2 g F, 116 g KH, 520 Kal in ca. 0,95 l).
Zusatz: Hfg. von 100 ccm Br.hefe ($\rightarrow$ ca. 3,0 mg B_1, 1,5 mg B_2, 9,0 mg PP, 60 mg C in 1,15 l).

57. Apfel-Buttermilch mit Banane und Orange: 0,2 l Buttermilch, abgekocht mit 4 g Weizenmehl, 0,3 l Apfelpreßsaft, 0,2 l dicker Haferschleim, 1 Banane, 1 Apfelsine, Saft von 1 Zitrone, 2 Eßl. Sanddornsaft, 50 g Traubenzucker (= 12 g E, 3 g F, 156 g KH, 700 Kal in ca. 1 l).
Zusätze: a) Hfg. von 100 ccm Br.hefe ($\rightarrow$ ca. 3,5 mg B_1, 1,5 mg B_2, 9,0 mg PP, 130 mg C in 1,2 l)
oder *b*) Hfg. von 12 g Bä.hefe + 10 g Wzk. ($\rightarrow$ ca. 1,5 mg B_1, 0,8 mg B_2, 3,5 mg PP, 130 mg C in 1,2 l).

58. Himbeer-Buttermilch mit Banane: 0,2 l Buttermilch, abgekocht mit 4 g Weizenmehl, 0,4 l Apfelsaft, 0,15 l Himbeerpreßsaft, 0,1 l Reisschleim, 1½ Banane, 50 g Traubenzucker (= 11 g E, 2 g F, 163 g KH, 700 Kal in ca. 1 l).
Zusätze: a) Hfg. von 100 ccm Br.hefe ($\rightarrow$ ca. 3,5 mg B_1, 1,5 mg B_2, 9,5 mg PP, 50 mg C in 1,2 l)
oder *b*) Hfg. von 25 g Bä.hefe + 10 g Wzk. ($\rightarrow$ ca. 1,5 mg B_1, 1,1 mg B_2, 6,0 mg PP, 50 mg C in 1,2 l)
oder *c*) 10 g Tr.hefe + 10 g Wzk. ($\rightarrow$ ca. 3,0 mg B_1, 1,5 mg B_2, 6,0 mg PP, 50 mg C in 1 l).

59. Trauben-Buttermilch mit Honig: 0,2 l Buttermilch, abgekocht mit 4 g Weizenmehl, 0,2 l Apfelsaft, 0,1 l dicker Haferschleim, 200 g Weintrauben, 150 g Bananen, 150 g Aprikosen, 30 g Bienenhonig, 30 g Traubenzucker (= 14 g E, 3 g F, 172 g KH, 790 Kal in ca. 1 l).

1. Milchmischgetränke

Zusätze: a) 10 g Tr.hefe (→ ca. 2,0 mg B_1, 1,5 mg B_2, 7,0 mg PP, 30 mg C in 1 l)
oder b) Hfg. von 100 ccm Br.hefe (→ ca. 3,5 mg B_1, 1,5 mg B_2, 11,0 mg PP, 30 mg C in 1,2 l).

h) Fett- und kalorienarme Getränke
(Entfettungskost)

60. Pfirsich-Milch mit Johannisbeer: 0,4 l Aletosal-Milch „fettfrei", 0,1 l Apfelpreßsaft, 200 g Pfirsich, 0,1 l schwarz-roter Johannisbeersaft, 4 Tabl. Süßstoff (= 15 g E, 1 g F, 64 g KH, 320 Kal in ca. 1 l).
Zusätze: a) Hfg. von 12 g Bä.hefe + 10 g Wzk. (→ ca. 1,5 mg B_1, 1,2 mg B_2, 5,0 mg PP, 70 mg C in 1,2 l)
oder b) Hfg. von 100 ccm Br.hefe (→ ca. 3,0 mg B_1, 1,5 mg B_2, 10,5 mg PP, 70 mg C in 1,2 l).

61. Tomaten-Buttermilch mit Lauch: 0,4 l Buttermilch, 0,2 l Magermilch-Joghurt, 125 g Tomaten, 100 g Apfel, 150 g fein zerkleinerter Porree, 1 Tabl. Süßstoff (= 27 g E, 4 g F, 51 g KH, 360 Kal in ca. 1 l).
Zusätze: a) 20 g Tr.hefe (→ ca. 3,5 mg B_1, 3,0 mg B_2, 9,5 mg PP, 70 mg C in 1 l)
oder b) 10 g Tr.hefe + 10 g Wzk. (→ ca. 3,0 mg B_1, 2,5 mg B_2, 6,0 mg PP, 70 mg C in 1 l).

62. Kraut-Milch mit Zwiebel: 0,8 l Buttermilch, 20 ccm Apfelpreßsaft, 100 g rohes Sauerkraut, 100 g Apfel, etwas Schnittlauch, ½ Zwiebel, ½ Tabl. Süßstoff etwas Glutamat (= 31 g E, 5 g F, 50 g KH, 380 Kal in ca. 1 l; billiges Getränk)'
Zusatz: 20 g Tr.hefe (→ ca. 3,5 mg B_1, 3,5 mg B_2, 9,0 mg PP, 30 mg C in 1 l).

63. Mokka-Milch mit Orange: 0,95 l Magermilch, 1 Teel. Nescafe-Pulver, Saft von 1 Apfelsine, 2 Tabl. Süßstoff (= 36 g E, 2 g F, 56 g KH, 390 Kal in ca. 1 l; billiges Getränk).
Zusatz: 10 g Tr.hefe (→ ca. 1,5 mg B_1, 3,0 mg B_2, 5,5 mg PP, 40 mg C in 1 l).

64. Heidelbeer-Buttermilch mit Erdbeeren: 0,7 l gekochte Buttermilch, 0,1 l schwarz-roter Johannisbeersaft, 100 g Heidelbeeren, 100 g Erdbeeren, Saft von 1 Zitrone, 2 Tabl. Süßstoff (= 29 g E, 5 g F, 62 g KH, 440 Kal in ca. 1 l).
Zusätze: a) Hfg. von 12 g Bä.hefe + 10 g Wzk. (→ ca. 1,5 mg B_1, 1,5 mg B_2, 4,0 mg PP, 140 mg C in 1,2 l)
oder b) 10 g Tr.hefe + 10 g Wzk. (→ ca. 3,0 mg B_1, 2,5 mg B_2, 6,0 mg PP, 140 mg C in 1 l).

65. Orangen-Buttermilch mit Zitrone: 0,8 l Buttermilch, 50 g Quark, Saft von 2 Apfelsinen, Saft von 2 Zitronen, etwas geriebene Apfelsinenschale, 2 Tabl. Süßstoff (= 40 g E, 5 g F, 61 g KH, 450 Kal in ca. 1,1 l; säuerlich-herbes Getränk).
Zusatz: 15 g Wzk. (→ ca. 2,0 mg B_1, 2,0 mg B_2, 2,0 mg PP, 100 mg C in 1,1 l).

66. Eiweißreiche Erdbeer-Buttermilch: 0,7 l Buttermilch, 100 g Quark, 200 g Erdbeeren, Saft von 2 Zitronen, 2 Tabl. Süßstoff (= 46 g E, 5 g F, 53 g KH, 460 Kal in ca. 1,1 l; billiges Getränk).
Zusätze: a) 20 g Tr.hefe (→ ca. 3,5 mg B_1, 3,5 mg B_2, 9,5 mg PP, 140 mg C in 1,1 l)
oder b) Hfg. von 25 g Bä.hefe (→ ca. 0,7 mg B_1, 2,0 mg B_2, 5,0 mg PP, 140 mg C in 1,3 l).

67. Kakao-Milch mit Apfel und Orange: 0,6 l gekochte Buttermilch, 0,1 l Vollmilch, 20 g Kakaopulver, 1 Apfel, 1 Apfelsine, Saft von 1½ Zitronen, 2 Tabl. Süßstoff (= 29 g E, 11 g F, 63 g KH, 470 Kal in ca. 0,95 l).
Zusatz: 10 g Tr.hefe (→ ca. 2,0 mg B_1, 2,5 mg B_2, 5,5 mg PP, 90 mg C in 0,95 l).

68. Anis-Milch mit Apfel: 0,6 l Apfelsaft, 100 g Quark, 2 mittelgroße Äpfel, Saft von 1 Zitrone, 1 Teel. Anispulver, 2 Tabl. Süßstoff (= 19 g E, 1 g F, 110 g KH, 520 Kal in ca. 0,9 l).
Zusätze: a) Hfg. von 12 g Bä.hefe + 10 g Wzk. (→ ca. 1,5 mg B_1, 0,7 mg B_2, 2,5 mg PP, 40 mg C in 1,1 l)
oder *b)* 10 g Tr.hefe + 10 g Wzk. (→ ca. 2,5 mg B_1, 1,5 mg B_2, 5,0 mg PP, 40 mg C in 0,9 l).

69. Aprikosen-Joghurt mit Pfirsich: 0,4 l Magermilch-Joghurt, 100 g Quark, 0,1 l Vollmilch, 0,2 l Apfelpreßsaft, 100 g Aprikosen, 50 g Pfirsich, Saft von 1 Zitrone, 1 Eßl. Sanddornsaft „herb", 3 Tabl. Süßstoff (= 38 g E, 6 g F, 78 g KH, 530 Kal in ca. 0,9 l).
Zusätze: a) Hfg. von 12 g Bä.hefe + 10 g Wzk. (→ ca. 1,5 mg B_1, 1,5 mg B_2, 4,0 mg PP, 80 mg C in 1,1 l)
oder *b)* 10 g Tr.hefe + 10 g Wzk. (→ ca. 3,0 mg B_1, 2,5 mg B_2, 6,0 mg PP, 80 mg C in 0,9 l).

i) Kochsalzarme Getränke

(Herz-, Hochdruck- und Nierenschonkost)

70. Tomaten-Milch mit Zwiebel: 0,6 l Alesotal-Milch „normal", 5 mittelgroße Tomaten, 1 Eßl. salzfreies Tomatenmark, 1 mittelgroße Zwiebel, Saft von 1 Zitrone, 5 g Zucker (= 21 g E, 19 g F, 47 g KH, 450 Kal in ca. 0,8 l).
Zusätze: a) 20 g Tr.hefe + 10 g Wzk. (→ ca. 4,5 mg B_1, 3,5 mg B_2, 10,0 mg PP, 60 mg C in 0,8 l)
oder *b)* Hfg. von 12 g Bä.hefe + 10 g Wzk. (→ ca. 1,5 mg B_1, 1,5 mg B_2, 4,0 mg PP, 60 mg C in 1 l)
oder *c)* 20 g Wzk. (→ ca. 2,5 mg B_1, 1,5 mg B_2, 2,5 mg PP, 60 mg C in 0,8 l).

71. Pfirsich-Milch mit Zitrone: 0,5 l Aletosal-Milch „normal", 0,1 l Apfelpreßsaft, 300 g Pfirsiche, Saft von 2 Zitronen, 40 g Zucker (= 17 g E, 16 g F, 117 g KH, 680 Kal in ca. 1 l).
Zusätze: a) 15 g Wzk. (→ ca. 2,0 mg B_1, 1,2 mg B_2, 4,0 mg PP, 60 mg C in 1 l)
oder *b)* Hfg. von 12 g Bä.hefe + 10 g Wzk. (→ ca. 1,5 mg B_1, 1,5 mg B_2, 5,5 mg PP, 60 mg C in 1,2 l).

72. Johannisbeer-Milch: 0,4 l Aletosal-Milch „normal", 0,35 l Apfelsaft, 200 g schwarze Johannisbeeren, 50 g Zucker (= 14 g E, 13 g F, 135 g KH, 720 Kal in ca. 1 l; billiges Getränk).
Zusätze: a) Hfg. von 12 g Bä.hefe + 10 g Wzk. (→ ca. 1,5 mg B_1, 1,1 mg B_2, 3,0 mg PP, 170 mg C in 1,2 l)
oder *b)* 10 g Tr.hefe + 10 g Wzk. (→ ca. 3,0 mg B_1, 2,0 mg B_2, 5,5 mg PP, 170 mg C in 1 l).

73. Orangen-Milch mit Rotwein: 0,7 l Aletosal-Milch „normal", 0,2 l Rotwein, Saft von 2 Apfelsinen, Saft von 1 Zitrone, 1 gestr. Eßl. Vanillezucker, 20 g Zucker, 1 Eßl. Bienenhonig (= 21 g E, 22 g F, 111 g KH, 820 Kal in ca. 1,1 l).

Zusätze: a) 15 g Wzk. (→ ca. 1,5 mg B_1, 2,0 mg B_2, 2,0 mg PP, 80 mg C in 1,1 l)
oder b) Hfg. von 12 g Bä.hefe + 10 g Wzk. (→ ca. 1,5 mg B_1, 1,5 mg B_2, 3,5 mg PP, 80 mg C in 1,3 l)
oder c) 15 g Tr.hefe + 10 g Wzk. (→ ca. 3,5 mg B_1, 3,0 mg B_2, 7,5 mg PP, 80 mg C in 1,1 l).

74. Kakao-Bananen-Milch mit Honig: 0,65 l Aletosal-Milch „normal", 2 Bananen, Saft von 1 Zitrone, 2 Eßl. Kakao, 1 Eßl. Bienenhonig, 40 g Zucker (= 24 g E, 28 g F, 141 g KH, 900 Kal in ca. 0,9 l).
Zusätze: a) Hfg. von 12 g Bä.hefe + 10 g Wzk. (→ ca. 1,5 mg B_1, 2,0 mg B_2, 4,5 mg PP, 30 mg C in 1,1 l)
oder b) 20 g Tr.hefe + 10 g Wzk. (→ ca. 4,5 mg B_1, 3,5 mg B_2, 10,5 mg PP, 30 mg C in 0,9 l)
oder c) Hfg. von 100 ccm Br.hefe (→ ca. 3,5 mg B_1, 2,0 mg B_2, 10,5 mg PP, 30 mg C in 1,1 l).

75. Erdbeer-Milch mit Banane: 0,5 l Aletosal-Milch „normal", 50 ccm Sahne, 200 g Erdbeeren, 2 Bananen, Saft von 1 Zitrone, 1 Eßl. Bienenhonig, 40 g Zucker (= 20 g E, 32 g F, 137 g KH, 920 Kal in ca. 1 l).
Zusätze: a) 15 g Tr.hefe + 10 g Wzk. (→ ca. 3,5 mg B_1, 2,5 mg B_2, 8,5 mg PP, 130 mg C in 1 l)
oder b) Hfg. von 12 g Bä.hefe + 10 g Wzk. (→ ca. 1,5 mg B_1, 1,5 mg B_2, 4,0 mg PP, 130 mg C in 1,2 l)
oder c) Hfg. von 100 ccm Br.hefe (→ ca. 3,5 mg B_1, 2,0 mg B_2, 10,0 mg PP, 130 mg C in 1,2 l; angenehmer Biergeschmack).

2. Fruchtsuppen

Vorbemerkungen zur Herstellung

Die im Rezept enthaltenen Zutaten (einschließlich Weizenkeime und Trockenhefe) mit Ausnahme von Milch, Sahne, Zucker und Honig, werden in den Mixbecher gegeben. Die angegebene Menge Milch wird zusammen mit der in ihr aufgeschwemmten Bäckereipreßhefe bzw. Brauereihefe, gegebenenfalls unter Zusatz von Sahne, Zucker und Honig, kurz aufgekocht und sofort in den Mixbecher gegeben. Das Gemisch wird anschließend bei geringer Tourenzahl (Starmix: Stärke II) kurz durchgeschlagen und ist nach dem Abschmecken für die Ausgabe fertig.

Für den Weizenkeimzusatz kommen ausschließlich stabilisierte Keimlingspräparate in Frage (S. 100).

a) Beschränkt fetthaltige Fruchtsuppen

(Aufbau-, Mast- und Basedowkost, Fieberkost, Obstipationskost, Leber- und Galleschonkost, kochsalzarme Kost, Vollkost; ungezuckerte Zubereitungen für Magenschonkost, Diabetes- und Entfettungskost)

76. Fruchtsuppe mit Orange und Datteln: 1½ Eßl. Haferflocken, 3 Eßl. Weizenkeime, 5 g Datteln, Saft von 1½ Apfelsinen, Saft von ½ Zitrone; 16 g Bäckereipreßhefe und 1 gestr. Eßl. Zucker in 0,15 l siedender Vollmilch (= 26 g E, 13 g F, 82 g KH, 560 Kal und ca. 6,5 mg B_1, 1,0 mg B_2, 5,5 mg PP, 50 mg C in 0,5 l).

77. Erdbeersuppe mit Apfel: 1 Eßl. Haferflocken, 1 Eßl. geschroteter Leinsamen, 2 Eßl. Weizenkeime, 1 Eßl. Trockenhefe, 1 Apfel, 100 g Erdbeeren, 50 ccm Erdbeersaft, Saft von ½ Zitrone, 1 gestr. Eßl. Zucker mit 0,15 l siedender Vollmilch (= 24 g E, 18 g F, 74 g KH, 570 Kal und ca. 5,0 mg B_1, 1,5 mg B_2, 5,0 mg PP, 90 mg C in 0,5 l).

78. Fruchtsuppe mit Pfirsich und Banane: 1 Eßl. Haferflocken, 1½ Eßl. geschroteter Leinsamen, 1 Eßl. Weizenkeime, 2 Eßl. Trockenhefe, 150 g Pfirsiche, 1 Banane, 50 ccm Apfelsaft (oder Apfelsinensaft), Saft von ½ Zitrone; $^1/_8$ l Vollmilch und 2 Eßl. Sahne, siedend zugesetzt, 4 Tabl. Süßstoff (= 23 g E, 27 g F, 70 g KH, 620 Kal und ca. 4,0 mg B_1, 1,5 mg B_2, 8,0 mg PP, 30 mg C in 0,5 l).

79. Himbeersuppe mit Apfel: 2 Eßl. Haferflocken, 2 Eßl. Weizenkeime, 1 Eßl. Trockenhefe, 1 Eßl. Himbeermark, 50 g Apfel, 50 ccm Apfelsaft, Saft von ½ Zitrone, 10 g Bäckereipreßhefe und 1 gestr. Eßl. Zucker in 50 ccm Sahne und $^1/_8$ l Vollmilch, siedend zugegeben (= 24 g E, 25 g F, 74 g KH, 630 Kal und ca. 5,0 mg B_1, 1,5 mg B_2, 4,0 mg PP, 20 mg C in 0,4 l).

80. Kirschsuppe mit Banane: 1 Eßl. Haferflocken, 1 Eßl. geschroteter Leinsamen, 2 Eßl. Weizenkeime, 1½ Eßl. Trockenhefe, 100 g Kirschen, 75 ccm Kirschsaft, $^1/_2$ Banane, 1 gestr. Eßl. Zucker mit 25 ccm Sahne und 0,1 l Vollmilch, siedend zugegeben (= 25 g E, 24 g F, 83 g KH, 640 Kal und ca. 5,5 mg B_1, 1,5 mg B_2, 6,0 mg PP, 20 mg C in 0,45 l).

81. Hagebuttensuppe mit Weißwein: 3 Eßl. Weizenkeime, 1½ Eßl. Trockenhefe, 3 Eßl. Hagebuttensaft, 1 mittelgroßer Apfel, Saft von ½ Zitrone, 75 ccm Weißwein, 1½ Eßl. Zucker in 2 Eßl. Sahne und 0,15 l Vollmilch, siedend zugegeben (= 27 g E, 21 g F, 86 g KH, 650 Kal und ca. 7,0 mg B_1, 1,5 mg B_2, 6,0 mg PP, 50 mg C in 0,5 l).

82. Fruchtsuppe mit Banane: 3 Eßl. Haferflocken, 3 Eßl. Weizenkeime, 1½ Banane, Saft von 1 Apfelsine, Saft von ½ Zitrone; 3 Eßl. Sahne und 0,15 l Vollmilch, siedend zugegeben, 2 Tabl. Süßstoff (= 28 g E, 27 g F, 96 g KH, 750 Kal und ca. 6,5 mg B_1, 0,8 mg B_2, 3,5 mg PP, 50 mg C in 0,5 l).

83. Apfelsuppe mit Zimt: 2 Eßl. Haferflocken, 2 Eßl. Weizenkeime, 1 mittelgroßer Apfel, Saft von ½ Apfelsine, 50 ccm Apfelsaft, 1 Messerspitze Zimt, 50 g Rosinen; 10 g Bäckereipreßhefe mit 1 gestr. Eßl. Zucker in 50 ccm Sahne und 0,1 l Vollmilch, siedend zugegeben (= 22 g E, 25 g F, 111 g KH, 760 Kal und ca. 4,5 mg B_1, 0,9 mg B_2, 4,0 mg PP, 20 mg C in 0,45 l).

b) Fettreiche Fruchtsuppen

(Aufbau-, Mast- und Basedowkost, Obstipationskost, kochsalzarme Kost, Vollkost; ungezuckerte Zubereitungen auch für Magenschonkost)

84. Fruchtsuppe mit Sanddorn: 1½ Eßl. Haferflocken, 1½ Eßl. geschroteter Leinsamen, 1½ Eßl. Weizenkeime, 3 Eßl. Trockenhefe, 75 ccm Sanddornsaft „herb", 50 ccm Apfelsaft, 2 Tabl. Süßstoff; 2 Eßl. Sahne und 0,2 l Vollmilch, siedend zugesetzt (= 30 g E, 35 g F, 55 g KH, 710 Kal und ca. 6,0 mg B_1, 2,0 mg B_2, 9,0 mg PP, 230 mg C in 0,45 l).

85. Apfelsuppe mit Aprikosen: 1½ Eßl. Haferflocken, 1½ Eßl. geschroteter Leinsamen, 1½ Eßl. Weizenkeime, 3 Eßl. Trockenhefe, 1 mittelgroßer Apfel, 100 g

Aprikosen, Saft von ½ Zitrone; 60 ccm Sahne und 0,15 l Vollmilch, siedend zugegeben, 3 Tabl. Süßstoff (= 30 g E, 39 g F, 64 g KH, 730 Kal und ca. 5,5 mg B_1, 2,5 mg B_2, 9,0 mg PP, 20 mg C in 0,5 l).

86. Fruchtsuppe mit gemischtem Obstsaft: 1½ Eßl. Haferflocken, 1 Eßl. geschroteter Leinsamen, 1½ Eßl. Weizenkeime, 2 Eßl. Trockenhefe, Saft von 1 Apfelsine, 50 ccm Apfelsaft, 1 Eßl. gezuckerter Sanddornsaft; 1½ Eßl. Bienenhonig mit 3 Eßl. Sahne und 0,15 l Vollmilch, siedend zugesetzt (= 25 g E, 31 g F, 91 g KH, 750 Kal und ca. 5,0 mg B_1, 1,5 mg B_2, 6,5 mg PP, 60 mg C in 0,4 l).

87. Fruchtsuppe mit Mandeln: 1 Eßl. Haferflocken, 1 Eßl. geschroteter Leinsamen, 1 Eßl. Weizenkeime, 1 Eßl. Trockenhefe, 1 Eßl. Bienenhonig, 50 g Mandeln, Saft von 1½ Apfelsine, Saft von ½ Zitrone; 2 Eßl. Sahne und 0,15 l Vollmilch, siedend zugesetzt (= 28 g E, 52 g F, 73 g KH, 880 Kal und ca. 3,0 mg B_1, 1,5 mg B_2, 6,5 mg PP, 60 mg C in 0,45 l).

88. Fruchtsuppe mit Rosinen und Haselnuß: 1 Eßl. Haferflocken, 1 Eßl. geschroteter Leinsamen, 1 Eßl. Weizenkeime, 2 Eßl. Trockenhefe, 0,1 l Apfelsaft, Saft von 1 Apfelsine, 50 g Haselnüsse, 50 g Rosinen; 1 Teel. Bienenhonig mit 0,15 l siedender Vollmilch (= 28 g E, 46 g F, 100 g KH, 940 Kal und ca. 4,0 mg B_1, 1,5 mg B_2, 6,0 mg PP, 40 mg C in 0,5 l).

3. Bierhefesuppen

Vorbemerkungen zur Herstellung

Die angegebene Menge an frischer, halbflüssiger Brauereihefe wird mit den in Frage kommenden übrigen Zutaten (Mondamin, Ei, Zucker, Gelatine usw., gegebenenfalls auch Bier) unter Zusatz des Wassers bzw. einer eben ausreichenden Teilmenge des im Rezept enthaltenen Fruchtsaftes im Wasserbad bis kurz vor Erreichen des Siedepunktes geschlagen (Abtötung der Hefe, Garung des Eies und der Stärke). Der restliche größere Teil der vorgesehenen Rohsaftmenge sowie das zerkleinerte Obst werden nach dem Erkaltenlassen zugegeben.

a) Alkoholfreie Bierhefesuppen

(Aufbau-, Mast- und Basedowkost, fortgeschrittene Leber- und Galleschonkost, Fieberkost, Obstipationskost, kochsalzarme Kost, Vollkost)

89. Bierhefesuppe mit Zitrone: 50 ccm halbflüssige Brauereihefe, 3 g Mondamin, 1 Ei, Saft von 1 Zitrone, etwas geriebene Zitronenschale, 0,2 l Wasser, 20 g Zucker (= 11 g E, 6 g F, 28 g KH, 220 Kal und ca. 1,5 mg B_1, 0,6 mg B_2, 4,0 mg PP, 20 mg C in 0,35 l).

90. Bierhefesuppe mit Johannisbeer: 50 ccm halbflüssige Brauereihefe, 2 g Mondamin, 1 Ei, 0,2 l schwarz-roter Johannisbeersaft, 20 g Zucker (= 13 g E, 7 g F, 44 g KH, 310 Kal und ca. 1,5 mg B_1, 0,6 mg B_2, 4,5 mg PP, 120 mg C in 0,3 l).

91. Bierhefesuppe mit Mokka: 50 ccm halbflüssige Brauereihefe, 5 g Mondamin, 1 Ei, 20 ccm Sahne, 0,1 l Apfelsaft, Saft von 1 Apfelsine, 1 Teel. Nescafe-Pulver, 10 g Zucker (= 11 g E, 13 g F, 40 g KH, 310 Kal und ca. 1,5 mg B_1, 0,6 mg B_2, 4,0 mg PP, 30 mg C in 0,3 l).

192 XVI. Rezeptteil

92. Bierhefesuppe mit Erdbeer und Nougat: 50 ccm halbflüssige Brauereihefe, 2 g Mondamin, 1 Ei, 1 Eßl. Sahne, 200 ccm Erdbeerpreßsaft, 10 g Nougatbutter, 5 g Zucker (= 13 g E, 16 g F, 28 g KH, 320 Kal und ca. 1,5 mg B_1, 0,7 mg B_2, 4,5 mg PP, 100 mg C in 0,33 l).

93. Bierhefesuppe mit Apfel und Sanddorn: 50 ccm halbflüssige Brauereihefe, 2 g Mondamin, 1 Ei, 0,2 l Apfelsaft, 2 Eßl. gezuckerter Sanddornsaft, 10 g Zucker (= 11 g E, 7 g F, 56 g KH, 340 Kal und ca. 1,5 mg B_1, 0,6 mg B_2, 4,0 mg PP, 50 mg C in 0,35 l).

94. Bierhefesuppe mit Orange und Kakao: 50 ccm halbflüssige Brauereihefe, 5 g Mondamin, 1 Ei, 20 ccm Sahne, 50 ccm Apfelsaft, Saft von 2 Apfelsinen, 1 Teel. Kakaopulver, 1 Stange Ingwer, 10 g Zucker (= 13 g E, 14 g F, 46 g KH, 350 Kal und ca. 1,5 mg B_1, 0,7 mg B_2, 4,5 mg PP, 60 mg C in 0,33 l).

95. Bierhefesuppe mit Banane und Datteln: 50 ccm halbflüssige Brauereihefe, 1 Ei, 0,1 l Apfelsaft, ½ geschlagene Banane, 50 g Datteln (fein zerkleinert), Saft von 1 Zitrone, 10 g Zucker (= 13 g E, 7 g F, 74 g KH, 410 Kal und ca. 1,5 mg B_1, 0,6 mg B_2, 5,5 mg PP, 25 mg C in 0,33 l).

96. Bierhefesuppe mit Mandeln und Krokant: 100 ccm halbflüssige Brauereihefe, 3 g Vanillepulver, 1 Ei, 50 ccm Sahne, 0,25 l Vollmilch, 20 g geriebene süße Mandeln, 25 g Krokant, 5 g Zucker (= 27 g E, 41 g F, 52 g KH, 700 Kal und ca. 3,0 mg B_1, 1,5 mg B_2, 9,0 mg PP, 10 mg C in 0,5 l).

b) Alkoholhaltige Bierhefesuppen (Biersuppen)

(Aufbau-, Mast- und Basedowkost, Fieberkost, Obstipationskost, kochsalzarme Kost, Vollkost)

97. Biersuppe mit Pfirsich: 40 ccm halbflüssige Brauereihefe, 50 ccm helles Bier, 1 Eiweiß, 30 ccm Sahne, 75 g fein zerkleinerte Pfirsiche, 50 ccm Pfirsichsaft, 10 g Zucker (= 8 g E, 10 F, 28 g KH, 250 Kal und ca. 1,2 mg B_1, 0,6 mg B_2, 5,0 mg PP, 10 mg C in gut ¼ l).

98. Biersuppe mit Erdbeer: 45 ccm halbflüssige Brauereihefe, 0,1 l helles Bier, 1 Ei, 20 ccm Sahne, 50 ccm Apfelsaft, 75 g fein zerkleinerte Erdbeeren, etwas Zitronensaft, 10 g Zucker (= 12 g E, 13 g F, 28 g KH, 310 Kal und ca. 1,5 mg B_1, 0,7 mg B_2, 4,5 mg PP, 40 mg C in 0,35 l).

99. Biersuppe mit Apfel und Honig: 50 ccm halbflüssige Brauereihefe, 50 ccm helles Bier, 2 g Mondamin, 1 Ei, 0,15 l Apfelsaft, etwas Apfelsinensaft, etwas geriebene Apfelsinenschale, 1 Eßl. Bienenhonig, 20 g Zucker (= 11 g E, 6 g F, 64 g KH, 370 Kal und ca. 1,5 mg B_1, 0,6 mg B_2, 4,5 mg PP in 0,33 l).

100. Biersuppe mit Aprikosen: 65 ccm halbflüssige Brauereihefe, 50 ccm helles Bier, 1 Ei, 20 ccm Sahne, 50 ccm Apfelsaft, 50 ccm Aprikosensaft, 75 g Aprikosen, ½ geschlagene Banane, 20 g Zucker (= 14 g E, 13 g F, 54 g KH, 400 Kal und ca. 2,0 mg B_1, 0,9 mg B_2, 6,5 mg PP, 10 mg C in 0,4 l).

4. Pikante Suppen

(Aufbau-, Mast- und Basedowkost, Obstipationskost, Diabeteskost, Vollkost, fettarm für Darmschonkost, ungesalzen für kochsalzarme Kostformen)

Vorbemerkungen zur Herstellung

Das im Rezept angegebene Gemüse wird fein zerkleinert und mit der Fleisch- bzw. Gemüsebrühe sowie den weiteren Zutaten (Butter, Sahne, Haferflocken usw.) gargekocht. Die so erhaltene Suppe wird im Mixbecher bei geringer Tourenzahl (Starmix: Stärke II) mit den Weizenkeimen und gegebenenfalls der Trockenhefe kurz durchgeschlagen. Nach nochmaligem kurzen Aufkochenlassen wird mit Salz und Gewürz abgeschmeckt.

101. Pilzsuppe: 1½ Eßl. Weizenkeime, 3 Eßl. Trockenhefe; 150 g Pfifferlinge (oder Champignons) mit 15 g Butter, etwas Pfeffer, etwas Zwiebel und etwas gekörnter Brühe in 150 ccm Pilzwasser und 80 ccm Bouillon, siedend zugegeben (= 20 g E, 17 g F, 24 g KH, 340 Kal und ca. 5,5 mg B_1, 2,0 mg B_2, 17,5 mg PP, 5 mg C in 0,45 l; berechnet auf Pfifferlinge).

102. Spargelsuppe: 1 Eßl. Weizenkeime, 2 Eßl. Trockenhefe; 200 g Spargel mit 50 ccm Vollmilch, 20 g Butter, 10 g Mehl, etwas Salz und etwas gekörnter Brühe in 0,15 l Spargelwasser (= 17 g E, 21 g F, 28 g KH, 380 Kal und ca. 4,0 mg B_1, 1,5 mg B_2, 7,5 mg PP, 25 mg C in 0,45 l).

103. Erbsensuppe: 1½ Eßl. Weizenkeime, 3 Eßl. Trockenhefe; 150 g grüne Erbsen mit 15 g Butter, etwas Salz, etwas Zucker und etwas gekörnter Brühe in 80 ccm Erbsenwasser und 0,15 l Bouillon, siedend zugegeben (= 27 g E, 19 g F, 44 g KH, 440 Kal und ca. 6,0 mg B_1, 2,0 mg B_2, 12,0 mg PP, 20 mg C in 0,45 l).

104. Tomatensuppe: 2 Eßl. Weizenkeime, 4 Eßl. Trockenhefe; 2 Eßl. Tomatenmark mit 0,1 l Vollmilch, 20 g Butter, etwas Zwiebel, etwas Pfeffer und etwas Salz in 0,3 l Bouillon (= 28 g E, 29 g F, 34 g KH, 530 Kal und ca. 7,0 mg B_1, 2,5 mg B_2, 11,5 mg PP, 5 mg C in 0,5 l).

105. Bouillon mit Rindfleisch: 2 Eßl. Weizenkeime, 4 Eßl. Trockenhefe; 75 g Rindfleisch und 100 ccm Bratensaft mit 50 ccm Sahne, etwas Salz und etwas Maggi in 0,2 l Bouillon (= 39 g E, 36 g F, 28 g KH, 590 Kal und ca. 7,0 mg B_1, 2,5 mg B_2, 11,0 mg PP in 0,5 l).

106. Kartoffelsuppe mit Speck: 1½ Eßl. Weizenkeime, 3 Eßl. Trockenhefe, 125 g gekochte Kartoffeln und 30 g Möhren mit 15 Butter, 20 g zerlassenem Speck, etwas Salz, etwas Zwiebel und etwas gekörnter Brühe in 50 ccm Spargelwasser und 0,2 l Bouillon; etwas Schnittlauch (= 21 g E, 36 g F, 46 g KH, 600 Kal und ca. 5,5 mg B_1, 2,0 mg B_2, 10,0 mg PP, 10 mg C in 0,5 l).

107. Linsensuppe mit Schinkenspeck: 2 Eßl. Weizenkeime, 6 Eßl. Trockenhefe; 50 g Linsen, eingeweicht und gekocht mit 50 g fein gewiegtem, zerlassenem, gekochtem Schinken, etwas Salz, etwas Zwiebel und etwas Pfeffer in 0,3 l Bouillon (= 54 g E, 28 g F, 52 g KH, 720 Kal und ca. 9,5 mg B_1, 3,5 mg B_2, 17,5 mg PP in 0,5 l).

108. Münsterländer Bohnensuppe: 1½ Eßl. Weizenkeime, 5 Eßl. Trockenhefe; 75 g weiße Bohnen, eingeweicht und gekocht mit 75 g fein gewiegtem, zerlassenem, gekochtem Schinken, etwas Salz und etwas Zwiebel in ¼ l Bouillon (= 58 g E, 35 g F, 65 g KH, 840 Kal und ca. 7,5 mg B_1, 3,0 mg B_2, 18,0 mg PP in 0,5 l).

109. Petersiliensuppe: 3 Eßl. Weizenkeime, 6 Eßl. Trockenhefe; 20 g Petersilie mit 60 g Butter, etwas Salz und etwas gekörnter Brühe in 0,3 l Bouillon (= 34 g E, 60 g F, 40 g KH, 870 Kal und ca. 10,5 mg B_1, 3,5 mg B_2, 16,5 mg PP, 20 mg C in 0,45 l).

5. Schrotbreie und -aufläufe

a) Schrotbreie und -aufläufe ohne Kalorienbeschränkung

(Aufbaukost, Obstipationskost, fortgeschrittene Leber- und Magenschonkost, Vollkost, ungesalzen für kochsalzarme Kostformen, ungezuckert für Diabeteskost)

Vorbemerkungen zur Herstellung

Schrotbreie mit Gemüse (pikante Schrotbreie): Das in feine Würfel geschnittene Gemüse wird, ggf. unter Zusatz fein zerschnittener Zwiebel[1]), in zerlassenem Fett (Butter oder Sonnenblumenöl) angedünstet und unter Zusatz von wenig Wasser gegart. Das trockene Schrot (sowie ggf. das Sojamehl) wird unter stetem Umrühren in die im Rezept angegebene Flüssigkeitsmenge (siedende Milch, Gemüse- oder Fleischbrühe) eingestreut und der Brei unter häufigem Umrühren rasch zum Kochen gebracht. Langsames Weitergaren bei schwacher Hitze (kleine Flamme, Randstelle des Kochherdes, Wasserbad o. ä.) während etwa 15–30 Min. (häufiges Umrühren!). Nach Zugabe der Würzzutaten sowie der Weizenkeime und der Trockenhefe²) wird der Brei gut durchgerührt, abgeschmeckt und unter Zugabe von frischen Kräutern angerichtet.

Schrotbreie mit Obst (süße Schrotbreie): Die im Rezept angegebene Milchmenge wird zum Kochen gebracht und in diese das Schrot unter kräftigem Rühren vorsichtig eingestreut. Langsames Weitergaren bei schwacher Hitze im geschlossenen Topf über etwa 15–30 Min. (häufiges Umrühren!). Sodann werden das Obst und ggf. der Obstsaft sowie Trockenhefe und Weizenkeime zugegeben (Abschmecken mit Zucker, Zitrone u. ä.).

Bei fein zerschlagenem Schrot bringt das vorherige Einweichen oder das Kaltanrühren keinen wesentlichen Vorteil. Je feiner das Schrot ist, desto größer ist seine Quellungsfähigkeit und desto kürzer die Kochzeit. Der Garpunkt soll bei der Zubereitung von Schrotbreien möglichst nicht wesentlich überschritten werden, da es andernfalls zu unnötigen Vitaminverlusten und zu Geschmacksminderungen kommt.

Schrotaufläufe: Das Vorbereiten und Garen von Gemüse und Schrot erfolgt in gleicher Weise wie bei pikantem Schrotbrei. Nach dem Garen läßt man den Brei auskühlen, rührt ggf. Eigelb, Käse usw. sowie Weizenkeime und Trockenhefe darunter und schmeckt ihn ab. Das Eiweiß wird zu steifem Schnee geschlagen und zuletzt unter den Brei gehoben. Man gibt die Masse in eine gefettete, ausgestreute Auflaufform, überstreut sie dünn mit geriebenem Käse oder Paniermehl und setzt

---

[1]) Schrotbreie für Magen-, Leber- und Galleschonkost werden ohne Zwiebel zubereitet.

²) Torula-Trockenhefe eignet sich aus geschmacklichen Gründen für Schrotgerichte meist besser als Brauereitrockenhefe.

ggf. Butterflöckchen darauf. Der Auflauf wird sodann in das gut vorgeheizte Backrohr eingebracht und bei mittlerer Hitze über 40–50 Minuten gebacken.

110. Schrotbrei mit Schwarzwurzeln[1]): 100 g Weizenschrot, 50 g Schwarzwurzeln, 20 g Butter, 600 ccm Milch, 5 g Petersilie, etwas Salz und Muskat, 10 ccm Sahne, 40 g Trockenhefe, 20 g Reibekäse (= 61 g E, 50 g F, 112 g KH, 1170 Kal und ca. 6,5 mg B_1, 4,5 mg B_2, 21,0 mg PP, 10 mg C in 0,6 l).

111. Schrotbrei mit Spargel: 100 g Weizenschrot, 20 g Butter, 600 ccm Milch, 100 g Spargel, 100 ccm Spargelwasser, etwas Salz, 1 Eigelb, 10 ccm Sahne, 1 Teel. Petersilie, 40 g Trockenhefe (= 58 g E, 51 g F, 107 g KH, 1140 Kal und ca. 6,5 mg B_1, 5,0 mg B_2, 22,0 mg PP, 20 mg C in 0,65 l).

112. Schrotbrei mit Steckrüben: 100 g Weizenschrot, 20 g Butter, 100 g Steckrüben, 1 kl. Zwiebel, 600 ccm Milch, 10 ccm Sahne, etwas Salz, Muskat und Petersilie, 35 g Trockenhefe, 20 g Weizenkeime (= 59 g E, 46 g F, 123 g KH, 1160 Kal und ca. 7,5 mg B_1, 4,5 mg B_2, 20,0 mg PP, 25 mg C in 0,55 l).

113. Schrotbrei mit Wirsing: 100 g Weizenschrot, ½ Zwiebel, 25 ccm Sonnenblumenöl, 600 ccm Milch, 100 g Wirsing, etwas Kümmel, etwas Salz und Muskat, 10 ccm Sahne, 40 g Trockenhefe (= 55 g E, 54 g F, 110 g KH, 1170 Kal und ca. 6,5 mg B_1, 5,0 mg B_2, 21,5 mg PP, 25 mg C in 0,6 l).

114. Schrotbrei mit Birne: 100 g Weizenschrot, 150 g Birnen, 20 g Butter, 600 ccm Milch, 20 g Zucker, 1 g Zimt, 1 Teel. gezuckerter Sanddornsaft, 1 Prise Salz, 20 g Weizenkeime, 15 g Trockenhefe (= 46 g E, 43 g F, 154 g KH, 1220 Kal und ca. 4,5 mg B_1, 2,5 mg B_2, 11,5 mg PP, 20 mg C in 0,65 l).

115. Schrotbrei mit gemischtem Gemüse: 100 g Weizenschrot, 50 g Blumenkohl, 50 g Möhren (Kohlrabi, Spinat o. ä.), ½ kleine Zwiebel, 30 g Butter, 800 ccm Milch, etwas gekörnte Brühe, Salz, Muskat, Glutamat, 20 g Sojavollmehl, 30 g Trockenhefe, 10 g Weizenkeime, 20 g Reibekäse (= 75 g E, 66 g F, 131 g KH, 1460 Kal und ca. 6,0 mg B_1, 4,0 mg B_2, 20,0 mg PP, 25 mg C in 0,8 l).

116. Schrotbrei mit Mandarine: 100 g Weizenschrot, 500 ccm Vollmilch, 25 ccm Apfelsaft, 20 g Zucker, 50 g Mandarine, 15 g Trockenhefe, 15 g Weizenkeime (= 41 g E, 22 g F, 130 g KH, 900 Kal und ca. 4,5 mg B_1, 2,5 mg B_2, 11,5 mg PP, 13 mg C in 0,5 l).

117. Schrotbrei mit Rosenkohl: 100 g Weizenschrot, 100 g Rosenkohl, ½ Zwiebel, 30 g Butter, 300 ccm Vollmilch, Salz, Muskat, 10 ccm Sahne, 50 g Sojavollmehl, 40 g Trockenhefe, 5 g Weizenkeime, 15 g Reibekäse, (= 91 g E, 74 g F, 138 g KH, 1610 Kal und ca. 7,5 mg B_1, 5,0 mg B_2, 28,0 mg PP, 55 mg C in 0,8 l).

118. Schrotauflauf mit Blumenkohl und Karotten: 100 g Weizenschrot, 50 g Blumenkohl, 50 g Karotten, 25 g Butter, 600 ccm Milch, etwas gewiegte Petersilie, Salz, Muskat, 10 ccm Sahne, 1 Ei, etwas Paniermehl, 30 g Trockenhefe, 15 g Weizenkeime, 20 g Reibekäse (= 69 g E, 61 g F, 119 g KH, 1330 Kal und ca. 4,5 mg B_1, 4,0 mg B_2, 18,0 mg PP, 15 mg C in 0,55 l).

---

[1]) Die nachstehend aufgeführten Rezeptbeispiele für Schrotbreie gehen in ihrem Grundaufbau zum Teil auf solche von S. BOMMER zurück, auf dessen reichhaltige Rezeptsammlung hier besonders verwiesen sei.

119. Schrotauflauf mit Erbsen und Karotten: 100 g Weizenschrot, 50 g Erbsen, 50 g Karotten, 30 g Butter, 800 ccm Milch, etwas gekörnte Brühe, Salz, Muskat, 10 ccm Sahne, 1 Ei, 40 g Trockenhefe, 10 g Weizenkeime, 30 g Reibekäse (= 83 g E, 75 g F, 132 g KH, 1580 Kal und ca. 5,5 mg B_1, 5,0 mg B_2, 22,5 mg PP, 10 mg C in 0,6 l).

120. Schrotauflauf mit Sellerie: 100 g Weizenschrot, 75 g Sellerie, 25 g Butter, 600 ccm Milch, 50 ccm Selleriewasser, 20 ccm Sahne, Salz, 1 Ei, 50 g Trockenhefe, 15 g Weizenkeime, 30 g Reibekäse (= 81 g E, 68 g F, 118 g KH, 1450 Kal und ca. 6,5 mg B_1, 6,0 mg B_2, 25,5 mg PP, 7 mg C in 0,65 l).

121. Schrotauflauf mit Tomate: 100 g Weizenschrot, ½ kleine Zwiebel, 20 g Tomatenmark, 25 ccm Sonnenblumenöl, 600 ccm Milch, Salz, 25 ccm Sahne, etwas gewiegte Petersilie, 1 Ei, etwas Paniermehl und 5 g Butter, 40 g Trockenhefe, 15 g Reibekäse (= 68 g E, 72 g F, 110 g KH, 1400 Kal und ca. 4,5 mg B_1, 5,0 mg B_2, 21,0 mg PP, 6 mg C in 0,55 l).

122. Schrotauflauf mit Pfifferlingen und Gemüse: 100 g Weizenschrot, 50 g Pfifferlinge, 50 g Erbsen (oder Möhren), ½ kleine Zwiebel, 40 g Butter, 550 ccm Milch, 100 ccm Gemüsebrühe, etwas gekörnte Brühe, Salz, Muskat, Glutamat, 1 Teel. gewiegte Petersilie, 10 ccm Sahne, 1 Ei, 50 g Trockenhefe, 10 g Weizenkeime, 20 g Reibekäse (= 79 g E, 72 g F, 120 g KH, 1470 Kal und ca. 6,5 mg B_1, 6,0 mg B_2, 29,5 mg PP, 10 mg C in 0,8 l).

123. Schrotauflauf mit Sauerkraut: 100 g Weizenschrot, 100 g Sauerkraut, ½ kleine Zwiebel, 40 g Butter, 700 ccm Milch, Salz, Muskat, 1 Ei, etwas Paniermehl, 50 g Trockenhefe, 15 g Weizenkeime, etwas Petersilie zum Bestreuen (= 78 g E, 73 g F, 129 g KH, 1520 Kal und ca. 6,5 mg B_1, 6,0 mg B_2, 25,5 mg PP, 10 mg C in 0,7 l).

124. Schrotauflauf mit Pfifferlingen und Fleisch: 100 g Weizenschrot, 100 g Pfifferlinge, 1 Zwiebel, 45 g Butter, 800 ccm Milch, 150 ccm Pilzwasser, Salz, Muskat, Glutamat, 10 ccm Sahne, 30 g Mortadella (oder mageren Schinken), 1 Ei, 40 g Sojavollmehl, 40 g Trockenhefe, 10 g Weizenkeime, 30 g Reibekäse (= 105 g E, 99 g F, 141 g KH, 1930 Kal und ca. 5,5 mg B_1, 5,5 mg B_2, 33,0 mg PP, 10 mg C in 0,9 l; berechnet auf Mortadella).

b) Kalorienarme Aufläufe (Kleieaufläufe)

(Entfettungskost)

Aufläufe mit Gemüse (pikante Aufläufe): Das fein zerkleinerte Gemüse wird in wenig Sonnenblumenöl angedünstet, die trockene Kleie hinzugegeben und ebenfalls kurz mit angedünstet. Dann füllt man mit der angegebenen Flüssigkeitsmenge (heißer Magermilch, entfetteter Fleischbrühe oder Gemüsebrühe) auf und läßt den Brei ca. 15 Minuten garen. Nach dem Abkühlen kommen die übrigen Zutaten sowie Weizenkeime und Trockenhefe hinzu und das Eigelb wird hineingerührt. Das Eiweiß schlägt man zu steifem Schnee und hebt es zuletzt unter den Brei. Die Masse wird sodann in eine schwach gefettete Auflaufform gegeben und dünn mit Weizenkeimen oder Magerkäse überstreut. Im gut vorgeheizten Backrohr läßt man den Auflauf bei mittlerer Hitze 30–40 Minuten backen.

Aufläufe mit Obst (süße Aufläufe): Die Kleie wird in die siedende Magermilch eingestreut und ca. 15 Minuten gegart. Man hebt das fein zerkleinerte Obst (bzw. Mus) darunter, fügt Weizenkeime und Trockenhefe hinzu und schmeckt mit Süßstoff, ggf. Zimt und Kokos ab. Das Eiweiß wird zu steifem Schnee geschlagen, den man vorsichtig unter die fertige Masse zieht. Überstreuen von Kokosraspeln. Das Backen erfolgt in der gleichen Weise wie vorstehend für Kleieaufläufe mit Gemüse angegeben.

125. Kleieauflauf mit Spargel: 50 g Weizenkleie, 100 g Spargel, 100 ccm Spargelwasser, 600 ccm Magermilch, etwas Muskat, etwas gewiegte Petersilie, 1 Ei, 50 g Trockenhefe, 10 g Weizenkeime, 50 g mageres Rindfleisch, 20 g mageren Reibekäse (= 84 g E, 22 g F, 55 g KH, 760 Kal und ca. 6,5 mg B_1, 7,0 mg B_2, 31,0 mg PP, 10 mg C in 0,75 l).

126. Kleieauflauf mit Apfel: 50 g Weizenkleie, 500 ccm Magermilch, Apfelmus aus 100 g Apfel, 150 ccm Wasser und (für den gesamten Auflauf) 2 Tabl. Süßstoff, etwas Zimt, 20 g Kokosflocken, 1 Eiweiß, 25 g Weizenkeime, 10 g Trockenhefe (= 47 g E, 20 g F, 69 g KH, 660 Kal und ca. 3,0 mg B_1, 2,5 mg B_2, 14,0 mg PP, 6 mg C in 0,55 l).

127. Kleieauflauf mit Pfifferlingen: 50 g Weizenkleie, 100 g Pfifferlinge, ½ kleine Zwiebel, 10 ccm Sonnenblumenöl, 300 ccm Pilzwasser, 600 ccm Magermilch, etwas ABC-Gewürz, etwas gewiegte Petersilie, 1 Ei, 50 g Trockenhefe, 10 g Weizenkeime, 50 g mageres Kalbfleisch, 30 g mageren Reibekäse (= 90 g E, 27 g F, 59 g KH, 860 Kal und ca. 6,0 mg B_1, 7,0 mg B_2, 40,5 mg PP, 8 mg C in 0,8 l).

128. Kleieauflauf mit gemischtem Gemüse: 50 g Weizenkleie, 25 g Zwiebel, 30 g Möhren, 30 g Sellerie, 30 g Blumenkohl, 10 g Porree, 25 ccm Sonnenblumenöl, 2 g Petersilie, etwas Selleriegrün, 100 ccm Gemüsebrühe, 600 ccm Magermilch, 1 Ei, 50 g Trockenhefe, 20 g mageren Reibekäse (= 72 g E, 39 g F, 56 g KH, 890 Kal und ca. 5,5 mg B_1, 6,5 mg B_2, 29,5 mg PP, 13 mg C in 0,6 l).

6. Frischkornbreie (Getreiderohbreie)

Vorbemerkungen zur Herstellung

Das über mindestens 6–8 Stunden, zweckmäßigerweise über Nacht, im Wasser geweichte Weizenschrot[1] (S. 101 f.) wird unter Mitverwendung des Einweichwassers mit den übrigen im Rezept angegebenen Zutaten (außer Weizenkeimen) gründlich vermischt. Das Obst (auch das geweichte Trockenobst) soll dabei fein zerkleinert oder im Mixbecher durchgeschlagen sein. Nüsse, Mandeln und Sonnenblumenkerne sind in der Nußmühle zu mahlen oder im Elektromixer fein zu zerschlagen. Die Untermischung der Weizenkeime erfolgt als letztes, möglichst erst

---

[1] 1 kg Weizenschrot benötigt zum Einweichen 1 ½ l, 1 kg Weizenkleie 5 l Wasser. Ein zu langes Weichenlassen des Schrotes ist wegen der Gefahr der Säuerung, besonders in der warmen Jahreszeit, zu vermeiden. Milch ist zum Einweichen von Schrot und Kleie nicht geeignet; der Milchzusatz zum Frischkornbrei erfolgt erst bei Zugabe der übrigen Zutaten. Trockenfrüchte werden getrennt vom Schrot eingeweicht.

kurz vor der Darreichung des Breis. Frischkornbreie sollen baldmöglichst, spätestens jedoch 2-3 Stunden nach der Zubereitung zum Verzehr kommen.
Weizenkleie ist in gleicher Weise über mindestens 6-8 Stunden in Wasser zu weichen wie Weizenschrot. Schon 20 g Kleie ergeben eingeweicht einen großen Tassenkopf voll. Geschmacklich ist Kleie im Vergleich zum Schrot relativ indifferent; kleiereiche Frischkornbreie müssen deshalb durch geeignete Zugaben (Leinsamen, Frischobst, Backobst usw.) in besonderer Weise schmackhaft gemacht werden.
Hinsichtlich des Geschmacks bereitet die Unterbringung auch größerer Mengen von Weizenkeimen im Frischkornbrei fast niemals Schwierigkeiten. Häufig verbessert der Weizenkeimzusatz sogar das Aroma des Frischkornbreies; letzteres gilt noch mehr für den Zusatz von Leinsamenschrot. Die in den nachfolgenden Rezepten angegebenen Frischkornbreie lassen sich durch Austausch oder mengenmäßige Abwandlung einzelner Zusätze in beliebiger Weise vielfältig variieren.

a) Frischkornbreie ohne Kalorienbeschränkung

(Obstipationskost, Aufbaukost, fortgeschrittene Leber-, Galle- und Magenschonkost, Vollkost)

129. Kleierohbrei mit Datteln: 20 g Weizenkleie, geweicht in 0,1 l Wasser, 20 g Weizenkeime, 10 g geschroteter Leinsamen, 75 ccm Apfelsaft, 30 ccm Sahne, 50 g geweichte, fein zerkleinerte Datteln, 1 fein zerkleinerte Apfelsine, ½ Apfel, Saft von ½ Zitrone, 20 g Milchzucker, 5 g Trockenhefe (= 16 g E, 18 g F, 102 g KH, 630 Kal und ca. 3,0 mg B_1, 1,0 mg B_2, 8,0 mg PP, 60 mg C in 520 g).

130. Kleierohbrei mit Kokos: 25 g Weizenkleie, geweicht in $^1/_8$ l Wasser, 20 g Weizenkeime, 10 g geschroteter Leinsamen, 50 ccm Vollmilch, 30 ccm Sahne, 100 g geweichte, fein zerkleinerte Backpflaumen, 30 g geweichte, zerkleinerte Rosinen, 10 g Kokosflocken, Saft von ½ Zitrone, Saft von ½ Apfelsine, 20 g Zucker, 5 g Trockenhefe (= 21 g E, 26 g F, 139 g KH, 890 Kal und ca. 3,0 mg B_1, 1,2 mg B_2, 10,0 mg PP, 25 mg C in 490 g).

131. Weizenrohbrei mit Frischobst: 100 g Weizenschrot, geweicht in 0,15 l Wasser, 40 g Weizenkeime, 20 g geschroteter Leinsamen, 20 ccm Sahne, 0,1 l Vollmilch, 100 g fein zerkleinertes Frischobst beliebiger Art, 1 Eßl. gezuckerter Sanddornsaft, 1 Teel. Bienenhonig, 50 g gemahlene Sonnenblumenkerne (oder Nüsse); Milchzucker, Zitronensaft und gegebenenfalls weiterer Milchzusatz nach Bedarf, 10 g Trockenhefe (= 46 g E, 45 g F, 139 g KH, 1110 Kal und ca. 6,0 mg B_1, 2,0 mg B_2, 11,0 mg PP, 30 mg C in 650 g; berechnet auf Apfel und Sonnenblumenkerne).

132. Leinsamenrohbrei mit Frischobst: 60 g geschroteter Leinsamen, 60 g Weizenkeime, 2 Eßl. Sahne (oder Joghurt), 0,2 l Vollmilch, 125 g fein zerkleinertes Frischobst beliebiger Art, 2 Eßl. gezuckerter Sanddornsaft, 1 Teel. Bienenhonig, 20 g geriebene Nüsse (Walnuß, Haselnuß, Erdnuß, Paranuß) oder geriebene süße Mandeln; Milchzucker, Zitronensaft und gegebenenfalls weiterer Milchzusatz nach Bedarf, 10 g Trockenhefe (= 42 g E, 60 g F, 93 g KH, 1140 Kal und ca. 8,0 mg B_1, 2,5 mg B_2, 10,0 mg PP, 60 mg C in 540 g; berechnet auf Apfel und Haselnuß).

133. Weizenrohbrei mit Kokos: 50 g Weizenschrot, geweicht in 75 ccm Wasser, 30 g Weizenkeime, 10 g geschroteter Leinsamen, 20 ccm Sahne, 50 g Kokosflocken, 20 g geriebene süße Mandeln, 20 g geweichte Rosinen, 1 Eßl. Bienenhonig, 1 Apfelsine, $^1/_2$ Banane, Saft von ½ Zitrone, 10 g Trockenhefe (= 32 g E, 62 g F, 118 g KH, 1160 Kal und ca. 5,0 mg B_1, 1,5 mg B_2, 9,5 mg PP, 60 mg C in 450 g).

134. Weizenrohbrei mit Backobst: 100 g Weizenschrot, geweicht in 0,15 l Wasser, 40 g Weizenkeime, 20 g geschroteter Leinsamen, 20 ccm Sahne, 50 ccm Vollmilch, 50 g geweichtes, fein zerkleinertes Trockenobst beliebiger Art, 1 Eßl. Bienenhonig, 50 g fein zerkleinerter Apfel (oder beliebiges anderes Frischobst), 1 Eßl. gezuckerter Sanddornsaft, 50 g gemahlene Sonnenblumenkerne (oder Nüsse), etwas Vollmilch und Zitronensaft nach Bedarf, 10 g Trockenhefe (= 46 g E, 43 g F, 176 g KH, 1240 Kal und ca. 6,0 mg B_1, 2,0 mg B_2, 12,0 mg PP, 30 mg C in 600 g; berechnet auf Backpflaumen und Sonnenblumenkerne).

b) Kalorienarme Frischkornbreie
(Entfettungskost, Obstipationskost)

135. Kleierohbrei mit Schwarzwurzeln: 25 g Weizenkleie, geweicht in $^1/_8$ l Wasser, 10 g Weizenkeime, 10 g geschroteter Leinsamen, 60 g rohe, fein zerkleinerte Schwarzwurzeln, 50 g zerschlagene schwarze Johannisbeeren, 1 geriebener Apfel, Saft von $^1/_2$ Zitrone, 1 Tabl. Süßstoff (= 10 g E, 7 g F, 38 g KH, 270 Kal und ca. 1,5 mg B_1, 0,4 mg B_2, 5,5 mg PP, 60 mg C in 390 g).

136. Kleierohbrei mit Pflaumen: 20 g Weizenkleie, geweicht in 0,1 l Wasser, 15 g Weizenkeime, 20 g geschroteter Leinsamen, 100 ccm Apfelsaft, 150 g fein zerkleinerte Pflaumen, 1 fein zerkleinerte Apfelsine, Saft von ½ Zitrone, 1 Tabl. Süßstoff, 10 g Trockenhefe (= 18 g E, 12 g F, 61 g KH, 430 Kal und ca. 1,5 mg B_1, 2,0 mg B_2, 10,0 mg PP, 70 mg C in 550 g).

137. Kleierohbrei mit Sanddorn: 30 g Weizenkleie, geweicht in 0,15 l Wasser, 15 g Weizenkeime, 20 g geschroteter Leinsamen, 45 ccm Sanddornsaft „herb", 45 ccm Apfelsaft, 1½ geriebene Äpfel, Saft von ½ Zitrone, ½ Tabl. Süßstoff, 10 g Trockenhefe (= 19 g E, 15 g F, 48 g KH, 430 Kal und ca. 3,5 mg B_1, 1,5 mg B_2, 11,0 mg PP, 150 mg C in 450 g).

138. Kleierohbrei mit Erdbeeren: 30 g Weizenkleie, geweicht in 0,15 l Wasser, 20 g Weizenkeime, 20 g geschroteter Leinsamen, 200 g zerkleinerte Erdbeeren, 50 ccm Erdbeerpreßsaft, 1½ geriebene Äpfel, Saft von ½ Zitrone, ½ Tabl. Süßstoff, 10 g Trockenhefe (= 21 g E, 15 g F, 57 g KH, 460 Kal und ca. 4,0 mg B_1, 2,0 mg B_2, 12,0 mg PP, 140 mg C in 600 g).

7. Quarkspeisen, Quarkaufstriche
Vorbemerkungen zur Herstellung

Das fein zerkleinerte Obst wird mit dem Quark und den weiteren Zutaten des Rezepts gründlich vermischt oder kurz im Mixbecher bei geringer Tourenzahl (Starmix: Stärke II) durchgeschlagen. Sodann wird die im Rezept angegebene Weizenkeim-[1]) und Trockenhefemenge durchgerührt. Nach abschließendem Abschmecken mit Zucker, Obstsaft u. ä. ist die Quarkspeise fertig.

---

[1]) Für den Weizenkeimzusatz zu Quarkgerichten eignen sich nur stabilisierte Keimlingspräparate (S. 100).

XVI. Rezeptteil

Im Hinblick auf den Weizenkeim- oder Hefezusatz sind die Grundrezepte der Quarkspeisen durchweg verhältnismäßig dünnflüssig gehalten. Ist das zugesetzte Obst sehr saftarm, kann beim Unterrühren der Weizenkeime oder der Trockenhefe ein Zusatz von etwas Flüssigkeit (Sahne, Vollmilch, Buttermilch o. ä.) notwendig werden. Bei Verwendung von Rohei oder Eigelb zu Quarkspeisen, denen Milch oder Sahne beigegeben wurde, ist zu beachten, daß es mit dem Stehenlassen innerhalb weniger Viertelstunden zu einer nachträglichen Verflüssigung der Speisen kommt. Quarkspeisen bleiben steifer, wenn sie anstelle des Elektromixers mit dem Schneebesen durchgeschlagen werden; hierbei ist das Obst für sich im Mixbecher zu pürieren.

a) Fettarme, gezuckerte Quarkspeisen

(Leber- und Galleschonkost, Aufbaukost, Fieberkost, kochsalzarme Kost, Vollkost)

139. Apfel-Quark mit Möhren: 150 g Quark, 0,1 l Apfelpreßsaft, 50 g Äpfel, 50 g fein geraffelte Möhren, 20 g Rosinen, Saft von ½ Zitrone, 10 g Zucker (= 28 g E, 1 g F, 57 g KH, 350 Kal in ca. 400 g).
Zusätze: a) 15 g Wzk. (→ ca. 1,5 mg B_1, 0,7 mg B_2, 1,0 mg PP, 20 mg C in 415 g) oder b) 10 g Tr.hefe (→ ca. 1,5 mg B_1, 1,5 mg B_2, 4,5 mg PP, 20 mg C in 410 g).

140. Erdbeer-Quark mit Kakao: 200 g Quark, 20 ccm Sahne, 50 g Erdbeeren, 1 gestr. Teel. Kakao, etwas Zitronensaft, 20 g Zucker (= 36 g E, 7 g F, 33 g KH, 350 Kal in ca. 300 g).
Zusätze: a) 15 g Wzk. (→ ca. 1,5 mg B_1, 0,8 mg B_2, 0,8 mg PP, 30 mg C in 315 g) oder b) 15 g Tr.hefe (→ ca. 2,5 mg B_1, 2,0 mg B_2, 6,0 mg PP, 30 mg C in 315 g).

141. Zitronen-Quark: 150 g Quark, 50 ccm Vollmilch, Saft von ½ Zitrone, 30 g Rosinen, 30 g Zucker oder Vanillezucker (= 29 g E, 2 g F, 62 g KH, 390 Kal in ca. 280 g).
Zusätze: a) 15 g Wzk. (→ ca. 1,5 mg B_1, 0,7 mg B_2, 0,8 mg PP, 15 mg C in 295 g) oder b) 15 g Tr.hefe (→ ca. 2,5 mg B_1, 2,0 mg B_2, 6,0 mg PP, 15 mg C in 295 g).

142. Backpflaumen-Quark: 200 g Quark, 10 ccm Vollmilch, 50 g geweichte Backpflaumen, 1 Teel. Bienenhonig, ½ Banane, etwas Zitronensaft, 10 g Zucker (= 37 g E, 1 g F, 70 g KH, 440 Kal in ca. 300 g).
Zusatz: 15 g Tr.hefe (→ ca. 2,5 mg B_1, 2,0 mg B_2, 7,5 mg PP, 5 mg C in 315 g).

b) Fettreiche, gezuckerte Quarkspeisen

(Aufbaukost, Mastkost, Basedowkost, kochsalzarme Kost, Vollkost)

143. Nougat-Quark: 150 g Quark, 30 ccm Vollmilch, 10 ccm Sahne, 1 mittelgroßer Apfel, 20 g Nougat, ¼ Zitronensaft, 5 g Zucker (= 30 g E, 12 g F, 36 g KH, 370 Kal in ca. 300 g).
Zusätze: a) 15 g Wzk. (→ ca. 1,5 mg B_1, 0,7 mg B_2, 0,9 mg PP, 10 mg C in 315 g) oder b) 10 g Tr.hefe (→ ca. 1,5 mg B_1, 1,5 mg B_2, 4,5 mg PP, 10 mg C in 310 g).

144. Bananen-(Apfel-)Quark mit Ei: 200 g Quark, 1 Banane (oder 1 mittelgroßer Apfel), 10 g geriebene Mandeln, 1 Ei, etwas Zitronensaft, 10 g Zucker (= 45 g E, 13 g F, 38 g KH, 440 Kal in ca. 320 g; berechnet für Banane).
Zusätze: a) 10 g Wzk. (→ ca. 1,2 mg B_1, 1,0 mg B_2, 1,5 mg PP, 10 mg C in 330 g) oder b) 10 g Tr.hefe (→ ca. 1,5 mg B_1, 2,0 mg B_2, 5,0 mg PP, 10 mg C in 330 g).

7. Quarkspeisen, Quarkaufstriche

145. Kokos-Quark: 150 g Quark, 25 ccm Rotwein, 25 ccm Apfelpreßsaft, 20 g Kokosflocken, 20 g geriebene süße Mandeln, 20 g Bienenhonig, 15 g Zitronat, 20 g Rosinen, Saft von $^1/_4$ Zitrone (= 33 g E, 25 g F, 47 g KH, 550 Kal in ca. 300 g).
Zusätze: a) 15 g Wzk. (→ ca. 1,5 mg B_1, 0,8 mg B_2, 1,5 mg PP, 10 mg C in 315 g) oder b) 15 g Tr.hefe (→ ca. 2,5 mg B_1, 2,0 mg B_2, 7,0 mg PP, 10 mg C in 315 g).

146. Nuß-Quark mit Feigen: 150 g Quark, 50 ccm Vollmilch, 10 ccm Sahne, 30 g geriebene Haselnüsse, 50 g Feigen, 10 g Zucker (= 34 g E, 23 g F, 58 g KH, 580 Kal in ca. 300 g).
Zusätze: a) 20 g Wzk. (→ ca. 2,0 mg B_1, 0,7 mg B_2, 1,5 mg PP, 5 mg C in 320 g) oder b) 20 g Tr.hefe (→ ca. 3,0 mg B_1, 2,5 mg B_2, 9,0 mg PP, 5 mg C in 320 g).

c) Fettarme, ungezuckerte Quarkspeisen
(Darmschonkost, Entfettungskost, Diabeteskost, Vollkost)

147. Himbeer-Quark: 150 g Quark, 20 ccm Vollmilch, 5 g Magermilchpulver, 75 g Himbeeren, ½ Banane, 3 Tabl. Süßstoff (= 30 g E, 2 g F, 27 g KH, 250 Kal in ca. 280 g).
Zusätze: a) 5 g Tr.hefe (→ ca. 0,9 mg B_1, 1,2 mg B_2, 2,5 mg PP, 20 mg C in 285 g) oder b) 7 g Wzk. (→ ca. 0,9 mg B_1, 0,7 mg B_2, 0,8 mg PP, 20 mg C in 290 g).

148. Birnen-Quark: 150 g Quark, 5 g Magermilchpulver, 1 mittelgroße Birne, Saft von 1 Apfelsine, 1 Tabl. Süßstoff (= 29 g E, 1 g F, 33 g KH, 250 Kal in ca. 270 g).
Zusätze: a) 5 g Tr.hefe (→ ca. 0,9 mg B_1, 1,2 mg B_2, 2,0 mg PP, 30 mg C in 275 g) oder b) 7 g Wzk. (→ ca. 0,8 mg B_1, 0,8 mg B_2, 0,6 mg PP, 30 mg C in 280 g).

149. Bananen-Quark mit Rotwein: 200 g Quark, 60 ccm Rotwein, ½ Banane, Saft von ½ Apfelsine, Saft von $^1/_4$ Zitrone, ½ Tabl. Süßstoff (= 36 g E, 1 g F, 23 g KH, 270 Kal in ca. 350 g).
Zusätze: a) 5 g Tr.hefe (→ ca. 0,8 mg B_1, 1,2 mg B_2, 2,5 mg PP, 25 mg C in 355 g) oder b) 15 g Wzk. (→ ca. 1,5 mg B_1, 0,8 mg B_2, 1,0 mg PP, 25 mg C in 365 g).

150. Apfel-Quark mit Zimt: 200 g Quark, 1 mittelgroßer Apfel, Saft von 1 Apfelsine, 1 Messerspitze Zimt, 50 ccm Apfelpreßsaft, 1½ Tabl. Süßstoff (= 36 g E, 1 g F, 36 g KH, 290 Kal in ca. 400 g).
Zusatz: 10 g Wzk. (→ ca. 1,1 mg B_1, 0,7 mg B_2, 0,8 mg PP, 30 mg C in 410 g).

d) Pikante Quarkzubereitungen (Brotaufstriche)
(Aufbau-, Mast- und Basedowkost, Leber- und Galleschonkost, Darmschonkost, Diabeteskost, Entfettungskost, Vollkost)

151. Radieschen-(Rettich-)Quark: 200 g Quark, 20 ccm Sahne, 30 g Radieschen (oder Rettich), 10 g Zwiebel, etwas Petersilie (= 36 g E, 6 g F, 11 g KH, 250 Kal in ca. 260 g).
Zusatz: 15 g Tr.hefe (→ ca. 2,5 mg B_1, 2,0 mg B_2, 6,0 mg PP, 5 mg C in 275 g).

152. Kümmel-Quark, Paprika-Quark: 200 g Quark, 20 ccm Sahne, ½ Zwiebel, etwas Schnittlauch, Glutamat, 5 g Kümmel (bzw. etwas Paprika) (= 36 g E, 6 g F, 13 g KH, 260 Cal in ca. 230 g).

Zusätze: a) 20 g Tr.hefe (→ ca. 3,0 mg B_1, 2,5 mg B_2, 8,0 mg PP, 5 mg C in 250 g) oder *b)* 20 g Wzk. (→ ca. 2,0 mg B_1, 0,8 mg B_2, 0,9 mg PP, 5 mg C in 250 g).

153. Tomaten-Quark: 200 g Quark, 20 ccm Sahne, 2 Eßl. Tomatenmark oder 2 Tomaten, etwas Schnittlauch, Petersilie und Glutamat (= 37 g E, 7 g F, 12 g KH, 260 Kal in ca. 230 g).
Zusätze: a) 15 g Tr.hefe (→ ca. 2,5 mg B_1, 2,0 mg B_2, 6,5 mg PP, 15 mg C in 245 g) oder *b)* 20 g Wzk. (→ ca. 2,0 mg B_1, 0,8 mg B_2, 1,0 mg PP, 15 mg C in 250 g).

154. Sardellen-Quark: 200 g Quark, 50 ccm Joghurt, 20 g Butter, 4 gesalzene Sardellenfilets (gewässert), 1 gekochtes Ei, etwas fein gewiegte Petersilie oder andere Küchenkräuter (= 48 g E, 23 g F, 11 g KH, 470 Kal in ca. 340 g).
Zusatz: 15 g Tr.hefe (→ ca. 2,5 mg B_1, 2,5 mg B_2, 6,0 mg PP in 355 g).

8. Gemüserohsalate

Vorbemerkungen zur Herstellung

Das fein zerkleinerte Gemüse wird mit den übrigen, wenn erforderlich ebenfalls fein zerkleinerten Zutaten (Obst, Zwiebel usw.) in den angegebenen Mengen Mayonnaise, Milch, Saft[1]) usw. sorgfältig durchmischt. Nach etwa viertelstündigem Durchziehenlassen in einer geschlossenen Schüssel und anschließendem Abschmecken ist der Gemüserohsalat zum Anrichten fertig.

a) Gemüserohsalate ohne Kalorienbeschränkung

(Aufbaukost, Basedowkost, fortgeschrittene Magen- und Leberschonkost, Obstipationskost, Diabeteskost, Vollkost, ungesalzen für kochsalzarme Kostformen)

155. Spinatsalat mit Tomate: 100 g fein gewiegter Spinat, Mayonnaise aus ¼ Ei und 1½ Eßl. Sonnenblumenöl, 10 g geriebener Sellerie, 2 Eßl. Wasser, ½ geriebene Zwiebel, 1½ Eßl. Zitronensaft, ½ Teel. Zucker, 50 g fein gewürfelte Tomate, etwas Salz und Pfeffer nach Geschmack (= 5 g E, 26 g F, 12 g KH, 300 Kal und ca. 70 mg C in 280 g).

156. Weißkohlsalat mit Apfel und Zwiebel: 180 g fein gewiegter Weißkohl, 25 g fein gewürfelter Apfel, Mayonnaise aus ¼ Ei und 1½ Eßl. Sonnenblumenöl, 30 ccm Buttermilch, 25 g geriebene Zwiebel, etwas Salz und Pfeffer nach Geschmack (= 6 g E, 25 g F, 14 g KH, 310 Kal und ca. 80 mg C in 300 g).

157. Steckrübensalat mit Orange: 100 g fein geriebene Steckrüben, Mayonnaise aus ¼ Ei und 1½ Eßl. Sonnenblumenöl, 50 g gewürfelte Apfelsine, 1 Eßl. Zitronensaft, 1 Eßl. Buttermilch, 10 g Zucker (= 5 g E, 24 g F, 25 g KH, 340 Kal und ca. 60 mg C in 220 g).

158. Grünkohlsalat mit Orange: 100 g fein gewiegter Grünkohl, Mayonnaise aus ¼ Ei und 1½ Eßl. Sonnenblumenöl, 50 g gewürfelte Apfelsine, 30 g Quark, 45 ccm Buttermilch, 1 Eßl. Zitronensaft, 5 g Zucker, 1 Prise Salz (= 11 g E, 24 g F, 19 g KH, 350 Kal und ca. 100 mg C in 280 g).

---

[1]) Die Zugabe von Zitronensaft oder anderen sauren Säften (Orangensaft, Rhabarbersaft, notfalls auch etwas Essig) dient nicht nur zur Verhütung der dunklen Verfärbung mancher Rohsalate unter dem Zutritt der Luft, sondern auch zur besseren Erhaltung des C-Vitamins.

8. Gemüserohsalate

159. Steckrübensalat mit Sellerie und Apfel: 200 g fein geriebene Steckrüben, 10 g fein geriebener Sellerie, Mayonnaise aus ¼ Ei und 1½ Eßl. Sonnenblumenöl, 25 g fein geschnittener Apfel, 2 Eßl. Zitronensaft, 30 ccm Milch, ½ Teel. Zucker, etwas Salz und Pfeffer nach Geschmack (= 7 g E, 26 g F, 29 g KH, 360 Kal und ca. 70 mg C in 330 g).

160. Weißkohlsalat mit Mandarine: 180 g fein gewiegter Weißkohl, Mayonnaise aus ¼ Ei und 1½ Eßl. Sonnenblumenöl, 1 fein gewürfelte Mandarine, 30 ccm Zitronensaft, 20 g gewürfelter Apfel, etwas geriebene Zitronenschale, 30 ccm Buttermilch, 5 g Zucker (= 7 g E, 25 g F, 30 g KH, 370 Kal und ca. 100 mg C in 340 g).

161. Gemischter Kohlsalat: 100 g fein gewiegter Weißkohl, 100 g fein gewiegter Rotkohl, Mayonnaise aus ¼ Ei und 1½ Eßl. Sonnenblumenöl, Saft von 1 kleinen Apfelsine, 50 g fein gewürfelter Apfel, 45 ccm Buttermilch, 5 g Zucker (= 7 g E, 25 g F, 29 g KH, 370 Kal und ca. 90 mg C in 390 g).

162. Rosenkohlsalat mit Schwarzwurzel: 100 g fein gewiegter Rosenkohl, 40 g geriebene Schwarzwurzeln, Mayonnaise aus ¼ Ei und 1½ Eßl. Sonnenblumenöl, Saft von ½ Apfelsine, 15 ccm Zitronensaft, 10 g Weintrauben, 10 g Zucker, 1 Eßl. Vollmilch (= 8 g E, 25 g F, 33 g KH, 390 Kal und ca. 100 mg C in 280 g).

163. Rotkohlsalat mit Kohlrabi: 100 g fein zerkleinerter Rotkohl, 100 g geriebener Kohlrabi, Mayonnaise aus ¼ Ei und 1½ Eßl. Sonnenblumenöl, ½ geriebene Birne, Saft von 1 kleinen Apfelsine, 20 g geriebener Sellerie, 45 ccm Buttermilch, 5 g Zucker (= 8 g E, 25 g F, 35 g KH, 400 Kal und ca. 90 mg C in 400 g).

164. Blumenkohlsalat: 180 g fein geriebener Blumenkohl, ¼ fein gewürfelte Apfelsine, Mayonnaise aus ¼ Eigelb und 1½ Eßl. Sonnenblumenöl, 45 ccm Vollmilch, 10 g Quark, 1 Eßl. Zitronensaft, 1 gewürfelte Mandarine, 10 g Zucker (= 9 g E, 26 g F, 30 g KH, 410 Kal und ca. 140 mg C in 380 g).

165. Wirsingsalat: 160 g fein gewiegter Wirsingkohl, 25 g gewürfelter Apfel, 1 fein gewürfelte Tomate, 25 g fein geschnittene süß-saure Gurke, 30 g geriebene Möhren und etwas Sellerie, ½ geriebene Zwiebel, Mayonnaise aus ¼ Ei und 2 Eßl. Sonnenblumenöl, 30 g Quark, ½ Teel. Zucker, etwas Salz, Pfeffer und Muskat nach Geschmack (= 13 g E, 32 g F, 21 g KH, 420 Kal und ca. 60 mg C in 440 g).

166. Steckrübensalat mit Blumenkohl: 200 g fein geriebene Steckrübe, 40 g fein geriebener Blumenkohl, ½ Banane, ½ gewürfelte Mandarine, Mayonnaise aus ¼ Ei und 1½ Eßl. Sonnenblumenöl, 3 Eßl. Zitronensaft, 30 ccm Vollmilch, 10 g Zucker (= 8 g E, 26 g F, 46 g KH, 460 Kal und ca. 110 mg C in 360 g).

167. Sauerkrautsalat: 200 g fein gewiegtes Sauerkraut, ½ gewürfelte Mandarine, 25 g fein gewürfelter Apfel, Mayonnaise aus 40 g Quark, 60 ccm Vollmilch und 2 Eßl. Sonnenblumenöl, 10 ccm Zitronensaft, 10 g Zucker (= 12 g E, 33 g F, 26 g KH, 470 Kal und ca. 50 mg C in 400 g).

168. Rotkohlsalat mit Zwiebel: 180 g fein gewiegter Rotkohl, 15 g gewürfelter Apfel, 25 g geriebene Zwiebel, Mayonnaise aus ¼ Ei und 2½ Eßl. Sonnenblumenöl mit 30 g Quark und 30 ccm Buttermilch, Saft von ½ Zitrone, 1 gestr. Teel. Zucker, etwas Salz und Pfeffer nach Geschmack (= 12 g E, 41 g F, 23 g KH, 510 Kal und ca. 70 mg C in 350 g).

169. Kohlrabisalat: 150 g fein geriebener Kohlrabi, 20 g gewürfelter Apfel, Mayonnaise aus ¼ Ei und 2½ Eßl. Sonnenblumenöl mit 30 g Quark, 45 ccm Vollmilch, 2 Teel. Zitronensaft, Schale von ½ Zitrone, 15 g Zucker, 1 Prise Salz (= 12 g E, 41 g F, 29 g KH, 540 Kal und ca. 70 mg C in 320 g).

170. Rosenkohlsalat mit Rosinen: 180 g fein gewiegter Rosenkohl, 20 g gewürfelter Apfel, 20 g fein gewiegte Rosinen, Mayonnaise aus ½ Eigelb und 2¼ Eßl. Sonnenblumenöl mit 40 g Quark, Saft von ¼ Zitrone (= 18 g E, 38 g F, 34 g KH, 550 Kal und ca. 150 mg C in 330 g).

b) Kalorienarme Gemüserohsalate

(Entfettungskost, Obstipationskost, Diabeteskost, fortgeschrittene Magen- und Leberschonkost, kochsalzarme Kostformen, Vollkost)

171. Spinatsalat: 200 g fein gewiegter Spinat, 1 fein gewürfelter Apfel, Saft von 1 Zitrone (= 5 g E, 1 g F, 25 g KH, 120 Kal und ca. 110 mg C in 360 g).

172. Steckrübensalat: 100 g fein geriebene Steckrübe, ½ fein gewürfelte Apfelsine, Saft von ½ Zitrone, 50 g Quark, 45 ccm Buttermilch, etwas geriebene Zitronenschale, etwas Süßstoff nach Geschmack (= 13 g E, 1 g F, 21 g KH, 130 Kal und ca. 60 mg C in 280 g)[1].

173. Rotkohlsalat: 180 g fein gewiegter Rotkohl, 120 g fein gewürfelter Apfel, 60 ccm Apfelsaft, 30 ccm Zitronensaft, etwas Pfeffer (= 4 g E, 1 g F, 36 g KH, 160 Kal und ca. 80 mg C in 390 g).

174. Rosenkohlsalat: 200 fein gewiegter Rosenkohl, 100 g Quark, 100 ccm Buttermilch, etwas Kümmel (= 31 g E, 2 g F, 23 g KH, 220 Kal und ca. 160 mg C in 400 g).

9. Gemüserohsaftgetränke

Vorbemerkungen zur Herstellung

Die frisch gewonnenen Säfte werden in den angegebenen Mengen unter Zugabe der übrigen Zutaten durchmischt und mit Zucker, Zitronensaft, Sahne o. ä. abgeschmeckt. Rohsaftgetränke sollen erst möglichst kurz vor dem Verzehr zubereitet werden.

175. Steckrübensaft mit Apfel (Birne): 0,1 l Steckrübensaft, 50 g fein zerschlagener Apfel (Birne), 1 Eßl. Zitronensaft, 1 Eßl. Apfelsinensaft, 2 Teel. Sahne (= 2 g E, 3 g F, 17 g KH, 90 Kal und 40 mg C in 0,19 l; berechnet für Apfel).

176. Grünkohl-Orangen-Saft: 0,1 l Grünkohlpreßsaft, 60 ccm Apfelsinensaft, 1 Eßl. Zitronensaft, 1 Eßl. Sahne, 1 gestr. Teel. Zucker (= 2 g E, 5 g F, 19 g KH, 120 Kal und ca. 100 mg C in 0,2 l).

177. Kohlrabisaft mit Mandarine: 0,15 l Kohlrabipreßsaft, 50 g fein zerschlagene Mandarine, 2 Eßl. Zitronensaft, 1 Eßl. Sahne, 1 gestr. Teel. Zucker (= 3 g E, 5 g F, 19 g KH, 130 Kal und ca. 80 mg C in ¼ l).

---

[1] Das gleiche Rezept ist herstellbar mit Wirsing, Rosenkohl, Weißkohl und Rotkohl anstelle der Steckrübe.

9. Gemüserohsaftgetränke

178. Gemischter Kohlsaft: 0,1 l Rotkohlpreßsaft, 0,1 l Weißkohlpreßsaft, 3 Eßl. Zitronensaft, 1 Eßl. Sahne, 1 gestr. Teel. Zucker (= 3 g E, 5 g F, 17 g KH, 130 Kal und ca. 90 mg C in 0,26 l).

179. Grünkohlsaft mit Birne: 0,1 l Grünkohlpreßsaft, 50 g fein zerschlagene Birne, 1½ Eßl. Zitronensaft, 1 Eßl. Sahne, 1 gestr. Teel. Zucker (= 2 g E, 5 g F, 20 g KH, 130 Kal und ca. 80 mg C in 0,19 l).

180. Rotkohlsaft mit Apfel: 0,15 l Rotkohlpreßsaft, 50 g fein zerschlagener Apfel, 2 Eßl. Zitronensaft, 1 Eßl. Sahne, 1½ Teel. Zucker (= 2 g E, 5 g F, 24 g KH, 150 Kal und ca. 60 mg C in ¼ l)[1].

181. Kohlrabi-Schwarzwurzel-Saft: 0,15 l Kohlrabipreßsaft, 50 ccm Schwarzwurzelpreßsaft, 50 g fein zerschlagener Apfel, 2 Eßl. Sahne, 1 gestr. Teel. Zucker (= 3 g E, 9 g F, 21 g KH, 180 Kal und ca. 70 mg C in 0,3 l).

182. Steckrüben-Orangen-(Zitronen-)Saft: 0,15 l Steckrübenpreßsaft, 60 ccm Orangensaft (oder Zitronensaft), 1½ Eßl. Sahne, 10 g Zucker, 1 Eßl. Buttermilch, 10 ccm Zitronensaft (= 3 g E, 8 g F, 26 g KH, 180 Kal und ca. 70 mg C in 0,26 l; berechnet für Orange).

183. Steckrüben-Tomaten-Saft: 0,1 l Steckrübenpreßsaft, 80 ccm Tomatensaft, etwas fein zerschlagene Zwiebel, 10 ccm Zitronensaft, 3 Eßl. Sahne, 1 Prise Salz, 1 Prise Pfeffer (= 3 g E, 14 g F, 10 g KH, 180 Kal und ca. 50 mg C in 0,24 l).

184. Weißkohl-Steckrüben-Saft: 0,2 l Weißkohlpreßsaft, 0,1 l Steckrübenpreßsaft, 1 Banane, 2½ Eßl. Zitronensaft, 1 Teel. Zucker (= 5 g E, 1 g F, 40 g KH, 180 Kal und ca. 130 mg C in 0,42 l).

185. Weißkohl-Orangen-Saft: 0,2 l Weißkohlpreßsaft, 4 Eßl. Apfelsinensaft, 2 Eßl. Sahne, 10 g Zucker (= 3 g E, 9 g F, 27 g KH, 200 Kal und ca. 100 mg C in 0,3 l).

---

[1]) Dasselbe Rezept kann anstelle von Rotkohlpreßsaft mit der gleichen Menge Weißkohlpreßsaft bereitet werden. Der Apfel kann durch 50 g fein zerschlagene Birne ersetzt werden.

Schrifttum

ABDERHALDEN, E.: Biochem. Z. 234, 142 (1931).
ABDERHALDEN, E., und G. MOURIQUAND: Vitamine und Vitamintherapie (Bern 1948).
ADAM, A., in J. BROCK: Biologische Daten für den Kinderarzt, Bd. I (Berlin, Göttingen und Heidelberg 1954).
ALBRITTON, E. C.: Standard valves in nutrition and metabolism (Philadelphia und London 1954).
ARNDT, H.: Kinderärztl. Praxis 18, 201 (1950).
ARON, A.: Jb. Kinderhk. (Berlin) 92, 82 (1920).
ASCHENBRENNER, R., und A. SCHWARDT: Dtsch. med. Wschr. 1950, 679.
BACHMANN, W., und F. PELS-LEUSDEN: Z. Hyg. 121, 506 (1939).
BANDMANN, I.: Medizinische 1953, 1357.
BÄUMER, A., und R. BECKMANN: Klin. Wschr. 1955, 431.
BAUMGÄRTEL, T.: Klinische Darmbakteriologie für die ärztliche Praxis (Stuttgart 1954).
BAUMGÄRTEL, T. und D. ZAHN: Med. Klin. 1956, 169.
BAYER, W.: Dtsch. med. Wschr. 1940, 709; 1943, 833.
BEAN, W. B., und R. E. HODGES: Proc. Soc. Exper. Biol. Med. 86, 693 (1954).
BECKMANN, R.: Acta hepatol. 3, I/213 (1955); Das zweite Kohlenhydrat in der künstlichen Säuglingsernährung. Beih. z. Arch. Kinderhk. 38. Heft (Stuttgart 1958).
BECKMANN, R., und F. KUHLMANN: Münch. med. Wschr. 1954, 970.
BERTRAM, F.: Die Grundlagen der neuzeitlichen Ernährung des deutschen Menschen (Leipzig 1938).
BEYTHIEN, A., in A. JUCKENACK et al.: Handbuch der Lebensmittelchemie, Bd. 5 (Berlin 1938).
BEYTHIEN, A., und W. HEIMANN: Einführung in die Lebensmittelchemie (Dresden und Leipzig 1956).

BICKEL, A.: Dtsch. med. Wschr. 1939, 272.
BICKEL, A., und G. NIGMANN: Biochem. Z. 203, 421 (1928).
BICKNELL, F., und F. PRESCOTT: The Vitamins in Medicine (London 1948).
BIRÓ, L.: Schweiz. Z. Path. 11, 59 (1948).
BISKIND, M. S., und R. R. WILLIAMS: Amer. J. Digest. Dis. 14, 121 (1947).
BOLLER, R.: Med. Klin. 1955, 1174, 517.
BOMMER, S.: Dtsch. med. Wschr. 1938, 1644; Diätetische Behandlung von Hauterkrankungen. Neue Deutsche Klinik, Bd. 16, 368–409 (Berlin und Wien 1939); Dtsch. med. Wschr. 1940, 226; 1941, 226; Münch. med. Wschr. 1957, 356; Getreidegerichte (Krailling bei München 1957).
BOSHAMER, K.: Münch. med. Wschr. 1936, 2045.
BOURQUIN, A., und E. MUSMANNO: Amer. J. Digest. Dis. 20, 75 (1953).
BRAMSEL, H.: Vortrag: 2. Wiss. Arbeitstagg. Dtsch. Gesellsch. f. Ernährung (Mainz 1959).
BRAMSTEDT, F., et al.: Medizinische 1957, 711.
BRAUCHLE, A.: Diät mit roher und vegetarischer Kost (Stuttgart 1951).
BRAUN, H., und E. MEYER: Klin. Wschr. 1949, 468.
BRONTE-STEWART, B., et al.: Lancet 270, 521 (1956).
BRÜCKEL, K. W., et al.: Z. Kreislaufforschg. 47, 923 (1958).
BRZEZINSKI, A., et al.: J. Laborat. Clin. Med. (S. Louis) 39, 84 (1952).
BUCHINGER, H. F.: Vegetarische Kost als Heil- und Dauernahrung (Hannover 1954).
BUTSCHEK, G., G. KRAUSE und W. ROSSKOPP: Z. Lebensmittel-Unters. 98, 89 (1954).
MCCARRISON, R.: Brit. Med. J. 1920, Nr. 3103, 822; Studies in deficing diseases (London 1921); J. Amer. Med. Ass. 78, 1 (1922); N. Y. Med. J. 115, 309 (1922).

CATEL, W.: Dtsch. med. Wschr. 1941, 203.
CATEL, W., und W. SCHUPHAN: Mschr. Kinderhk. 101, 473 (1953).
CHENEY, G.: Medical Management of gastrointestinal Disorders (Chicago 1950).
CLIFCORN, L. E.: Factors Influencing the Vitamin Content of Canned Foods, Advanced Food Research I (New York 1948).
CREMER, H. D.: Med. Klin. 1952, 1687; Die ernährungsphysiologischen Probleme der Großverpflegung. Tagg. Dtsch. Ges. Ernährung (Mainz 1956).
CREMER, H. D., und K. LANG: Biochem. Z. 320, 284 (1949).
CREMER, H. D., R. SCHIELICKE und W. WIRTHS: Gemeinschaftsverpflegung (Darmstadt 1958).
CRIMM, P. D., I. J. RAPHAEL und L. F. SCHNUTE: Amer. J. Dis. Child. 46, 751 (1933).
CUENDET, O.: Praxis (Bern) 1949, 378.
CZINA, G.: Internat. Z. Vitaminforsch. (Bern) 26, 262 (1955).
CZOK, G.: IV. Tag. Dtsch. Ges. Ernährung, Mainz 23.–26. 4. 1957.
CZOK, G. u. H. BRAMSEL: Dtsch. Lebensmittelrundschau 1959, 5, 111.
DABELSTEIN, H.: Dtsch. Gesd.wes. 1958, 499.
DAM, H.: Die essentiellen Fettsäuren in: Veröff. Dtsch. Ges. Ernährung 1, 1 (Darmstadt 1958).
DEMOLE, M. J., A. FLEISCH und CL. PETITPIERRE: Ernährungslehre und Diätetik (Bern 1948).
DIEHL, F., und W. LÜHRS: Dtsch. med. Wschr. 1940, 545.
DIEMAIR, W.: Die Haltbarmachung von Nahrungsmitteln (Stuttgart 1941).
DIEMAIR, W., und K. ZERBAN: Biochem. Z. 316, 189, 335 (1944).
DIEMAIR, W., et al.: Z. Vorratspflege und Lebensmittelforschg. 2, 152 (1939).
DIENST, C.: Dtsch. med. Wschr. 1940, 1100; 1941, 543; 1942, 400; Hippokrates 12, 906, 931 (1941); Med. Welt 1942, 61; Küchentechnik und Nährwerterhaltung, in SCHLAYER-PRÜFER: Lehrbuch der Krankenernährung, I. Teil (München und Berlin 1951); Großküchenbetrieb, 2. Aufl. (Wiesbaden 1954).
DIRR, K.: Dtsch. Z. Verdauungskrkh. 11, 120 (1951).
DROESE, W., und H. BRAMSEL: Vitamintabellen (Leipzig 1943).
DRUMMOND, J. C., und A. WILBRAHAM: The Englishmans Food. A history of five centuries of English diet. (London 1939).
EGGERS, P., und G. NEUMEYER: Therap. Gegenw. 1954, 337.
EICHINGER, O., et al.: Klin. Wschr. 1955, 397.
EPPINGER, H.: Dtsch. med. Wschr. 1943, 251, 275.
v. EULER, H.: Ark. kemi. Mineral. Geol. 11, Nr. 19 (1933).
v. EULER, H., und O. SVANBERG: Biochem. Z. 76, 326 (1916).
FEER, E.: Korresp.bl. Schweiz. Ärzte 1917, Nr. 52.
FLASCHENTRÄGER, B., und E. LEHNARTZ: Physiologische Chemie (Berlin, Göttingen und Heidelberg 1951–1957).
FRANKE, K.: Hippokrates 23, 17 (1952); Dtsch. med. Wschr. 1955, 1813; Ernährungsbehandlung d. Magen-, Darm- und Lebererkrankungen, in: H. HAFERKAMP, L. c.
FRANKE, K., und A. BOEHME: Hippokrates 8, 1049 (1937).
GAEHTGENS, G.: Med. Welt 1941, 1101, 1125, 1153.
GANDER, J.: Unveröffentl. Manuskript, z. n. W. KRAMER, L. c.
GANDER, J., und W. NIEDERBERGER: Münch. med. Wschr. 1936, 1386.
GEIGY, J. R.: Wissenschaftliche Tabellen (Basel 1955).
GERMER, W. D.: Med. Klin. 1957, 926.
GIERTHMÜHLEN, F.: Med. Klin. 1956, 2137.
GLANZMANN, E.: Die wichtigsten Vitaminprobleme beim Kind. Erg. Vitam.-Hormonforsch. 1, 1 (1938); in FANCONI-WALLGREN: Lehrbuch der Pädiatrie (Basel 1950).

GLATZEL, H.: Krankenernährung (Berlin, Göttingen und Heidelberg 1953); Ernährungskrankheiten. Handbuch d. Inneren Medizin, 4. Aufl., Bd. VI/2, S. 313 f. (Berlin, Göttingen und Heidelberg 1954).
GOODHART, R. S.: Med. Clin. North Amer. **40**, 1473 (1956).
GOULD et al.: Food Res. **1**, 427 (1936).
GOUNELLE, H., und S. COFMAN: Ann. nutr. alim. **10**, 253 (1956).
GRAB, W.: Persönl. Mitteilung (1942) an H. D. CREMER, R. SCHIELICKE und W. WIRTHS, L. c.
GRÄFE, H. K.: Grundlagen und Ergebnisse physiologischer Ernährungsbilanzen (Berlin 1954).
GRAFE, E.: Ernährungs- und Stoffwechselkrankheiten und ihre Behandlung (Berlin, Göttingen und Heidelberg 1958).
GROTE, L. R.: Nauheimer Fortbildungslehrgänge **17**, 70 (Darmstadt 1952).
GUIBERT, L., und R. PREAUT: Presse med. **1952**, 135.
GYÖRGY, P., in W. STEPP und P. GYÖRGY: Avitaminosen und verwandte Krankheitszustände, S. 521 f. (Berlin 1927).
HAFERKAMP, H.: Natürliche Ernährung für gesunde und kranke Menschen (Vorträge auf dem 12. Kurs für Naturheilverfahren in Bad Pyrmont) (Hamburg und Uelzen 1958).
HALDEN, W., und L. PROKOP: Med. Klin. **1957**, 2025.
HARMSEN, H.: Dtsch. med. Wschr. **1941**, 790.
HAUSMANN, K.: Klin. Wschr. **1955**, 354.
HARRIS, L. J.: Vitamins in theory and practice (London 1955).
HARTMANN, F., und K. ZEHENDER: Arch. exper. Path. Pharmak. **234**, 179 (1958).
HEEPE, F.: Mediz.-Naturwiss. Ges. Münster/Westf., 25. Jan. 1956; Rhein.-Westfäl. Ges. Innere Medizin, Münster 1956; Deutscher Ärztetag, Münster 1956; Nordwestdeutsche Gesellschaft f. Inn. Med. 51. Tagg. Lübeck 1958.

HEINSEN, H. A.: Dtsch. med. Wschr. **1948**, 410; Dtsch. Z. Verdauungskrkh. **9**, 28 (1949).
HELLER, L.: Med. Klin. **1958**, 162.
HELLSTRÖM, V.: Z. Vitamin-Hormon-Fermentforschg. **5**, 98 (1953).
HEUN, E.: Die Rohsäftekur (Stuttgart 1951); Med. Klin. **1952**, 813.
HEUPKE, W.: Med. Welt **1940**, 1172; Fortschritte auf dem Gebiet der Ernährung von Gesunden und Kranken. Neue Dtsch. Klinik **18**, 106–142 (1942); Münch. med. Wschr. **1950**, 1007; Kochsalzarme Kost unter besonderer Berücksichtigung der Herzkrankheiten. In H. HAFERKAMP, L. c.
HEUPKE, W., und G. ROST: Die Molkenkur. Erg. physik.-diät. Therap. Bd. 4, S. 159 (Dresden und Leipzig 1951).
HEUPKE, W., et al.: Dtsch. med. Wschr. **1944**, 157.
HILDEBRANDT, A.: Dtsch. med. Wschr. **1949**, 766; Der Vitaminstoffwechsel in der Schwangerschaft und im Wochenbett unter Berücksichtigung der Ernährung (Stuttgart 1951).
HIRSCHBERGER, A.: Dtsch. med. Wschr. **1950**, 334.
HOITINK, A. W. J. H.: Vitamin C en Arbeid (Leiden 1946)
HOOBLER, B. R.: J. Amer. Med. Ass. **91**, 307 (1928); **96**, 675 (1931).
HOVE, E. L., und P. L. HARRIS: J. Amer. Oil Chem. Soc. **28**, 405 (1951).
JÄNNES, J.: Acta med. Scand., Suppl. **1950**, 249.
JEFREMOW: Vitamin-Symposion. Potsdam-Rehbrücke 19. bis 23. 1. 1958.
JOPPICH, G., in FEER-KLEINSCHMIDT: Lehrbuch der Kinderheilkunde (Stuttgart 1955).
JUSATZ, H. J.: Klin. Wschr. **1935**, 1702.
KELLER, W.: Arch. Kinderhk. **141**, 163 (1951).
KERPPOLA, W.: Acta med. Scand. **153**, 33 (1955).
KING, Ch. G.: J. Amer. Med. Ass. **142**, 563 (1950).
KIRCHHOFF, H., und G. BUTSCHEK: Hefe. Ullmanns Encyklopädie der techni-

schen Chemie 8, S. 449–489 (München und Berlin 1957).
KIRCHMANN, L. L.: Erg. inn. Med. 56, 101 (1939).
KLAPKA, M. R., G. A. DUBY und P. L. PAVCEK: J. Amer. diet. Ass. 34, 1317 (1958).
KLOCKENBRING, F.: Wildfrüchte und Wildgemüse (Berlin 1944).
KNAPP, A.: Vitamin-Symposion, Potsdam-Rehbrücke 19. bis 23. 1. 1958.
KRAMER, W.: Dtsch. Militärarzt 3, 465 (1938).
KRAUSS, H.: Dtsch. Gesd.wes. 1957, 1455; 1958, 829.
KRAUT, H.: Richtige Ernährung – die Grundlage der Leistungsfähigkeit (Frankfurt a. M. 1953).
KRAUT, H., und G. LEHMANN: Biochem. Z. 319, 209 (1948).
KRETSCHMAR, H.: Hefe und Alkohol sowie andere Gärungsprodukte (Berlin, Göttingen und Heidelberg 1955).
KRICK, W.: Med. Klin. 1958, 650.
KRICKAU, G., und W. H. HAUSS: Ärztl. Forschg. 1959, 1059.
KÜBLER, W.: Mschr. Kinderhk. 106, 281 (1958).
KUEN, F. M., und K. PÜRINGER: Biochem. Z. 271, 152 (1934).
LANG, K.: Regensb. Jb. ärztl. Fortb. 3, 257 (1953); Biochemie der Ernährung (Darmstadt 1957).
LANG, K., und H. D. CREMER: Biochem. Z. 1950, 320.
LANG, K., und O. F. RANKE: Stoffwechsel und Ernährung (Berlin, Göttingen und Heidelberg 1950).
LANG, K., und R. SCHOEN: Die Ernährung. Physiologie, Pathologie, Therapie (Berlin, Göttingen und Heidelberg 1952).
LANG, L.: Dissertation (Frankfurt a. M. 1941).
LAUSCHNER, E.: Werksarzt und Großverpflegung. Tagung der Deutschen Gesellschaft für Ernährung, Mainz 1956; Helvet. med. acta 23, No. 3 (1956).
LENZ, W.: Ernährung und Konstitution (Berlin und München 1949).
LOSSY, F. T., et al.: J. Nutrit. 45, 213 (1951).
LOTTERMOSER, D., und M. BORMANN: Rohkost als Heilnahrung (Hannover 1952).
LUKSCH, F.: Dtsch. med. Wschr. 1942, 144.
LUNDE, G., und L. ERLANDSEN: Vitamine in frischen und konservierten Nahrungsmitteln, 2. Aufl. (Berlin 1943).
LUNDE, G., und J. LIE: Hoppe-Seylers's Z. physiol. Chem. 254, 227 (1938).
MANN, G. B., et al.: N. England J. Med. 253, 349 (1955).
MARINETTI, G. V., et al.: J. Biol. Chem. (Baltimore) 224, 819 (1957).
MARTEN, G.: Vitamine und Hormone 6, 172 (1954).
MASKE, H.: Klin. Wschr. 1957, 561.
MAURER, E.: Z. Kinderhk. 47, 202 (1929).
MELLINGHOFF, K.: Tagg. d. Verbandes Dtsch. Diätassistentinnen, Mainz, 14. 4. 1955; Dtsch. med. Wschr. 1958, 1158; 1959, 1138.
MENDEN, E., und H. D. CREMER: Über das Problem der Nährwertaufbesserung unter besonderer Berücksichtigung der „Anreicherung" von Nahrungsmitteln (Wiesbaden und Berlin 1958).
MEYER, A.: Klin. Wschr. 1937, 1593.
MEYER, W.: Mschr. Kinderhk. 97, 468 (1949).
MORGAN, T. B., und J. YUDKIN: Nature (London) 180, 543 (1957).
MÜLLER, E.: Z. Kinderhk. 65, 269 (1947).
NÖCKER, J.: Die Nährhefe als Heil- und Zusatznahrung (Halle 1950).
v. NOORDEN, C.: Med. Klin. 1930, 1429.
v. NOORDEN, C., und H. SALOMON: Handbuch der Ernährungslehre, Bd. I, S. 364 f. und 642 f. (Berlin 1920).
NÜRNBERGER, L.: Med. Klin. 1955, 972.
PANHUYSEN, A.: Dtsch. med. Wschr. 1938, 1766.
PEZOLD, F.: Dtsch. med. Wschr. 1941, 897; Z. klin. Med. 139, 329 (1941); in C. R. SCHLAYER und J. PRÜFER: Lehrbuch der Krankenernährung, I. Teil (München und Berlin 1951).

PIES, R., und H. SCHROEDER: Münch. med. Wschr. **1938**, 1114.

PLUM, P.: Vitamin K. Erg. physik.-diät. Therap., Bd. **2**, 241–268 (1943).

PÖHLER, H.: Arbeitsphysiologie **14**, 285 (1950).

PRÜFER, J.: Ernährung **1942**, 87; in C. R. SCHLAYER und J. PRÜFER: Lehrbuch der Krankenernährung, II. Teil: Rezeptsammlung (München und Berlin 1951).

RAUEN, H. M.: Biochemisches Taschenbuch (Berlin, Göttingen und Heidelberg 1956).

REYER, P.: Z. Kinderhk. **36**, 134 (1923); Klin. Wschr. **1924**, 213.

RIEGER, B.: Die Nähr- und Wirkstoffversorgung bei üblichen Krankenhausdiäten (Statist. Untersuchung über den Nährstoff-, Mineral- und Vitamingehalt der üblichen Krankenhausdiäten unter verschiedenen jahreszeitlichen Bedingungen). Dissertation Humboldt-Universität Berlin 1957.

RIETSCHEL, H.: Klin. Wschr. **1938**, 1787.

RIND, H.: Mschr. Kinderhk. **106**, 285 (1958).

ROMINGER, E.: Münch. med. Wschr. **1935**, 1551.

ROSENKRANZ, K. A.: Dtsch. med. Wschr. **1956**, 2093.

ROUFOGALIS, S.: Dtsch. med. Wschr. **1944**, 426.

DE RUDDER, B.: Med. Klin. **1946**, 319.

RUDOLPH, W.: Vitamin C und Ernährung (Stuttgart 1939); Vitamine der Hefe (Stuttgart 1948); Über das Verhalten der Vitamine bei der Zubereitung von Nahrungsmitteln. Erg. physik.-diät. Therap. **2**, 335–386 (1943).

RUPPERT, F.: Dtsch.med.Wschr.**1948**, 96.

RUDY, H.: Vitamine. In B. FLASCHENTRÄGER und E.LEHNNARTZ, L. c. Bd. II (Berlin, Göttingen und Heidelberg 1957).

RUZICKA, L., und W. STEPP: Ergebnisse der Vitamin- und Hormonforschung, Bd. 1 und 2 (Leipzig 1938 und 1939).

SACHSSE, M.: Unveröffentlichte Untersuchungen.

SALOMON, H.: Schlacken und Vitamine. Die Schlackenkost als Behandlungsweg bei Krankheitszuständen (Wien 1936); Erg. physik.-diät. Therap. **6**, 173 (1958).

SCHALL, H.: Nahrungsmitteltabellen (Leipzig 1954).

SCHEUNERT, A.: Internat. Z. Vitaminforsch. **20**, 374 (1949); Ernährungsprobleme der Gegenwart (Leipzig 1952); Dtsch. Gesd.wes. **1954**, 1373.

SCHEUNERT, A., und J. RESCHKE: Dtsch. med. Wschr. **1931**, 349.

SCHEUNERT, A., J. RESCHKE und E. KOHLEMANN: Biochem. Z. **305**, 1 (1940).

SCHETTLER,G.: Klinik der Arteriosklerose und ihre Beziehungen zur Ernährung, in: Veröff. Dtsch. Ges. Ernährung **3**, 64 (Darmstadt 1959)

SCHETTLER, G., und M. EGGSTEIN: Dtsch med. Wschr. **1958**, 702, 750.

SCHLEGEL, L.: Rohkost und Rohsäfte in der Ernährung des Gesunden und Kranken (Stuttgart 1956); Wien. klin. Wschr. **1956**, 661.

SCHLUESSEL, H.: Ernährung **1**, 73 (1949); in K. SALLER: Gesundes Land – Gesundes Leben (München 1953).

SCHMIDT, G.: Die moderne Ernährung (München 1954).

SCHNEIDER, E.: Vorträge aus der prakt. Chir., Heft 17 (Stuttgart 1937); Verh.-bericht 5. Österreich. Ärztetagg., Salzburg 1951, S. 198; Hippokrates **23**, 489 (1952); Dtsch. med. Wschr. **1954**, 584.

SCHNEIDER, H.: Kochkunst und Küchentechnik. 2. Aufl. (Dresden und Leipzig 1941).

SCHRADE, W., R. BIEGLER und E. BOEHLE: Klin. Wschr. **1958**, 314; Dtsch. med. Wschr. **1958**, 1355, 1396.

SCHREIER, K.: Ärztl. Wschr. **1953**, 40.

SCHROEDER, H.: Kinderärztl. Praxis **7**, 506 (1936); Dtsch. med. Wschr. **1941**, 420; Erg. physik.-diät. Therap. **2**, 269 (1943); Dtsch. med. Wschr. **1950**, 351; Med. Monatsspiegel **1952**, 1; Münch. med. Wschr. **1952**, 339.

Schroeder, H., und H. Braun: Die Hagebutten, ihre Geschichte, Biologie und ihre Bedeutung als Vitamin-C-Träger (Stuttgart 1946).
v. Schroeder, O.: Hippokrates 11, 406 (1940).
Schülein, J.: Die Bierhefe als Heil-, Nähr- und Futtermittel. 2. Aufl. (Dresden und Leipzig 1938).
Schulz, J. A., und B. H. Thomas: Cereal. Chem. 26, 60 (1949).
Schuphan, W.: Therapiewoche 4, 207 (1953).
Schwarz, K.: Modern Brewery Age, Dec. 1954, Jan. 1955.
Sebrell, W. H. und K. S. Harris: The Vitamins, chemistry, physiology, pathology (New York 1954).
Sebrell, W. H. jr., und K. Schwarz: Res. Publ. Assoc. Nerv. Ment. Dis. (New York) 32, 174 (1953).
Sevringhaus, E. L., et al.: Amer. Rev. Tbc. 62, 360 (1950).
Souci, S. W.: Med. Klin. 1957, 844.
Stenger, K.: Klin. Wschr. 1948, 236, 630.
Stepp, W.: Münch. med. Wschr. 1936, 1119, 1307; Ernährungslehre (Berlin 1939); Dtsch. med. Wschr. 1942, 835; Münch. med. Wschr. 1950, 1341, 1431; Med. Klin. 1951, 929; Med. Klin. 1952, 505, 573; Therap. woche 4, 268 (1953); Regensb. Jb. ärztl. Fortb. 3, 270 (1953); Therap. woche 4, 636 (1953/54); Münch. med. Wschr. 1955, 323, 360; Ärztl. Wschr. 1955, 861; Dtsch. med. Wschr. 1955, 289; Med. Klin. 1956, 874; Wien. klin. Wschr. 1956, 509; Med. Klin. 1957, 2262; Verh. Dtsch. Ges. inn. Med. 63, 64 (1957).
Stepp, W., und P. György: Avitaminosen und verwandte Krankheitszustände (Berlin 1927).
Stepp, W., J. Kühnau und H. Schroeder: Die Vitamine und ihre klinische Anwendung, 6. Aufl. (Stuttgart 1944), 7. Aufl. Bd. I (1952); Bd. II (1957).
Stepp, W., und H. Schroeder: Beitr. Klin. Tbk. 95, 437 (1940).
Stieve, R.: Zbl. Chir. 80, 204 (1955).
Stübler, E.: Dtsch. med. Wschr. 1956, 542.
Stübler, E., R. Zacharias und G. Thumm: Kochen unter Druck (Hiltrup 1955).
Stutz, E., und W. Weispfennig: Militärarzt 4, 212 (1939).
Summerfeldt: Amer. J. Dis. Child. 43, 284 (1932); 49, 1185 (1935).
Theopold, W., K. E. Sudhoff und I. Schulte-Nickell: Mschr. Kinderhk. 104, 475 (1956).
Thomas, B.: Vollkornbrot und Vollkornbrei. In H. Haferkamp, L. c.
Toth, F., und E. Varga: Zbl. exper. Med. 116, 75 (1950).
Trendtel, F.: Dtsch. med. Wschr. 1949, 621.
Tropp, C.: Erg. phys.-diät. Therap. 4, 168 (1951).
Tropp, C., und F. G. Weyer: Biochem. Z. 315, 293 (1943).
Tulpule, P. G., und J. N. Williams: J. Biol. Chem. 217, 229 (1955).
Ullrich, O.: l. c. G. Joppich.
Venulet, F.: Med. Klin. 1954, 959; Endokrinologie 30, 345 (1953).
Vogel, H.: Getreidekeime und Keimöle (Basel 1948); Die Bierhefe und ihre Verwendung (Basel 1949).
Wachholder, K.: Biochem. Z. 295, 237 (1938); 312, 394 (1942); Klin. Wschr. 1940, 491 und 1942, 893; Ernährung 5, 4 (1940); Arbeitsphysiologie 14, 342 (1951).
Wagner, K. H.: Müllerei 6, H. 2/3 (1953); Fette, Seifen 57, 721, 932 (1955).
Walker, A. R. P., et al.: Biochem. J. 42, 452 (1948).
v. Wendt, G.: Kost und Kultur (Leipzig 1936).
Wendt, H.: Münch. med. Wschr. 1940 490.
Wildemann, L., in H. Kraut: Richtige Ernährung – die Grundlage der Leistungsfähigkeit. Schriftenreihe „Ernährungsumschau", 2. Folge (Frankfurt a. M. 1953).

WILLIAMS, R. D., et al.: Proc. Staff. Meet. Mayo Clin. **14**, 787 (1939) und **16**, 433 (1941); Arch. Int. Med. **66**, 785 (1940); **69**, 721 (1942); **71**, 38 (1943).

WINDHAUSEN, O., in A. JUCKENACK: Handbuch der Lebensmittelchemie, Bd. 5 (Berlin 1938).

WINKELMANN, W. F.: Die Vitamine, 2. Aufl. (Basel 1951).

WINTER, W.: Therap. Gegenw. **1959**, 188.

WIRZ, F.: Vom Brot, Wissen und Erkenntnisse (Stuttgart 1940).

ZACHARIAS, R.: Medizinische **1957**, 471.

ZACHARIAS, R., und G. THUMM: Hauswirtschaft und Wissenschaft **4**, 86 (1956).

ZELLWEGER, H., und W. H. ADOLPH: Vitamine und Vitaminkrankheiten. Handbuch d. Inneren Medizin, 4. Aufl., Bd. VI, 2, S. 687 f. (Berlin, Göttingen und Heidelberg 1954).

ZIEGELMAYER, W.: Die Ernährung des deutschen Volkes (Dresden und Leipzig 1947).

Sachverzeichnis

Abschrecken 64, 65, 79
Ältere Menschen
- -, Vitaminversorgung 157
Ajonjoli-Öl 37
Alaktoflavinose 13
Aletosal-Milch 116, 155, 188, 189
Aleuronschicht 98
Alkalisches Milieu, Vitaminschädigung durch 57
Alkalizusatz 65, 66, 79
Alkoholabusus, B-Hypovitaminose 44
Allgemeine Krankenkost, B_1-Gehalt 55
Allium cepa 90
Alter, Vitaminbedarf 45
Alterskost 157, 158
Anämie, perniziöse 22
Ananas 136
-, C-Gehalt 25, 88
-, preisliche Wertigkeit 168, 169
Ananassaft, C-Gehalt 95, 97
-, preisliche Wertigkeit 170
Aneurin s. Vitamin B_1
Ankochzeit 59, 78
Anreicherungsformel, amerikanische 51
Antibiotika-Therapie 43
- -, Vitaminmangel 72
Antipellagrafaktor s. Nikotinsäure
Antivitaminwirkung, intermediäre 44
Apantothenose 19
Apfel 89, 90, 92, 162, 169
-, C-Gehalt 88, 89
-, Saftergiebigkeit 94
Apfelsaft 96, 169
-, C-Gehalt 95, 97
-, preisliche Wertigkeit 170
Apfelsine s. Orange
Aprikosen, C-Gehalt 88, 89
-, Lagerungsfähigkeit 92
Ariboflavinose 13
Arteriosklerose, essentielle Fettsäuren 37, 157
-, Vitaminmangel 157
Arteriosklerose-Prophylaxe, Frischkornbreie bei 132
Arteriosklerose-schutzkost 157, 158
Askorbinsäure s. Vitamin C

Atherosklerose s. Arteriosklerose
Aufbaukost 149, 150, 176, 178, 189-194, 198, 200-202
Aufbewahren hitzezubereiteter Speisen 61, 62
Aufwärmen 62, 63, 80
Auslaugung, Vitaminschädigung durch 57
Avitaminose 37-41, 67, 137
-, nach Diätkuren 56
-, Vitamin B_1 11
B_2-Komplex 11
B-Vitamine 3, 98-114, 126-128, 130, 132, 146, 149, 169, 170
-, chronische Obstipation 146
-, Defizit b. Diabetiker 150
-, Höhe d. Kostanreicherung 113, 114
-, Insulinaktivität 150
-, Kochwasserverluste 65
-, Kostaufbesserung 74
-, Magensaft 138
-, Mangel b. Großküchenverpflegten 71
-, Mangel b. Kranken 71, 72
-, Mangel b. Säugling 163
-, natürlicher Verband 83
-, Säuglingsernährung 160-163
-, Versorgung der Bevölkerung 48-51, 68
B-Vitamin-Komplex 84, 85, 127, 134, 141, 142, 144, 152, 156, 157, 161, 162, 170, 173
B-Vitaminträger, preisliche Wertigkeit 170
B-Zulage, große 114, 165, 171, 172
-, kleine 114, 165, 171
Backen, Vitaminverluste 61
Backhefe s. Bäckereipreßhefe
Backmehl, Keimlings- und Hefezusatz 121, 122
Backschrot 102
Bäckereihefe s. Bäckereipreßhefe
Bäckereipreßhefe 86, 103, 104, 106, 108, 109, 111, 112, 147, 171, 175, 176
-, B_1-Gehalt 10, 105, 113
-, B_2-Gehalt 12, 105, 113
-, B_6-Gehalt 105, 113
-, chemischer Grundaufbau 105

–, Folsäuregehalt 105, 113
–, küchenmäßige Verwertung 122–126
–, Nikotinsäuregehalt 15, 105, 113
–, Pantothensäuregehalt 18, 105, 113
–, preisliche Wertigkeit 170
Bärme 111
Ballaststoffe 101
–, Magen-Darm-Funktion 138–139
Banane 90, 125, 161, 162
–, B_6-Gehalt 17
–, C-Gehalt 88, 89
–, Nikotinsäuregehalt 15
Basedowkost 176, 178, 189–193, 200–202
Basilikumsaft 96
Baumwollsaatöl, hochungesättigte Fettsäuren 36
Baumwollsamenöl, E-Gehalt 33
Beerenfrüchte 93
v. BERGMANN-KALK-Kur, B_1-Gehalt 60
– – –, C-Gehalt 60
Beriberi 11, 158
Bienenhonig 125
Bierhefe s. Brauereihefe
Bierhefesuppen 111, 123, **126, 127,** 144, 149, 154, 166, 167, **191, 192**
–, alkoholfreie 191
–, alkoholhaltige 192
–, Herstellungsweise 191
Biersuppen 192
Bifidumflora, Vitaminproduktion 161
Biologische Wertigkeit, Hefeeiweiß 106
Biotin 19, 84, 85, 117, 118, 158
–, Ausgangsprodukte zur Kostanreicherung 86
–, Ausmahlungsverluste 49
–, Empfindlichkeit gegen äußere Einwirkungen 57
Bircher-Müsli 131
Bircher-Raffel 94
Birne 89
–, B_6-Gehalt 17
–, C-Gehalt 88, 89
–, Saftergiebigkeit 94
Birnensaft 96
Blanchieren, Vitaminschädigung durch 57
Blattgemüse, C-Verlust b. Lagerung 63
Blattsellerie 54
Blumenkohl 89, 155, 169
–, B_1-Verlust b. Kochen 61

–, C-Gehalt 25, 88
–, Inosit-Gehalt 22
–, K-Vitamin-Gehalt 35
–, Pantothensäuregehalt 18
–, preisliche Wertigkeit 168
Bohnen 119
–, B_1-Verlust b. Kochen 61
–, C-Gehalt 53, 54
–, C-Verlust b. Konservierung 53
–, C-Verlust b. Trockenkonservierung 54
–, Garzeit 80
–, Inosit-Gehalt 22
Bohnenkrautsaft 96
Borretschsaft 96
Branntweinhefe 104
Braten, Vitaminverluste b. 61
Brauereihefe (Bierhefe) 103, 104, 106, 108, 109, 110, 147
–, halbflüssige 86, **110, 111,** 170, 175, 176
–, B_1-Gehalt 10, 105, 113
–, B_2-Gehalt 12, 105, 113
–, B_6-Gehalt 17, 105, 113
–, chemischer Grundaufbau 105
–, Folsäuregehalt 105, 113
–, küchenmäßige Verwertung 122–127
–, Nikotinsäuregehalt 15, 105, 113
–, Pantothensäuregehalt 18, 105, 113
Brauereipreßhefe 105, 110
Brauerei-Trockenhefe 109, 110, 163, 175, 194
–, B_1-Gehalt 10, 105, 113
–, B_2-Gehalt 12, 105, 113
–, B_6-Gehalt 17, 105, 113
–, chemischer Grundaufbau 105
–, Folsäuregehalt 105, 113
–, Nikotinsäuregehalt 15, 105, 113
–, Pantothensäuregehalt 18, 105, 113
–, preisliche Wertigkeit 170
Braunalge, C-Gehalt 25
Breikost, Vitaminarmut 56
Breitspektrum-Antibiotika 43
Brennereihefe 103, 104
Brennessel 90
–, Saftergiebigkeit 94
Brennesselsaft 97
Brombeeren, C-Gehalt 25, 88
–, Lagerungsfähigkeit 92
–, preisliche Wertigkeit 169
–, Saftergiebigkeit 94
Brot, Keimlings- und Hefezusatz 121, 122

Brotmehl 162
-, Vitaminanreicherung 51, 74
Brunnenkresse 90
-, A-Gehalt 29
-, C-Gehalt 88
Brunnenkressensaft 97
Brustkind 160
Bucheckernöl, hochungesättigte Fettsäuren 36
Buchweizen 128
Burning feet 19
Buschbohnen 79
Butter 28, 86, 87
-, A-Gehalt 29
-, D-Gehalt 31
-, E-Gehalt 32
-, Pantothensäuregehalt 18
Buttermilch 118, 122, 125, 142, 155, 172
-, B_2-Gehalt 12
-, chemischer Grundaufbau 116
Buttermilchpulver, chemischer Grundaufbau 116

Camembert-Käse, B_2-Gehalt 12
Candida-Arten 104
Champignons, Nikotinsäuregehalt 15
-, Pantothensäuregehalt 18
Chirurgische Eingriffe, Vitaminverbrauch 156
Chlorkalk 92
Cholecalciferol 30
Clorina 92
Cognac 125
Corn oil 33

Dämpfen 60, 80
Dämpfwasser 79
Dampfdrucktopf, C-Verluste 60, 61
Darmbakterien, Vitaminsynthese 7
Darmerkrankungen, chronische 142
Darmflora 42
Darmfunktion, Vitaminmangel 141
Darmschonkost 141–143, 184, 193, 201
Dauererhitzung, Milch 117
Dauerhefe 109
Dekompensationszustände, kardiale, B-Vitamin-Mangel 153
Diabeteskost 150–152, 183, 184, 189, 193, 194, 201, 202, 204
-, B_1-Gehalt 55

Diät, Vitaminunterwertigkeit 55, 56, 58
Diätkost, häusliche 167
Diätkuren, C-Vitamin-Mangel 72
Dickmilch 118, 125
Diuresewirkung, Vitamine 153
Dorsch, B_6-Gehalt 17
-, D-Gehalt 31
Dorschleber
-, A-Gehalt 29
-, B_2-Gehalt 12
-, B_6-Gehalt 17
-, D-Gehalt 31
Dünsten 80
Duodenalgeschwüre 138
Durchfallserkrankungen, akute 141
Durchschnittsbevölkerung, Vitaminversorgung 68, 69
Dysbakterien, enterale 43
Dysbakteriezustände 146
Dystonie, vegetative 11

Eberesche 25, 90
Eier (Hühnereier) 12, 18, 21, 22, 28, 48
-, B_2-Gehalt 12
-, D-Gehalt 31
-, E-Gehalt 32
-, Pantothensäuregehalt 18
Eigelb 86
-, A-Gehalt 29
-, Biotingehalt 19
-, D-Gehalt 31
-, Pantothensäuregehalt 18
Einfruchtsäfte 96
Einwecken, C-Vitamin-Verlust 53
Einweichwasser 91
Eipulver, B_2-Gehalt 12
Eisen 78
-, C-Vitamin-Verlust 66
Eiweißmilch 142, 185
-, chemischer Grundaufbau 116
- -pulver, chemischer Grundaufbau 116
Eledon 116
-, chemischer Grundaufbau 116
Emaille 78
Endivie 89, 92, 154, 169
-, A-Gehalt 29
-, C-Gehalt 88, 89
-, E-Gehalt 32
-, Saftergiebigkeit 94
Endiviensaft 97

Endokarenz 44
Endosperm 98
Enterokarenz 42, 43
Entfettungskost **152, 153**, 184, 187, 189, 196, 199, 201, 204
–, B_1-Gehalt 55
Epidemiezeiten 92
Erbsen, B_1-Gehalt 10
–, B_1-Verluste b. Kochen 61
–, C-Gehalt 53, 54
–, C-Verlust b. Konservierung 53
–, C-Verlust b. Trockenkonservierung 54
–, E-Gehalt 32
–, Garzeit 80
–, Inosit-Gehalt 22
–, K-Vitamingehalt 35
–, Pantothensäuregehalt 18
Erdbeeren 92, 96, 136, 161
–, C-Gehalt 25, 88
–, K-Vitamingehalt 35
–, Lagerungsfähigkeit 92
–, preisliche Wertigkeit 168
Erdnüsse, E-Gehalt 32
–, Nikotinsäuregehalt 15
–, Pantothensäuregehalt 18
Erdnußöl, E-Gehalt 33
–, hochungesättigte Fettsäuren 36
Ergocalciferol 30
Ergosterin 99, 105, 107
Erhitzen, Vitaminschädigung durch 57
Erhitzungsdauer, C-Vitaminverlust 60
Essigsäure, Vitaminschädigung durch 57
EVERS-Diät 131
E-Vitaminanreicherung, Höhe 113, 114
Exokarenz 41, 42

Faex medicinalis 109
Feinmehl 48, 49
–, B-Vitamingehalt 49
–, Säuglingsnahrung 161
Feldküche 63
Feldsalat (Rapunzel) 28, 86
–, A-Gehalt 29
–, B_6-Gehalt 17
–, C-Gehalt 25, 88
–, E-Gehalt 32
–, preisliche Wertigkeit 168, 169
Fettarme Kostformen, A-Vitamingehalt 58
Fette, industrielle Behandlung 55

Fettkäse 28, 31
Fettleber 144
Fettsäuren, essentielle 16, **35–37**, 85, 114–116, 158, 159, 166
–, Arteriosklerose 157
–, Gallensäuresekretion 144
–, Leberschutzeffekt 144
Fettsäuren, hochungesättigte, Anteil in Nahrungsfetten 37
Fettsucht, Frischkornbreie bei 132
Fichtennadeln, C-Gehalt 25
Fieberkost **147–149**, 176, 178, 189, 191, 192, 200
Fisch 14, 16, 28, 31, 86, 87,
Fischfett 31, 33, 36
Fischleberöle 31
Fischöle, hochungesättigte Fettsäuren 36
Fischrogen, C-Gehalt 25
Flaschenkind, C-Hypovitaminose 160
Fleisch 14, 16, 18, 20–22, 34, 87
–, B_1-Gehalt 10
–, B_{12}-Gehalt 21
Fleischeiweiß 172
Flocken 131
Flüssige Kost 156, 157
– Vollkost 126
Folsäure **20, 21**, 84, 87, 99, 114, 117, 141, 158, 171, 172
–, Ausgangsprodukte zur Kostanreicherung 86
–, Ausmahlungsverluste 49
–, bakterielle Synthese 7, 43
–, Empfindlichkeit gegen äußere Einwirkungen 57
–, Mangel 20, 21, 72
–, Nahrungsquellen 20
–, Tagesbedarf 20
–, Verluste b. Backen, Schmoren, Braten 61
–, Verluste b. haushaltsüblicher Kostzubereitung 58
–, Verluste b. Kochen 60
–, Verluste in der Küche 20
Frauenmilch, Vitamingehalt 158, 160, 161
Fremdstoffe, Vitaminverluste durch **65, 66**
Frischkornbreie 123, **130–134**, 140, 141, 144, 146–149, 152, 154, 164, 166, 167, 174, **197–199**
–, Herstellungsweise 197, 198
–, kalorienarme 199
–, ohne Kalorienbeschränkung 198

Sachverzeichnis

Fruchtpreßvorsatz 93, 95
Fruchtsaftpressen 93, 94
Fruchtsaftzentrifuge 93, 94
Fruchtsirupe 91
Fruchtsuppen 123, 126, 139, 140, 142, 144, 146–149, 154, 157, 166, 167, 189–191
–, beschränkt fetthaltige 189
–, fettreiche 190
–, Herstellungsweise 189
Frühjahrszwiebel 90
–, C-Gehalt 88
Fucusarten, C-Gehalt 25
Futterhefe 104
Futterweizenkeime 100

Gänsefett, hochungesättigte Fettsäuren 36
Gallenblasenschonkost 55, 144–146, 176, 189, 191, 198, 200, 201
Garen im Überdruck, C-Verluste 60, 61
Garen unter Luftzutritt, C-Verlust 64
Gartenmelde 90
–, C-Gehalt 88
Garverfahren 78
–, Temperaturbereiche 59
Garzeiten 80
Garziehen 78
Gasthausessen, C-Vitamin-Defizit 52
Gastrointestinale Symptome b. Vitaminmangel 40
Gaststättenverpflegung 166
Gefriergemüse 77
Gefrierobst 77
Geißfuß 90
Gemeinschaftsverpflegung 3
–, C-Vitamin-Defizit 52
–, Vitaminanreicherung 165–167
Gemüse 12, 14, 16, 18–20, 22, 24, 33–35, 48, 81, 87–93
–, B_1-Verlust b. Kochen 60, 61
–, C-Verlust b. Kochen 60
–, C-Verlust b. Zerkleinern 64
–, C-Vitamingehalt 24, 25
–, Nährstoffgehalt 87
–, Vitaminverluste d. Wässern 64
Gemüsebrei 163
Gemüsekonsum 52
Gemüseputzen 77
Gemüserohkost 146, 169
Gemüserohsäfte 93–97, 161
– Zusatzmöglichkeiten 120
Gemüserohsaftgetränke 134, 135, 204, 205
Gemüserohsalate 123, 134, 135, 141, 145–149, 166, 202–204
–, Herstellungsweise 202, 204
–, kalorienarme 204
–, ohne Kalorienbeschränkung 202
Gemüsesäfte 93–97, 161
–, Ulkuskur 139
Gerste 128
Getreide 9, 34
–, B_1-Vitamin-Quelle 9, 10
–, keimendes 25
Getreideeiweiß 106
Getreideerzeugnisse, keimlingshaltige 98–103
Getreideflocken 129
Getreideflockenbreie 128
Getreidegerichte 128
Getreidegrützen 128, 129
Getreidekeime s. Weizenkeime
Getreiderohbreie 130–134, 197–199
Glasreibe 94
Glotterbader Weizenfrühstück 131
Grape fruit s. Pampelmuse
Große B-Zulage 114, 165, 171, 172
Großküche 63, 65–67
–, Vitaminverluste b. Kochen 67
Großküchenverpflegte, Vitaminmangel 69–71
Großküchenverpflegung 114
–, Notwendigkeit eines besseren Vitamingehalts 73–75
–, Vitaminanreicherung 165–167
–, wünschenswerter Vitamingehalt 75
Grünen von Gemüse, C-Vitaminverlust 66
Grünkohl 28, 86, 89, 119, 169
–, A-Gehalt 29
–, B_1-Gehalt 10
–, B_1-Verlust b. Kochen 61
–, B_2-Gehalt 12
–, C-Gehalt 25, 88
–, E-Gehalt 32
–, Garzeit 80
–, Inosit-Gehalt 22
–, K-Vitamin-Gehalt 35
–, preisliche Wertigkeit 169
Grützen 131
Gurke 169
–, C-Gehalt 88, 89

–, Garzeit 80
–, Saftergiebigkeit 94
Gurkensaft 97

Hafer 128
Haferflocken 151
–, B_1-Gehalt 10
–, E-Gehalt 32
–, K-Vitamin-Gehalt 35
Haferflockenrohbrei 131
Hagebutte 25, 90, 91
–, A-Gehalt 29
–, C-Gehalt 88
Hagebuttenfleisch, C-Gehalt 25
Hagebuttensaft, C-Gehalt 97
Hagebuttentrank, preisliche Wertigkeit 170
Hammelfett, hochungesättigte Fettsäuren 36
Hammelfleisch, B_6-Gehalt 17
–, K-Vitamin-Gehalt 35
–, Nikotinsäuregehalt 15
–, Pantothensäuregehalt 18
Hanföl, hochungesättigte Fettsäuren 36
Haselnüsse, B_1-Gehalt 10
–, Pantothensäuregehalt 18
Haushaltskost, Vitaminanreicherung 167
Haushaltsküche 94
Haushaltsübliche Kostzubereitung, Vitaminverluste 58
Hefe 35, 87, 98, **103–114**, 118, 155, 165, 169, 172
–, Abtötung 108
–, Aminosäurengehalt 106
–, chemischer Grundaufbau 105
–, Einteilung 104
–, kombinierte Zufuhr mit Weizenkeimen 112–114
–, küchenmäßige Verwertung 108, 109, 111, **119–134**
–, lebende 108, 147
–, Leberschädigung 108
–, lipotrope Wirkung 144
–, medizinische 109
–, Mineralgehalt 107
–, Puringehalt 106–108
–, Unschädlichkeit 108
–, Verbacken in Brot 121, 122
–, Vitamingehalt 105
Hefebrösel 120

Hefeeiweiß 105, 106, 113
Hefeextrakte 110
Hefefett 107
Hefeflocken 109
Hefegetränk 111, 112, 125
–, Herstellungsweise 175, 176
Hefetherapie, pyogene Infektionen 149
–, Zuckerkrankheit 151
Hefezulage 164
Heidelbeeren, C-Gehalt 88
–, Lagerungsfähigkeit 92
–, preisliche Wertigkeit 168
–, Saftergiebigkeit 94
Helianthus annuus 115
Hemizellulosen 98
Hering, D-Gehalt 31
–, Nikotinsäuregehalt 15
Herkömmliche Gerichte, Vitaminanreicherung **119–122**, 167
Herzschonkost, B_1-Gehalt 55
Himbeeren, C-Gehalt 25, 88
–, Lagerungsfähigkeit 92
–, preisliche Wertigkeit 168
–, Saftergiebigkeit 94
Himbeersaft, C-Gehalt 95
Himbeersirup, C-Gehalt 97
–, preisliche Wertigkeit 170
Hirse 128
–, B_6-Gehalt 17
Hitze, Vitaminverluste durch **59–63**
Hochleistungskost 165, 166
–, Frischkornbreie bei 132
Holunderbeeren 90
–, C-Gehalt 25, 88
–, Saftergiebigkeit 94
Holundersaft, C-Gehalt 97
–, preisliche Wertigkeit 170
Holzzuckerhefe 103, 104
Hotel- und Restaurantküche 166, 167
Hühnereifett, hochungesättigte Fettsäuren 36
Hühnerfett, hochungesättigte Fettsäuren 36
Hühnerfleisch, B_6-Gehalt 17
–, Nikotinsäuregehalt 15
Hülsenfrüchte 10, 12, 14, 16, 18–20, 22, 28, 33–35, 76, 81
Hungergefühl 2
Hypovitaminosen **37–41**, 67
–, Diagnose 39

–, b. Kleinkind und Schulkind 163, 164
–, b. Kranken 71
–, latente 38
–, manifeste 39
–, medikamentös induzierte 44
–, toxisch induzierte 44
–, Vitamin B_1 11
–, Hyperthyreose 149
–, Hyperthyreosekost 149

Infektanfälligkeit, erhöhte, b. Vitaminmangel 40
–, Hypovitaminosefolge 164
Infektionskrankheiten, chronische, Frischkornbreie bei 132
Innereien, C-Gehalt 25
Inosit **22, 23**, 84, 99, 117
–, Ausgangsprodukte zur Kostanreicherung 86
Insulin, B-Vitamine 150
Insulinmangel, Vitaminendokarenz 150
Insulinresistenz, B-Vitaminmangel 151

Joghurt 118
–, chemischer Grundaufbau 116
Johannisbeeren 89, 96
–, Saftergiebigkeit 94
–, rote, C-Gehalt 25, 88
–, Lagerungsfähigkeit 92
–, preisliche Wertigkeit 168
–, schwarze, C-Gehalt 25, 88
–, Lagerungsfähigkeit 92
–, preisliche Wertigkeit 168
Johannisbeersaft, schwarzer, C-Gehalt 95, 97
–, schwarz-roter, preisliche Wertigkeit 170

Kaffeesahne s. Sahne
Kalbfleisch, B_2-Gehalt 12
–, B_6-Gehalt 17
–, E-Gehalt 32
–, K-Vitamin-Gehalt 35
–, Nikotinsäuregehalt 15
–, Pantothensäuregehalt 18
Kalbsleber, A-Gehalt 29
–, B_2-Gehalt 12
–, Folsäuregehalt 20
–, K-Vitamin-Gehalt 35
–, Nikotinsäuregehalt 15

–, Pantothensäuregehalt 18
Kaliumarme Kost 155, 156
Kaliumpermanganat 92
Kalkulation des Vitamingehalts 76
Kaltlagerung 92
Kalzium 117
Kardiovaskuläre Symptome b. Vitaminmangel 40
KARELLsche Milchtage 155
Kariesverhütung, Vollkornprodukte 163
Karotine 27, 28, 84, 85, 87, 89, 99, 117, 161
–, Ausgangsprodukte zur Kostanreicherung 86
–, Nahrungsquellen 29
–, Verluste bei Konservierung 53
Karotten (Mohrrüben, Möhren) 80, 86, 89, 90, 163
–, A-Gehalt 29
–, B_1-Verlust b. Kochen 61
–, C-Gehalt 53, 54, 88, 89
–, C-Verlust b. Konservierung 53
–, C-Verlust b. Trockenkonservierung 54
–, Garzeit 80
–, K-Vitamingehalt 35
–, Saftergiebigkeit 94
Karottensaft 96, 97
Kartoffel 20, 24, 34, 48, 78, 79, 93
–, B_1-Gehalt 10
–, B_1-Verluste b. Kochen 60, 61
–, B_6-Gehalt 17
–, C-Gehalt 24, 25, 54, 88, 90
–, C-Verlust b. Kochen 59, 60
–, C-Verlust b. Lagerung 63, 90
–, C-Verlust b. Trockenkonservierung 54
–, Dämpfen 78
–, Kochen 78
–, K-Vitamin-Gehalt 35
–, Nikotinsäuregehalt 15
–, Pantothensäuregehalt 18
–, Saftergiebigkeit 94
–, Vitaminverlust b. der Vorbehandlung 64
–, Vitaminverlust durch Wässern 64
Kartoffelbrei 56, 79
Kartoffelkonsum 52
Kartoffelrohsaft 95, 96
Kasein, feinere Gerinnung 142
Kaseinolakt 116, 185
Keimlinge s. Weizenkeime

Keimlingseiweiß 99
Keimlingshaltige Getreideerzeugnisse
  98–103
KEMPERsche Reisdiät 155
Kerbel 90
Kernobst 93
Kinder, Gemeinschaftsverpflegung
  69, 164
–, wünschenswerte Vitaminzufuhr 160
Kinderkost 159–165
Kindermilch 119
Kirschen, Saftergiebigkeit 94
Kleie (s. Weizenkleie) 98, 101, 129–134,
  146, 152, 154
–, Verdaulichkeit 101
Kleieaufläufe 196, 197
Kleieeiweiß 102
Kleiegerichte 128–134, 152
Kleine B-Zulage 144, 165, 171
Kleinkinder, Vitaminanreicherung d.
  Kost 163, 164
Knäckemehl 162
Kobalamine s. Vitamin B_{12}
Kochen, Vitaminverluste 59, 60
Kochkiste 59, 62, 79
Kochsalz, Spülwasser 77
Kochsalzarme Kost 153–155, 188–191,
  193, 194, 200, 202, 204
Kochwasser 78, 79
–, Vitaminverluste 64, 65
Kohl 10, 33, 34, 64, 89, 92, 96
Kohlarten 76, 134, 154
–, C-Vitamingehalt 24, 25
–, Saftergiebigkeit 94
Kohlrabi 79, 89, 120, 154, 169
–, C-Gehalt 25, 88
–, C-Verlust mit dem Kochwasser 65
–, Garzeit 80
–, preisliche Wertigkeit 168, 169
Kohlrabikraut, A-Gehalt 29
–, C-Gehalt 25, 88
–, preisliche Wertigkeit 168, 169
Kokosfett, hochungesättigte Fettsäuren
  36
Kondensmilch 116, 118
Konfitüren 91
Konserven 53, 54, 77
Konservenbrühe (-flüssigkeit, -wasser)
  53, 77, 91
Konservierung, Vitaminverluste 53

Kopfsalat 92, 169
–, C-Gehalt 88, 89
–, E-Gehalt 32
–, preisliche Wertigkeit 168, 169
Kostanreicherung, Vitaminträger 86–114
Kostauswahl, unzweckmäßige 46–55
Kostverfeinerung, allgemeine 46–55
Krankenhauskost, allgemeine 165
Krankenkost 4
–, Notwendigkeit eines besseren Vitamin-
  gehalts 73–75
–, Vitaminanreicherung 137–157
–, Vitaminunterwertigkeit 55, 56, 58
–, wünschenswerter Vitamingehalt 75
Krankenkostformen, B_1-Gehalt 55
Kruska 101
Küchenkräuter 90
Küchenpersonal, Aufklärung und Schu-
  lung 75
Kürbis, A-Gehalt 29
–, C-Gehalt 88, 89
Kürbissaft 97
Kuhmilch s. Milch
Kupfer 78
–, C-Vitaminverlust durch 66
Kurmilch 119
Kurzzeiterhitzung d. Milch 117

Labmolke 116
Lagerung 77, 88, 91
–, Vitaminverluste durch 63
Lagerungsfähigkeit 92
Laktation 45
Laktoflavin s. Vitamin B_2
Lauch (Porree) 119
–, C-Gehalt 54, 88
–, C-Verluste b. Trockenkonservierung 54
–, Garzeit 80
Leber 12, 14, 16, 18, 20, 28, 31, 34, 35, 48,
  86, 87
–, B_1-Gehalt 10
–, Biotingehalt 19
Leberdiät, B_1-Gehalt 55
Lebererkrankungen, Frischkornbreie
  bei 132
–, Vitaminmangel 144
Leberparenchymschäden, Vitaminzu-
  fuhr 144
Leberschonkost 144–146, 176, 189, 191,
  194, 198, 200–202, 204

Leberschutzwirkung v. Vitaminen 144
Lebertran 31
Leinöl 114
Leinsamen 115, 158
-, Verträglichkeit 115, 116
Leinsamenöl 157
-, hochunsättige Fettsäuren 36
Leinsamenschrot 131, 173
LEUBE-Kur, B_1- und C-Gehalt 60
Lezithin 107
Linamarin 115
Linolsäure 99
Linsen, B_1-Verluste b. Kochen 61
Linum usitatissimum 115
Liponsäure 35
Löffelmaße 173
Löwenzahn 90, 155
-, A-Gehalt 29
-, C-Gehalt 25, 88
-, Saftergiebigkeit 94
Löwenzahnsaft 97
Lufthefe 111
Luftsauerstoff, Vitaminverluste durch 57, 63, 64

Magen-Darm-Erkrankungen, Vitaminmangel 138
Magen-Darm-Funktion, Vitamine 138
Magen-Darm-Schonkost, B_1-Gehalt 55
Magengeschwür 138
Magenschonkost 137–141, 180, 189, 190, 194, 198, 202, 204
-, B_1- und C-Gehalt 56
-, Hypovitaminose bei 137
Magermilch 122, 155, 172
-, B_2-Gehalt 12
-, chemischer Grundaufbau 116
Magermilchpulver 86
-, B_2-Gehalt 12
Magerquark, chemischer Grundaufbau 116
Mais, B_1-Gehalt 10
-, B_6-Gehalt 17
-, E-Gehalt 32
-, K-Vitamin-Gehalt 35
Maisöl 86
-, E-Gehalt 33
-, hochungesättigte Fettsäuren 36
Malz, C-Gehalt 25
Mandarine 24

-, C-Gehalt 25, 88
-, preisliche Wertigkeit 168, 169
Mangold 28, 119, 163
-, A-Gehalt 29
-, B_2-Gehalt 12
-, C-Gehalt 25, 88
-, Garzeit 80
-, preisliche Wertigkeit 168, 169
-, Saftergiebigkeit 94
Margarine (Pflanzenmargarine) 37
-, A-Gehalt 28, 29
-, D-Gehalt 31
-, hochungesättigte Fettsäuren 36, 37
Marmelade 91
Mastkost 149, 176, 178, 189–193, 200, 201
-, B_1-Gehalt 55
Meeresalgen, C-Gehalt 25
Mehlabkochungen, Vollkorn- 162
Mehlkörper 98
Mehlverbrauch 47
Melde s. Gartenmelde
Melone, C-Gehalt 25, 88
Messing 78
- -gefäße, C-Vitaminverlust 66
Metallreibe 94
Milch (Kuhmilch, Vollmilch) 12, 18, 21, 22, 28, 33, 34, 48, 76, 85–87, 118, 122, 155, 158, 166, 172
-, A-Gehalt 29
-, Abkochen 142
-, B_1-Gehalt 10, 160, 161
-, B_2-Gehalt 12
-, B_6-Gehalt 17
-, Biotin-Gehalt 19
-, C-Gehalt 25, 160
-, C-Verlust b. Aufkochen 118
-, D-Gehalt 31
-, homogenisierte 142
-, K-Vitamingehalt 35
-, Kinder- 119
-, kochsalzfreie 155
-, Nikotinsäuregehalt 15
-, Pantothensäuregehalt 18
-, Verdünnen 142
-, Vitamingehalt, durchschnittlicher 117
Milcharten, chemischer Grundaufbau 116
Milchbrei, Vollkorn- 162
Milcheiweiß 106, 117, 172
-, Einfluß auf Cholesterinspiegel 158
Milchfett 117

–, (Butter) hochungesättigte Fettsäuren 36
Milchgetränkfasten 152, 155
Milchmischgetränke 122–126, 139, 142, 144, 146–149, 152, 155, 157–159, 166, 167, 174–189
–, allgemeiner diätetischer Wert 125, 126
–, beschränkt fetthaltige, ungezuckerte 183
–, beschränkt fetthaltige, zuckerreiche 176
–, fett- und eiweißarme, zuckerreiche 186
–, fett- und kalorienarme 187
–, fett- und milchzuckerreiche 182
–, fettarme, ungezuckerte 184
–, fettreiche, zuckerarme 180
–, Herstellungsweise 174–176
–, hochkalorische, fett- und zuckerreiche 178
–, kochsalzarme 188
–, Trockenhefezusatz 175
–, Typen 125
–, Weizenkeimzusatz 175
Milchprodukte 171
Milchpulver 116, 118
Milchzucker 86, 117, 146
Militärverpflegung, C-Vitamingehalt 52
Mineralien 85, 98, 99, 101, 107, 117
Minimalbedarf 6
Mirabellen, A-Gehalt 29
–, C-Gehalt 88, 89
–, Lagerungsfähigkeit 92
Mixfasten 152
Möhren s. Karotten
Mohrrüben s. Karotten
Mühlenweizenkeime 100, 114, 169, 173, 175
–, preisliche Wertigkeit 170
Muskelfleisch s. Fleisch
Muttersaft 96

Nachgaren 78
Nährhefe 104
Nahrungsfette, Anteil hochungesättigter Fettsäuren 36
Nahrungsmittelauswahl, zweckmäßigere 76
Natriumbikarbonat 79
–, Vitaminverluste 65
Natron, Vitaminschädigung durch 57

Natürlicher Verband 82–86
Neurastheniforme Symptome b. Vitaminmangel 40
Niazin s. Nikotinsäure
Niazinamid s. Nikotinsäure
Niederdruckverfahren 79
Nierendiät, B_1-Gehalt 55
Nikotinsäure 13–16, 51, 74, 84, 86, 99, 101, 102, 111, 112, 114, 117, 137, 138, 141, 144, 148, 150, 153, 158, 159, 161, 170–173
–, Ausgangsprodukte zur Kostanreicherung 86
–, Ausmahlungsverluste 15, 49
–, bakterielle Synthese 7, 43
–, Bedarf 14
–, Blutzuckersenkung 150
–, Empfindlichkeit gegen äußere Einwirkungen 57
–, endogene Synthese 14
–, Maisnahrung 14
–, Mangel b. Kranken 71
–, Mangelzustände 15
–, Nahrungsquellen 14, 15
–, Verluste bei haushaltsüblicher Kostzubereitung 58
–, Verluste bei Konservierung 53
–, Verluste in der Küche 15
–, Versorgung der Bevölkerung 68
–, wünschenswerte Tageszufuhr 14
Nikotinsäureamid, s. Nikotinsäure
Nukleinsäure 106

Obst 10, 12, 16, 19, 22, 24, 48, 87–93
–, C-Gehalt 24, 25
–, C-Verlust b. Zerkleinern 64
–, Lagerungsfähigkeit 92
–, Nährstoffgehalt 87
Obstdicksaft 97
Obstipation 146
–, Frischkornbreie bei 132
–, Vitaminmangel bei 146
Obstipationskost 182, 189, 190–194, 198, 199, 202, 204
Obstkonserven 91
Obstkonsum 52
Obstlimonaden 97
Obstrohkost 146
Obstrohsäfte 161
–, Ulkuskur 139

Sachverzeichnis

–, Zusatzmöglichkeiten 120
Obstrohsalate 145, 149
Obstsäfte, käufliche 169
–, preisliche Wertigkeit 170
Obstsaftgetränke 134
Obstsalate 134, 141
Obstsirup 97
Obstsüßmost 97
Obsttag, B_1-Gehalt 55
Olivenöl, E-Gehalt 33
–, hochungesättigte Fettsäuren 36
Optimalbedarf 6, 7
Orange (Apfelsine) 24, 92, 96, 136, 161, 169
–, C-Gehalt 25, 88
–, Inosit-Gehalt 22
–, preisliche Wertigkeit 168, 169
–, Saftergiebigkeit 94
Orangensaft 141, 146
–, C-Gehalt 95, 97
–, preisliche Wertigkeit 170
Organisation d. Küchenbetriebes 80

Palmkernfett, hochungesättigte Fettsäuren 36
Palmkernöl, E-Gehalt 33
–, hochungesättigte Fettsäuren 36
Pampelmuse 24
–, C-Gehalt 25, 88
–, Inosit-Gehalt 22
–, preisliche Wertigkeit 168, 169
Pampelmusenpresse 94
Pampelmusensaft, C-Gehalt 95, 97
–, preisliche Wertigkeit 170
Pankreasschonkost 143, 144, 186
Pantothensäure 17–19, 84, 85, 99, 102, 113, 114, 117, 118, 138, 144, 146, 158, 159, 171, 172
–, Ausgangsprodukte zur Kostanreicherung 86
–, Ausmahlungsverluste 18, 19, 49
–, bakterielle Synthese 7, 43
–, Bedarf 18
–, Empfindlichkeit gegen äußere Einwirkungen 57
–, Mangel b. Kranken 71
–, Mangelsyndrome 19
–, Nahrungsquellen 18
–, Verluste in der Küche 18, 58, 60, 61
Paprika, C-Gehalt 88

Pasteurisieren, Vitaminverluste 117, 118
Pellagra 15
Pellagra preventive factor s. Nikotinsäure
Personal, Küchen- 80
Petersilie 90
–, C-Gehalt 25, 54, 88
–, C-Verluste b. Trockenkonservierung 54
–, preisliche Wertigkeit 168, 169
Petersiliensaft 97
Pflanzenmargarine s. Margarine
Pflanzenöle 33, 85, 114, 115
Pflanzensäfte, C-Gehalt 97
Pfirsich 90, 136
–, C-Gehalt 88, 89
–, Inosit-Gehalt 22
–, Lagerungsfähigkeit 92
–, Nikotinsäuregehalt 15
–, preisliche Wertigkeit 169
Pflaumen, C-Gehalt 88, 89
Pfundhefe 111
Phytin 134
Pikante Suppen 123, **127, 128,** 142–144, 146, 149, 154, 157, 166, 167, 173, **193,** 194
–, Herstellungsweise 193
Plummer-Vinson-Syndrom 13
Polyensäuren 36, 37, 85
Polyhypovitaminosen 40
Porree s. Lauch
Portionsgröße 174
Postoperative Diät 156, 157
PP-Faktor s. Nikotinsäure
Präavitaminotische Erscheinungen 39
Präoperative Diät **156, 157**
Preißelbeeren, C-Gehalt 88
–, Lagerungsfähigkeit 92
Pressen, Saft- 94
Preßtuch 94
Provitamin D_2 99, 105
Psychologisches b. d. Verwendung von Zusatzgerichten 135–137
Pteroylglutaminsäure s. Folsäure
Purinarme (purinfreie) Kost 55, 155
Pyridoxal (Pyridoxamin, Pyridoxin) s. Vitamin B_6

Quark 86, 125, 172
Quarkaufstriche 123, **133, 134,** 143, 199, 201, 202

Sachverzeichnis

Quarkspeisen 123, **133, 134,** 139, 140, 142–144, 146, 149, 154, 158, 166, 167, 174, **199-202**
–, fettarme, gezuckerte 200
–, fettarme, ungezuckerte 201
–, fettreiche, gezuckerte 200
–, Herstellungsweise 199, 200
Quarkzubereitungen, pikante 154, 201
Quitten, Lagerungsfähigkeit 92
–, Saftergiebigkeit 94

Rachitis 31
Radieschen 119
–, C-Gehalt, 25, 88
–, preisliche Wertigkeit 168, 169
Räucheraal, A-Gehalt 29
–, D-Gehalt 31
Rapunzel s. Feldsalat
Reineclauden, C-Gehalt 88, 89
–, Lagerungsfähigkeit 92
Reinigung d. Vegetabilien 77, 91
Reis, ungeschälter, B_1-Gehalt 10
–, B_6-Gehalt 17
–, E-Gehalt 32
–, Nikotinsäuregehalt 15
–, Pantothensäuregehalt 18
Reisdiät 155
Reiskleieöl, E-Gehalt 33
Rekonvaleszenzzustände, Frischkornbreie bei 132
Resorptionsstörungen, enterale 141
Rettich 95, 119
–, C-Gehalt 25, 88
–, preisliche Wertigkeit 169
–, Saftergiebigkeit 94, 95
Rettichsaft 96, 97
–, C-Gehalt 95
Rezeptteil **173-205**
Rhabarber, C-Gehalt 88
–, Saftergiebigkeit 94
Rhabarbersaft 96
Riboflavin s. Vitamin B_2
Rinderfett, hochungesättigte Fettsäuren 36
Rindfleisch, B_6-Gehalt 17
–, E-Gehalt 32
–, K-Vitamin-Gehalt 35
–, Nikotinsäuregehalt 15
–, Pantothensäuregehalt 18
Rindsleber, A-Gehalt 29

–, B_2-Gehalt 12
–, B_6-Gehalt 17
–, B_{12}-Gehalt 21
–, K-Vitamin-Gehalt 35
–, Nikotinsäuregehalt 15
Pantothensäuregehalt 18
Rösten, Vitaminverluste 61
Roggen 103, 128, 162
–, E-Gehalt 32
Roggen(vollkorn)schrot 129, 131
Roggenvollmehl, B_1-Gehalt 10
–, B_2-Gehalt 12
–, Nikotinsäuregehalt 15
–, Pantothensäuregehalt 18
Rohgemüse 86, **87-93,** 146, 154, 161, 164-166
–, küchenmäßige Verwertung **119-135**
–, Magenschonkost 139
–, Zusatzmöglichkeiten 120
Rohgetreide, Gewöhnung 133
Rohkartoffel 90
Rohkost 76, 77
–, B_1-Gehalt 55
Rohkostgerichte 169
Rohkostsalate 146, 152, 154, 167, 174
Rohleber, C-Gehalt 25
Rohobst 86, **87-93,** 118, 141, 145, 154, 161, 165, 166
–, küchenmäßige Verwertung **119-134**
–, Magenschonkost 139
–, Zusatzmöglichkeiten 120
Rohobstzulagen 141, 164
Rohsäfte 86, **93-97,** 120, 141, 142, 146, 154, 165, 166
–, C-Vitamingehalt 95
–, C-Verluste b. Stehenlassen 95
–, küchenmäßige Verwertung **119-135**
–, Magenschonkost 139
–, Trübstoffgehalt 96
Rohsaftdiät 149
Rohsaftgetränke 123, 141, 142, 144, 145, 149, 152, 154, 167, 174
Rohsaftzulage 120, 164
Rosenkohl 28, 89, 119, 155
–, A-Gehalt 29
–, B_1-Gehalt 10
–, B_1-Verlust b. Kochen 61
–, C-Gehalt 25, 88
–, Garzeit 80
–, Nikotinsäuregehalt 15

-, preisliche Wertigkeit 168, 169
Rotalge, C-Gehalt 25
Rote Beete-Saft 97
Rotkohl 89, 119, 154, 169
-, B_1-Verlust b. Kochen 61
-, C-Gehalt 25, 54, 88
-, C-Verlust b. Trockenkonservierung 54
-, Garzeit 80
-, preisliche Wertigkeit 168, 169
Rüben, C-Vitamingehalt 24, 25, 88, 89
-, Vitaminverlust b. Lagerung 63
Rüböl (Rapsöl), E-Gehalt 33
-, hochungesättigte Fettsäuren 36
Rum 125
Russisches Hefegetränk 112

Saccharomyces, Arten 104
Saccharomyces cerevisiae 103, 104, 110, 111
Säfte, käufliche 96, 97
-, rohe 93-97
Säugling, künstliche Ernährung 160
-, Vitaminanreicherung der Kost 160-163
Säuglingsbrei, Hefezusatz 163
Säuglingsmilch 119
Säuremilchen 118, 123
Safloröl, hochungesättigte Fettsäuren 36
Saftausbeute 94, 95
Saftfastenkuren 152
Saftpresse 93, 95
Saftpreßtuch 94
Saftpressung, C-Verlust 95
Saftzentrifugen 93
Sahne (Kaffeesahne) 28, 87, 116
Salat, B_1-Verlust b. Kochen 61
Salzarme Kost s. kochsalzarme Kost
Salzwasser 92
Sanddorn 90, 91
Sanddornsaft, C-Gehalt 97
-, preisliche Wertigkeit 170
Sardinen, D-Gehalt 31
Sauerampfer 90
-, Saftergiebigkeit 94
Sauerkirschen, C-Gehalt 88
-, Lagerungsfähigkeit 92
Sauerklee, Saftergiebigkeit 94
Sauerkraut 90, 119
-, C-Gehalt 25, 88
-, Garzeit 80
-, preisliche Wertigkeit 168, 169

Sauerkrautsaft 97
Sauermilchen 118, 125, 142, 146
Sauermolke 116
Sauerstoffeinwirkung, Vitaminschädigung durch 57
Saures Milieu, Vitaminschädigung durch 57
Schale, C-Gehalt 92, 93
Scharbockskraut 90
Schellfisch, Nikotinsäuregehalt 15
-, Pantothensäuregehalt 18
Schlackenstoffe 101
Schlagsahne s. Sahne
Schleime, Vollkorn- 162
Schleimkost, Vitaminarmut 56
Schmoren, Vitaminverluste 61
Schnittbohnen, B_1-Gehalt 10
-, B_2-Gehalt 12
-, B_6-Gehalt 17
-, E-Gehalt 32
-, Inosit-Gehalt 22
-, Nikotinsäuregehalt 15
-, Pantothensäuregehalt 18
Schnittlauch 90
-, C-Gehalt 25, 88
-, preisliche Wertigkeit 168, 169
Schnittlauchsaft 96
Schönung von Gemüse, C-Vitamin-Verlust 66
Schonkostformen, Vitaminarmut 56, 58
Schrot s. Weizenvollkornschrot
Schrote, grobe 147
Schrotaufläufe 123, **128-130**, 144, 146, 147, 152, 154, 166, 167, 173, 174, **194-197**
-, Herstellungsweise 194-197
Schrotbreie 123, **128-130**, 143, 144, 146, 147, 152, 154, 162, 166, 167, 173, 174, **194-197**
-, Herstellungsweise 194
Schrotklöße 103
Schrotmühlen 103
Schrotrohbreie 130-134
Schrotsuppen 103
Schulkinder, Vitaminanreicherung d. Kost **163-165**
Schutzstoffe 83, 84
Schwangere, Vitaminunterbilanz 158
Schwangerenkost 158, 159
Schwangerschaft 45

–, Vitaminbedarf 158
Schwarzwurzeln, C-Gehalt 88, 89
–, E-Gehalt 32
–, Garzeit 80
Schweinefett, hochungesättigte Fettsäuren 36
Schweinefleisch 48
–, B_1-Gehalt 10
–, B_6-Gehalt 17
–, K-Vitamin-Gehalt 35
–, Nikotinsäuregehalt 15
–, Pantothensäuregehalt 18
Schweinsleber 86
–, A-Gehalt 29
–, B_2-Gehalt 12
–, B_6-Gehalt 17
–, K-Vitamin-Gehalt 35
–, Nikotinsäuregehalt 15
–, Pantothensäuregehalt 18
Schwermetalleinwirkung, Vitaminschädigung durch 57, 66
Sellerie, C-Gehalt 88
–, E-Gehalt 32
–, Saftergiebigkeit 94
Selleriesaft 97
Sesamöl, hochungesättigte Fettsäuren 36
SIPPY-Kur, B_1- und C-Gehalt 60
Skorbut 27, 158
Soda 79
–, Vitaminschädigung durch 57, 65
Sojabohne 115
Sojaöl 86, 114
–, E-Gehalt 33
–, hochungesättigte Fettsäuren 36
Sojavollmehl 76, 115, 116
–, B_1-Gehalt 10
–, B_6-Gehalt 17
–, Folsäuregehalt 20
–, K-Vitamin-Gehalt 35
–, Nikotinsäuregehalt 15
–, Pantothensäuregehalt 18
Sondenkost 157
Sonnenblumenkerne 115, 131, 158
Sonnenblumenöl 123, 131, 157
–, E-Gehalt 33
–, hochungesättigte Fettsäuren 36
Sonnenlicht, Vitaminschädigung durch 57
Sorbit 86
Spargel 119
–, B_1-Gehalt 10

–, B_1-Verlust b. Kochen 61
–, C-Gehalt 53
–, C-Verluste b. Konservierung 53
–, Garzeit 80
–, Nikotinsäuregehalt 15
Speisehefe 104
Speisepilze 19, 31
Speiseweizen 102
Speiseweizenkeime 100
Spinat 28, 34, 64, 86, 89, 92, 95, 96, 119, 134, 154, 155, 163
–, A-Gehalt 29
–, B_1-Gehalt 10
–, B_1-Verlust b. Kochen 61
–, B_2-Gehalt 12
–, B_6-Gehalt 17
–, C-Gehalt 25, 54, 88
–, C-Verlust b. Trockenkonservierung 54
–, C-Verlust b. Zerkleinern 66
–, Garzeit 80
–, K-Vitamin-Gehalt 35
–, Nikotinsäuregehalt 15
–, preisliche Wertigkeit 168, 169
–, Saftergiebigkeit 94, 95
–, Vitaminverluste b. Lagerung 63
Spinatsaft 97
–, C-Gehalt 95
Spitzwegerich, Saftergiebigkeit 94
Stachelbeeren 93
–, C-Gehalt 25, 88, 95
–, Lagerungsfähigkeit 92
–, preisliche Wertigkeit 168
–, Saftergiebigkeit 94, 95
Stangenbohnen 79
Steckrübe 89, 96, 119, 120, 134, 154
–, C-Gehalt 25, 88
–, Garzeit 80
–, preisliche Wertigkeit 168, 169
Steinobst 93, 146
Sterilmilch 118
Stillende Mütter 158, 159
Stillperiode, Vitaminbedarf 158, 159
Stoffwechselsteigerungen, krankheitsbedingte 45
Süßkirschen, C-Gehalt 88, 89
–, Lagerungsfähigkeit 92
–, preisliche Wertigkeit 168
Suggestive Führung 136
Sulfitablaugenhefe 104, 135
Sulfonamid-Therapie 43

Sachverzeichnis

-, Vitaminmangel 72
Sulfonylharnstoffderivate 150
Suppen, pikante 123, **127, 128**, 142-144, 146, 148, 154, 157, 166, 167, 173, 193, 194

Tagesbedarf 6
Tageslicht, Vitaminschädigung durch 57
Tannennadeln, C-Gehalt 25
Teltower Rübchen, Garzeit 80
Thiamin s. Vitamin B_1
Thioktsäure 35, 144
Thunfisch, D-Gehalt 31
Tiefkühllagerung (Konservierung) 63, 64, 91
Tokopherole s. Vitamin E
Tomate 34, 95, 96, 161
-, A-Gehalt 29
-, B_1-Verlust b. Kochen 61
-, C-Gehalt 25, 53, 54, 88
-, C-Verlust b. Konservierung 53
-, C-Verlust b. Trockenkonservierung 54
-, K-Vitamin-Gehalt 35
-, preisliche Wertigkeit 168, 169
-, Saftergiebigkeit 94, 95
Tomatensaft 97
-, C-Gehalt 95, 97
Torulaarten 104
Torulahefe s. Torula-Trockenhefe
Torula-Trockenhefe (Torulahefe) 86, 106, 107, 142, 163, 169-171, 175, 194
-, B_1-Gehalt 10, 105, 113
-, B_2-Gehalt 12, 105, 113
-, B_6-Gehalt 17, 105, 113
-, Biotingehalt 19
-, chemischer Grundaufbau 105
-, Folsäuregehalt 105, 113
-, Mineralgehalt 107
-, Nikotinsäuregehalt 15, 105, 113
-, Pantothensäuregehalt 18, 105, 113
-, preisliche Wertigkeit 170
Torula utilis 103, 109
Trauben 93
Traubensaft 96, 169
-, C-Gehalt 95, 97
-, preisliche Wertigkeit 170
Trockenbackhefe 109
Trockenbohnen, B_1-Gehalt 10
-, B_2-Gehalt 12
-, Nikotinsäuregehalt 15

-, Pantothensäuregehalt 18
Trockenerbsen, B_1-Gehalt 10
-, B_2-Gehalt 12
-, B_6-Gehalt 17
-, E-Gehalt 32
-, Nikotinsäuregehalt 15
-, Pantothensäuregehalt 18
Trockengemüse 91
Trockenhefe 10, 12, 16, 18, 20, 22, 23, 101, 103, 104, 108, **109**, 110, 111, 113, 143, 164, 166, 171, 172, 174, 176
-, küchenmäßige Verwertung **119-134**
-, lebende 109
-, Magenschonkost 139
-, für d. Säuglingsernährung 163
-, Zusatzmöglichkeiten zur Kost 121
Trockenkonservierung, Vitaminverluste 54
Trockenlinsen, B_1-Gehalt 10
-, Nikotinsäuregehalt 15
Trockenmilch 118
Trockenobst 91, 182
Trockenvegetabilien 54
Trübstoffgehalt 96
Tuberkulose, C-Vitamin-Defizit 72

Überdruck, Garen bei 60, 61, 79
Überernährungszustände, latenter B-Mangel 152
Übergaren 78
Ulkuskuren, Vitaminarmut 56
Umrühren d. Kochgutes 64, 79

Vegetarische Kost, B_1-Gehalt 55
Vegetative Symptome b. Vitaminmangel 40
Vitamin A **27-29**, 84, 85, 87, 117, 118, 144, 149, 157-161
-, Aufnahme b. steigendem Einkommen 51
-, Ausgangsprodukte zur Kostanreicherung 86
-, Defizit d. Krankenkost 58
-, Empfindlichkeit gegen äußere Einwirkungen 57
-, Mangelerscheinungen 29
-, Mangel b. Kranken 72
-, Nahrungsquellen 28, 29
-, Provitamine 27
-, Säuglingsernährung 161, 163
-, Verluste in der Küche 28, 60

-, Versorgung der Bevölkerung 69
-, wünschenswerte Tageszufuhr 28
Vitamin B_1 9-11, 74, 84, 85, 98, 99, 102-104, 111-114, 117, 118, 137, 138, 141, 144, 146, 148, 150, 153, 158-161, 169-173
-, alimentäres Defizit 48-51
-, Aufnahme, Arbeiterhaushalte 50
-, Aufnahme b. steigendem Einkommen 51
-, Ausgangsprodukte zur Kostanreicherung 86
-, Ausmahlungsverluste 49
-, bakterielle Synthese 7
-, Bedarf 9
-, Defizit der Krankenkost 56, 58
-, Empfindlichkeit gegen äußere Einwirkungen 57
-, Insulinbedarf 150
-, Kohlenhydrattoleranz 150
-, Mangel b. Kranken 71
-, Mangel b. Säugling 161
-, Nahrungsquellen 9, 10
-, Säuglingsernährung 160-162
-, Verluste b. Aufbewahren 62
-, - durch Aufwärmen 62
-, - b. Backen, Schmoren, Braten 61
-, - b. Dämpfen 60
-, - i. d. Großküche 66, 67
-, - b. haushaltsüblicher Kostzubereitung 58
-, - durch Hitze 59-62
-, - b. Konservierung 53
-, - i. d. Küche 10
-, - i. d. Mühle 11
-, - b. Wässern von Kartoffeln 64
-, - durch Warmhalten 62
-, Versorgung der Bevölkerung 11, 48-51, 68
-, wünschenswerte Tageszufuhr 9
-, Zerstörung durch Natriumbikarbonat 65
-, Zerstörung durch Soda 65
Vitamin B_2 11-13, 51, 74, 84, 87, 99, 103, 111-114, 117, 118, 137, 138, 141, 148, 150, 153, 158-161, 171-173
-, Ausgangsprodukte zur Kostanreicherung 86
-, Ausmahlungsverluste 13, 49
-, bakterielle Synthese 7
-, Bedarf 12

-, Blutzuckersenkung 150
-, Empfindlichkeit gegen äußere Einwirkungen 57
-, Mangel b. Kranken 71
-, Mangelzustände 13
-, Nahrungsquellen 12
-, Verluste b. Braten, Rösten 61
-, Verluste b. haushaltsüblicher Kostzubereitung 58
-, Verluste b. Konservierung 53
-, Verluste i. d. Küche 13
-, Versorgung d. Bevölkerung 68
-, wünschenswerte Tageszufuhr 12
Vitamin B_6 16, 17, 84, 85, 99, 101, 102, 113, 114, 117, 118, 157-159, 170-172
-, Ausgangsprodukte zur Kostanreicherung 86
-, Ausmahlungsverluste 17, 49
-, bakterielle Synthese 7, 43
-, Bedarf 16
-, Empfindlichkeit gegen äußere Einwirkungen 57
-, Mangel b. Kranken 72
-, Mangelzustände 17
-, Nahrungsquellen 16, 17
-, Verluste i. d. Küche 17
Vitamin B_{12} 21, 22, 87, 103, 117, 118, 158, 159, 173
-, Ausgangsprodukte zur Kostanreicherung 86
-, bakterielle Synthese 7
-, Empfindlichkeit gegen äußere Einwirkungen 57
-, Mangelzustände 21, 22
-, Nahrungsquellen 21
-, Tagesbedarf 21
Vitamin C 3, 23-27, 74, 84, 87-97, 117-119, 127, 128, 132, 134, 137, 138, 142, 148, 149, 153, 156-160, 169
-, alimentäres Defizit 52-54
-, alkalische Reaktion 26
-, Anreicherung der Großküchenkost 74
-, Anreicherung d. Krankenkost 74
-, Aufnahme b. steigendem Einkommen 51
-, Ausgangsprodukte zur Kostanreicherung 86
-, Avitaminose 27
-, Bedarf 23
-, Defizit d. Krankenkost 55, 56, 58

Sachverzeichnis

–, Empfindlichkeit gegen äußere Einwirkungen 57
–, Hitzeeinwirkung 26
–, Hypovitaminose 27
–, Kochwasserverluste 65
–, Mangel b. Großküchenverpflegten 69, 70
–, Mangel b. Kranken 72
–, Mangel b. Säugling 160
–, Nahrungsquellen 24, 25, 87–97
–, natürlicher Verband 83
–, oxydative Zerstörung 25, 26
–, Pflanzensäfte, käufliche 97
–, Rohsäfte 93, 95
–, Säuglingsernährung 160–162
–, Schwermetalleinwirkung 26, 66
–, Verhalten b. Tiefkühllagerung 63, 64
–, Verluste b. Aufbewahren 61, 62
–, – durch Aufwärmen 62
–, – b. Dämpfen 60
–, – b. Einwecken 53
–, – i. d. Großküche 66, 67
–, – b. haushaltsüblicher Kostzubereitung 58
–, – durch Hitze 59–62
–, – b. Konservierung 53
–, – i. d. Küche 25, 26, 27
–, – durch Lagerung 63, 64
–, – durch Schwermetalle 66
–, – b. Trockenkonservierung 54
–, – durch Warmhalten 62
–, – b. Wässern v. Kartoffeln 64
–, Versorgung der Bevölkerung 27, 52, 68, 69
–, wünschenswerte Tageszufuhr 23, 24
–, Zerstörung durch Natriumbikarbonat 65
–, Zerstörung durch Soda 65
–, Träger, preisliche Wertigkeit 168, 169
Vitamin D 30–32, 85, 117, 118, 158–160
–, Ausgangsprodukte zur Kostanreicherung 86
–, Bedarf 30
–, Empfindlichkeit gegen äußere Einwirkungen 57
–, Mangelzustände 31, 32
–, Nahrungsquellen 31
–, Verluste b. Kochen 60
–, – i. d. Küche 31
–, wünschenswerte Tageszufuhr 30

Vitamin E 32–34, 55, 84, 85, 87, 98, 99, 101, 102, 105, 113, 114, 117, 132, 137, 144, 151, 153, 157–159, 170–172
–, Ausgangsprodukte zur Kostanreicherung 86
–, Bedarf 33
–, Defizit d. Krankenkost 58
–, Empfindlichkeit gegen äußere Einwirkungen 57
–, Mangelzustände 33, 34, 72
–, Nahrungsquellen 32, 33
–, Verluste b. Kochen 60
–, – i. d. Küche 33
Vitamin F 35
Vitamin K 34, 35, 87, 99, 117, 144, 158
–, Ausgangsprodukte zur Kostanreicherung 86
–, bakterielle Synthese 7, 43
–, Bedarf 34
–, Empfindlichkeit gegen äußere Einwirkungen 57
–, Mangelzustände 34, 35, 72
–, Nahrungsquellen 34, 35
Vitamine, additive Wirkungsverstärkung 84, 85
–, Beziehungen zu Begleitstoffen 85, 86
–, Diuresewirkung 153
–, fettlösliche 27 f., 55, 74, 87, 141
–, – Gehalt d. Krankenkost 58
–, – Verluste durch Braten und Rösten 61
–, – Versorgung d. Bevölkerung 69
–, Immunität 147
–, Infektresistenz 147, 148
–, Magen-Darm-Funktion 138
–, Stabilisierung durch Schutzstoffe 83, 84
–, Überdosierung 87
–, unbekannte 86
–, Verteilungsverhältnis 84, 85
–, wasserlösliche 9 f., 74, 75, 87, 173
–, – Mangel b. Kranken 71, 72
–, – Versorgung d. Bevölkerung 68
Vitaminanreicherung d. Kost 5, 81, 82, 86–114, 119–172
–, Ausgangsprodukte 86–114
–, finanzieller Mehrbedarf 167–172
–, Wirtschaftlichkeit 167–172
Vitaminausnutzung, enterale Störungen 42

Sachverzeichnis

Vitaminbedarf 6–8
—, alimentärer 7
—, exogener 7
—, individueller 8
—, krankheitsbedingte Steigerungen 8
—, „wahrer" 7
Vitaminbilanz d. deutschen Bevölkerung 68
Vitamindefizit s. Vitaminmangel
Vitamineffekte, pharmakodynamische 82
Vitaminerhaltung i.d. Küche 5, 76–81
Vitamingehalt der Nahrung, mangelhafter 46–67
Vitaminierung, Brotmehl 3, 51
Vitaminimbalanz 44, 84
Vitaminmangel
—, alimentärer 41, 46–67
—, Arteriosklerose 157
—, b. chirurgisch Kranken 156
—, Darmfunktion 141
—, exogener 41
—, gastrointestinale Symptome 40, 137, 138, 141
—, gesundheitliche Auswirkungen 37–41
—, b. Großküchenverpflegten 69–71
—, Herz-Kreislauf-Störungen 40, 153
—, Infektanfälligkeit 40, 41
—, kardiovaskuläre Symptome 40, 153
—, Komplikationsquote b. Operationen 157
—, b. Kranken 71, 72
—, Leberveränderungen 144
—, Magen-Darm-Störungen 40, 137, 138, 141
—, neurastheniforme Symptome 40
—, prämorbider 71
—, b. Überernährungszuständen 152
—, vegetative Symptome 40
Vitaminmangelzustände 37–41
—, absolute 38
—, b. älteren Menschen 157
—, chronische Obstipation 146
—, Entstehungsweise 41–46
—, Frischkornbreie bei 132
—, Häufigkeit 67–72
—, Kindesalter 159, 160, 163, 164
—, komplexe 45
—, primäre 41
—, relative 38, 40
—, sekundäre 41

—, b. Stillenden 158
Vitaminpräparate, synthetische 81, 82
Vitaminsynthese, bakterielle im Darm 7, 43, 85, 86
—, enterale 43
Vitaminträger, natürliche 86–114
Vitaminverluste 3
—, b. der Ausmahlung 49
—, i. d. Küche 58–67
—, b. Pasteurisieren 117, 118
Vitaminversorgung d. Durchschnittsbevölkerung 68, 69
Vitaminverwertung, intermediäre Störungen 44
Vitaminzufuhr, diätbedingte Beschränkungen 55, 56, 58
—, natürlicher Verband 82–86
—, wünschenswerte Höhe 6–8
Vogelbeeren (Eberescheenbeeren), C-Gehalt 25, 90
Vollfettkäse, A-Gehalt 29
—, D-Gehalt 31
Vollkorn 12, 14, 16, 18, 20, 33
Vollkornbrot 48, 81
Vollkornerzeugnisse 76, 166
—, Magenschonkost 139
—, Säuglingsernährung 162
Vollkorngetreideflocken 162
Vollkornmehle 48, 49, 98, 163
—, Abkochungen 162
Vollkornschleim 162, 163
Vollkornschrot, s. Weizenvollkornschrot
Vollkost 176, 178, 180, 182, 183, 189–194, 198, 200–202, 204
—, häusliche 167
Vollmilch s. Milch
Vollweizen s. Weizen
Vorzugsmilch 119

Wachstumsalter, Vitaminbedarf 159, 160
Walnuß 10, 115
Walnußöl 114
—, hochungesättigte Fettsäuren 36
Warmhalten 79, 80
—, Vitaminverluste 62, 63
Wässern 77, 78, 79
—, Vitaminverluste durch 57, 64
Wasser, Vitaminverluste durch 64, 65
Wegwarte 90
Wein 125

Weinhefe 103, 104
Weintrauben 89
-, C-Gehalt 88, 89
-, Lagerungsfähigkeit 92
-, Saftergiebigkeit 94
Weißkohl 89, 119, 169
-, B_1-Verlust b. Kochen 61
-, C-Gehalt 25, 54, 88
-, C-Verlust b. Lagerung 63
-, C-Verlust b. Trockenkonservierung 54
-, Garzeit 80
-, Pantothensäuregehalt 18
-, preisliche Wertigkeit 168, 169
Weißkohlsaft 97
Weizen (Vollweizen, Weizenvollkorn) 102, 128, 162
-, Biotingehalt 19
-, E-Gehalt 32
-, Inositgehalt 22
-, K-Vitamin-Gehalt 35
Weizenkeime (Getreidekeime, Keimlinge) 86, 87, 98, 99–101, 103, 111, 112–114, 118, 154, 155, 163, 165, 166, 170–172, 174, 176
-, B_1-Gehalt 10, 99, 113
-, B_2-Gehalt 12, 99, 113
-, B_6-Gehalt 17, 99, 113
-, chemischer Grundaufbau 98, 99
-, Diuresewirkung 152, 153
-, E-Gehalt 32, 99
-, Folsäuregehalt 20, 99, 113
-, Inositgehalt 23
-, kombinierte Zufuhr mit Hefe 112–114
-, küchenmäßige Verwertung 100, 101, 119–134
-, Leberdiät 144
-, Mühlen- 100, 169
-, Nikotinsäuregehalt 15, 99, 113
-, Pantothensäuregehalt 18, 99, 113
-, Säuglingsernährung 162
-, stabilisierte 100, 114, 169, 170, 172, 173, 175, 189
-, Verbacken in Brot 121, 122
-, Verdaulichkeit 100
-, Zusatzmöglichkeiten 121
Weizenkeimfett 99
Weizenkeimöl 86, 114, 157
-, E-Gehalt 32, 33
-, hochungesättigte Fettsäuren 36
Weizenkeimzulage 164

Weizenkleie (s. Kleie) 16, 33, 86, 98, 99, 101, 129, 131, 170, 174
-, B_1-Gehalt 10, 99
-, B_2-Gehalt 12, 99
-, B_6-Gehalt 17, 99
-, chemischer Grundaufbau 98
-, E-Gehalt 99
-, Einweichen 197
-, Folsäuregehalt 99
-, küchenmäßige Verwertung 101, 129, 131
-, Nikotinsäuregehalt 15, 99
-, Pantothensäuregehalt, 18, 99
Weizenkorn, Aufbau 98
Weizenmehl, B-Vitamingehalt 49
Weizenschrot s. Weizenvollkornschrot
Weizenvollkorn s. Weizen
Weizen(vollkorn)schrot 98, 99, 101–103, 128–134, 163, 174
-, Abkochungen 162
-, chemischer Grundaufbau 98
-, Einweichen 197
-, küchenmäßige Verwertung 103, 128 bis 134
-, Säuglingsernährung 162
-, Verdaulichkeit 102
-, Vitamingehalt 99
Weizenvollmehl, B_1-Gehalt 10
-, B_2-Gehalt 12
-, B_6-Gehalt 17
-, Nikotinsäuregehalt 15
-, Pantothensäuregehalt 18
Werdende Mütter, Vitaminbedarf 158, 159
Werksküchenverpflegung 165
Wildfrüchte 90
-, C-Vitamin-Gehalt 25
Wildkräuter 90
-, C-Vitamin-Gehalt 25
Wildkräutersaft 96, 97
Wirkungsverstärkung, additive 84, 85
Wirsingkohl 28, 86, 89, 119
-, A-Gehalt 29
-, B_1-Verlust b. Kochen 61
-, B_2-Gehalt 12
-, C-Gehalt 25, 54, 88
-, C-Verlust b. Trockenkonservierung 54
-, E-Gehalt 32
-, Garzeit 80
-, K-Vitamingehalt 35

–, Nikotinsäuregehalt 15
–, Pantothensäuregehalt 18
–, preisliche Wertigkeit 168, 169
Wirtschaftlichkeit der Vitaminanreicherung 167–172
Würzkräuter 90
Würzkräutersaft 96
Wurmeier 92

Xerophthalmie 158

Zahnentwicklung, Vollkornprodukte 163
Zellulose 86, 98
–, Obstipationskost 146
–, Schonkost 139
Zentrifugen 94, 95
Zerkleinerung d. Vegetabilien 77, 78, 92
–, C-Verluste 92
Zerschlagwerke 92
Zichorie, C-Gehalt 88
Zigarettenrauchen, C-Vitamininaktivierung 44
Zink 66, 78
Zinn 66, 78
Zitrone 24, 169
–, C-Gehalt 25, 88

–, preisliche Wertigkeit 168, 169
–, Saftergiebigkeit 94
Zitronenpresse 94
Zitronensaft 96, 141
–, C-Gehalt 95, 97
–, preisliche Wertigkeit 170
Zitrusfrüchte 89, 93, 169
–, C-Vitamin-Gehalt 24, 25
Zitrussäfte 169
Zuckerarten, Süßkraft 124
Zusatzgerichte, Psychologisches z. Verwendung 135–137
–, spezielle **122–135,** 166, 167, 171, 172
–, spezielle, Vitaminverluste b. d. Herstellung 173
Zusatzsäfte 96
Zweifruchtsäfte 96
Zweites Kohlenhydrat 142, 162
Zwetschgen, Lagerungsfähigkeit 92
Zwiebel 146
–, C-Gehalt 54, 88
–, C-Verlust b. Trockenkonservierung 54
–, Saftergiebigkeit 94
Zwiebelgrün 90
Zwiebelsaft 97
Zyanokobalamine s. Vitamin B_{12}

Beiträge zur Ernährungswissenschaft

Herausgegeben von

W. Diemair	J. Kuprianoff	K. Lang	C. H. Mellinghoff
Frankfurt/M.	Karlsruhe	Mainz	Wuppertal

Band 1 **Biochemie der Ernährung**
von Prof. Dr. Dr. *Konrad Lang*, Mainz

XVI, 412 Seiten mit 9 Abb., 24 Schemata und 214 Tabellen. 1957. Ganzleinen DM 54.—

Band 2 **Der Diabetes mellitus als Volkskrankheit und seine Beziehung zur Ernährung**
von Prof. Dr. Dr. *Ernst-Günther Schenck*, Starnberg (Obb.) und Prof. Dr. *C. H. Mellinghoff*, Wuppertal

XI, 310 Seiten mit 10 Abb. und 60 Tabellen. 1960. Ganzleinen DM 54.—

Band 3 **Strahlenkonservierung und Kontamination von Lebensmitteln**
von Prof. Dr. *Johann Kuprianoff*, Karlsruhe
und Prof. Dr. Dr. *Konrad Lang*, Mainz

XVI, 297 Seiten mit 40 Abb., 1 Schema und 145 Tabellen. 1960. Ganzleinen DM 64.—

Band 4 **Die experimentelle diätetische Lebernekrose**
von Dr. Dr. *Klaus Strunz* und Prof. Dr. *Andreas Hock*, Berlin

XII, 124 Seiten mit 12 Tabellen. 1960. Ganzleinen DM 28.—

Band 5 **Die Vitamine in der Diät- und Küchenpraxis**
von Prof. Dr. *F. Heepe*, Münster/Westf.

XIII, 232 Seiten mit 80 Tab. u. 185 Rezeptbeispielen. 1961. Ganzleinen DM 45.-

Band 6 **Nutrition and Caries**
Edited by Prof. Dr. *B. C. P. Jansen*, Amsterdam
with contributions from
Dr. *R. Luyken*–Utrecht, Dr. *M. Nederveen-Fenenga*–Amstelveen and Dr. *L. M. Dalderup*–Utrecht

XI, 84 pp. with 3 tables. 1961. Cloth bound DM 24.-

DR. DIETRICH STEINKOPFF VERLAG · DARMSTADT

Wissenschaftliche Veröffentlichungen der Deutschen Gesellschaft für Ernährung

Im Auftrage der Gesellschaft herausgegeben von Prof. Dr. Dr. *K. Lang*-Mainz

Band 1 **Die ernährungsphysiologischen Eigenschaften der Fette**
Vorträge und Diskussionen des 1. Symposions zu Mainz vom 30. 9. bis 1.10.1957 unter der Leitung von Prof. Dr. Dr. *Konrad Lang*, Mainz
Mit einem Vorwort von Prof. Dr. *H. Kraut*, Dortmund
VII, 190 Seiten mit 36 Abb. u. 34 Tab. 1958. Karton. DM 35.—

Band 2 **Beiträge zum Antibiotika- und Eiweißproblem**
Hauptvorträge der 1.Wissenschaftlichen Arbeitstagung der Deutschen Gesellschaft für Ernährung zu Mainz vom 9. bis 11. April 1958 unter der Leitung von Prof. Dr. *Heinrich Kraut*, Dortmund
Mit einem Vorwort von Prof. Dr. Dr. *Konrad Lang*, Mainz
VII, 68 Seiten mit 3 Abb. u. 11 Tab. 1959. Karton. DM 12.—

Band 3 **Arteriosklerose und Ernährung**
Vorträge und Diskussionen des 2. Symposions zu Bad Neuenahr vom 17. bis 18. Oktober 1958 unter der Leitung von Prof. Dr. *Hans Wilhelm Bansi*, Hamburg
Mit einem Vorwort von Prof. Dr. *Joachim Kühnau*, Hamburg
IX, 246 Seiten mit 80 Abb. u. 28 Tab. 1959. Karton. DM 45.—

Band 4 **Akzeleration und Ernährung · Fettlösliche Wirkstoffe**
Hauptvorträge der 2.Wissenschaftlichen Arbeitstagung der Deutschen Gesellschaft für Ernährung zu Mainz vom 31.3. bis 2.4. 1959 unter der Leitung von Prof. Dr. *Joachim Kühnau*, Hamburg
Mit einem Vorwort von Prof. Dr. *Konrad Lang*, Mainz
VIII, 98 Seiten mit 19 Abb., 2 Schemata u. 16 Tab. 1959. Kart. DM 19.—

Band 5 **Veränderungen der Nahrung durch industrielle und haushaltsmäßige Verarbeitung**
Vorträge und Diskussionen des 3. Symposions zu München vom 22. bis 23.Oktober 1959 unter der Leitung von Prof.Dr.Dr. *Konrad Lang*, Mainz
XI, 244 Seiten mit 40 Abb., 1 Schema u. 52 Tab. 1960. Karton. DM 45.—

Band 6 **Kurort-Diät**
Vorträge und Diskussionen des 4. Symposions (in Gemeinschaft mit dem Deutschen Bäderverband e.V.) zu Bad Neuenahr vom 18. bis 19. März 1960 unter der Leitung von Prof. Dr. Dr. *Konrad Lang*, Mainz. Mit einem Vorwort von Prof. Dr. *J. Kühnau*-Hamburg
X, 116 Seiten mit 2 Abb. u. 12 Tab. 1961. Karton. DM 24.-

Band 7 **Hygienische Probleme bei Gewinnung, Verarbeitung und Vertrieb von Lebensmitteln**
Vorträge und Diskussionen des Symposions zu Mainz vom 7. und 8. April 1960 unter der Leitung von Prof. Dr. *F. Klose*, Kiel
Etwa VIII, 180 Seiten mit 38 Abb. u. 7 Tab. (In Vorbereitung). Kart. ca. DM 35.—

DR. DIETRICH STEINKOPFF VERLAG · DARMSTADT

Demnächst erscheint in 2. vermehrter und verbesserter Auflage:

Gemeinschaftsverpflegung

Von

Prof. Dr. H.D. CREMER–Gießen/Rom – R. SCHIELICKE–Frankfurt/M.

Dr. W. WIRTHS–Dortmund

unter Mitarbeit von

Dr. F. Jacobi-Leverkusen, und Dr. H. P. R. Seeliger-Bonn

Mit einem Geleitwort von Prof. Dr. *H. Kraut*-Dortmund

Etwa VIII, 216 Seiten mit 44 Abb. u. 44 Tab. 1961. Ganzleinen ca. DM 30.-

Aus Besprechungen der 1. Auflage:

Die Tatsache, daß jeder vierte Bewohner der Bundesrepublik ganz oder teilweise im Rahmen der Gemeinschaftsverpflegung versorgt wird – unter der man nicht nur das Essen in Werkskantinen, sondern auch in Krankenhäusern, Sanatorien, Heimen, Kasernen, Schnellrestaurants und ähnlichen Einrichtungen verstehen sollte –, läßt erkennen, welche volksgesundheitliche und soziale Bedeutung dieser Art der Beköstigung zukommt. **Bundesgesundheitsblatt**

Das kleine Werk wird sicherlich überall mit Freude begrüßt werden, wo man eine Gemeinschaftsverpflegung zu praktizieren hat oder sie einzuführen beabsichtigt. **Münchener medizinische Wochenschr.**

Dieser von hervorragenden Sachkennern geschriebene Leitfaden bemüht sich um eine vollwertige Ernährung im Rahmen der Gemeinschaftsverpflegung. Deren Wichtigkeit wird jedem klar, der erfährt, daß allein in der Bundesrepublik Deutschland rund 15 Millionen an Gemeinschaftsverpflegung teilnehmen ... Es wendet sich nicht nur an Ernährungswissenschaftler und Ärzte, sondern vor allem an diejenigen, die für die Durchführung der Gemeinschaftsverpflegung in den Betrieben verantwortlich sind und den Betriebsangehörigen eine schmackhafte und vollwertige Kost zur Erhaltung ihrer Gesundheit und Leistungsfähigkeit bereitstellen wollen. **Zentralblatt für Arbeitswissenschaft**

DR. DIETRICH STEINKOPFF VERLAG · DARMSTADT

Zeitschrift für Ernährungswissenschaft

Journal of Nutritional Sciences – Journal des Sciences de la Nutrition

Unter Mitwirkung von E. ABRAMSON (Stockholm), K. BERNHARD (Basel), J. BRÜGGEMANN (München), H. DAM (Kopenhagen), W. DROESE (München), A. HOCK (Berlin), J. KUPRIANOFF (Karlsruhe), W. LENKEIT (Göttingen), H. MALMROS (Lund), R. NICOLAYSEN (Oslo), L. SCHMID (Wien) und A. I. VIRTANEN (Helsinki)

herausgegeben von

Prof. Dr. Dr. KONRAD LANG
Direktor des Physiologisch-chemischen Universitätsinstitutes Mainz

Erscheinungsweise: Zunächst zwanglos nach Bedarf in einzeln berechneten Heften zu je etwa 64–80 Seiten. 4 Hefte bilden einen Band. Heftpreis ca. DM 12.-

Bisher erschien: Band 1, Heft 1–4 (1960). Band 2, Heft 1 (1961)

Aus den Besprechungen:

Durch die Schaffung einer internationalen Fachzeitschrift für Ernährungswissenschaft, die Beiträge aus allen Teilgebieten – von der Erzeugung der Lebensmittel bis zur Ernährung von Mensch, Tier und Pflanze – bringt, ist es dem Forscher jeder Fachrichtung innerhalb der ernährungswissenschaftlichen Forschung möglich, sich ein Gesamtbild über den Fortschritt der Ernährungsforschung aus internationaler Sicht zu machen. Durch die Zerstreuung der einzelnen Arbeiten in einer Vielzahl von Zeitschriften der verschiedenen Fachgebiete war bisher eine umfassende Orientierung über den augenblicklichen Stand der Forschung nicht möglich.

Ernährungs-Umschau

Probehefte stehen auf Anforderung zur Verfügung

Aktuelle Probleme des Mineralstoffwechsels

Vorträge und Diskussionen der Internationalen Expertentagung in Wien vom 27./28. Mai 1960

Herausgegeben von
Prof. Dr. R. AUERSWALD, Wien
Mit einem Geleitwort versehen von Minister a. D. Dr. *H. Frenzel*-Wien
(Supplementum 1 zur Zeitschrift für Ernährungswissenschaft)

VIII, 156 Seiten mit 23 Abb. u. 3 Tabellen, 1961, Kart. DM 36.-
(für Bezieher der „Zeitschrift für Ernährungswissenschaft" DM 30.-)

DR. DIETRICH STEINKOPFF VERLAG · DARMSTADT

MIX
Papier aus verantwortungsvollen Quellen
Paper from responsible sources
FSC® C105338

If you have any concerns about our products,
you can contact us on
ProductSafety@springernature.com

In case Publisher is established outside the EU,
the EU authorized representative is:
**Springer Nature Customer Service Center GmbH
Europaplatz 3, 69115 Heidelberg, Germany**

Printed by Libri Plureos GmbH
in Hamburg, Germany